看病的智慧

黄瑞良 著

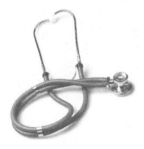

看似烦恼、疾病源于外界和肉体，其实关键在自己的意识和智慧。看病即认识、对待疾病，终极目的是增进您生命的质和量

U0307602

全国百佳图书出版单位

中国中医药出版社

·北 京·

图书在版编目（CIP）数据

看病的智慧 / 黄瑞良著 . — 北京：中国中医药出
版社，2021.8
ISBN 978-7-5132-7007-6

Ⅰ . ①看⋯　Ⅱ . ①黄⋯　Ⅲ . ①疾病—诊疗—基本知识
Ⅳ . ① R4

中国版本图书馆 CIP 数据核字（2021）第 103624 号

中国中医药出版社出版

北京经济技术开发区科创十三街 31 号院二区 8 号楼
邮政编码　100176
传真　010-64405721
河北新华第二印刷有限责任公司印刷
各地新华书店经销

开本 787×1092　1/16　印张 15.75　字数 315 千字
2021 年 8 月第 1 版　2021 年 8 月第 1 次印刷
书号　ISBN 978-7-5132-7007-6

定价　88.00 元
网址　www.cptcm.com

服 务 热 线　010-64405720
购 书 热 线　010-89535836
维 权 打 假　010-64405753

微信服务号　zgzyycbs
微商城网址　https://kdt.im/LIdUGr
官 方 微 博　http://e.weibo.com/cptcm
天猫旗舰店网址　https://zgzyycbs.tmall.com

自　序

2008 年，5·12 汶川大地震让我终生难忘。当时我们广东医疗队 111 名队员在震后 3 天进入震中地区映秀，最后五千米道路完全毁损，我们几乎是从岷江岸边爬进去的。我震撼了，大自然的威力是那么强大，人的生命是那么脆弱，我看到了，幸存者"要活下去"的坚强，我也感受到了，活者之间的大爱和互助。

当死亡以尸臭的气味表达时，令我有生死零距离的感受，它笼罩着整个已是一片废墟的映秀。但就是在我们巡诊的山上，我见到了人间最美的微笑，它发自无法逃离的一对老人，他们在山腰用木板搭起简陋的生存空间。我还见到了一位朴实的男人，他在废墟中收拾出一个小院子，打扫得干干净净，这小片净土让我体会到人生真谛。对，再苦再难也要微笑面对，沮丧只会雪上加霜。正如英国作家萨克雷说："生活就像一面镜子，你对它笑，它就对你笑；你对它哭，它就对你哭。"对，再苦再难也要自救，上帝也救不了不自救的人。太巧，这两点正是一个患者对待疾病应有的态度。

两周后，我们 111 名队员都脱了一层皮，都经受住了这场洗礼，还被称为抗震英雄。这场八级地震震醒了我，从那时起我默默发誓，我一定要善待自己、善待亲人、善待周围人！

如何善待？我能为自己、为周围人做些什么？我是医师，也是患者，我能做的就是看好自己的病、看好更多的患者。什么是疾病？怎么治疗疾病？医学的最终目的是什么？我重新审视着疾病和医学，十多年来，寻找到的答案各种各样，答案未见明确，追索出的问题却越来越多，像雪球一样越滚越大，终有一天，雪球中的两颗基本粒子越来越清晰，一颗是阴，一颗是阳，最终的答案越来越集中在"阴阳"两字，由此我也成为"二元论"信仰者。

相对于宇宙漫长的发展和演变，人类在地球上从诞生到灭亡的时间，或许就像滴答一秒，在如此短暂的时间，积累的知识、努力的想象都很有限，在求真路上，我们要时刻提醒自己能力的局限性。我们都是世间几十年的过客，携病而行，很多人总想去除疾病，但往往事与愿违，很多时候是在"为看病而看病"。或许看病的最终目的就是"过久一点、过好一点"，这两者往往相辅相成，但在这个丰衣足食、物欲横流的年代，高能量饮食、抽烟酗酒、懒动躁动、游戏、时尚、化妆等生活方式总在流行，它们看似让我们过得舒服，结果却不容乐观。正因为对"活得好"的把握差距太大，所以有人活得长，有人却很短，其中个人的心身疾病、治疗疾病的理念是主要原因。方向错，目标永远不能实现，战略错，再好的战术也白搭。

水至清则无鱼，至浊亦无鱼，人病关系和水鱼关系也一样。本书的核心观点只有一条——"与病共存"，这是我最想起的书名，本来四个字能清楚表达，结果被我用了一本书去描述，不知不觉，又想去探索"如何看病？"，于是试改书名"看病""看病的正道"，最终，一位博览群书的博士给了更贴切的建议，即"看病的智慧"。看病有两层含义，即疾病是什么、如何对待疾病，此为书名的来源及书的基本内容。

智者见智。本书是对前人研究的部分总结、评估，加上使用概念、词汇与真实表达之间存在差距，以及作者基于特定的观念、视角导致的偏见，书中难免出现错误，敬请读者理解，建议您批判地看。我还建议，如果您的理解能力强，不妨直接翻阅"人的非物质性构成与功能——精神是什么"一节，如果您经常思考生命，也想看看医师怎么看待生命，您可以把它放在床头，有空时就翻翻，或许有些启发。

《直言天下第一事疏》说"盖天下之人不直陛下久矣"，海瑞试图告诉皇帝，天下百姓很久就知道您错了，但又怕说错，所以不直接告诉您。安徒生也写有《皇帝的新装》之寓言故事，他们都在说"当局者迷"。各位看官，命要靠自救，我不是忘了"医不叩门"的古训，斗胆叩门只是想提醒当局的患者、有缘人。这也是我写书、出书的目的，此序。

黄瑞良

2021 年 1 月

目 录

第一章
疾病总论：疾病缠伴你我一生

什么是疾病？通俗来说，身体有问题就是疾病。我们继续追问，身体有什么问题就是疾病？追问之后，我们或许应该定义疾病为有医学、社会意义的身体、心理、行为的异常。

凡事总有因，疾病亦如此，疾病的内因、外因错综复杂，刨根溯源难免步入死胡同，任何事物都经不起终极拷问。格物致知，然而拷问疾病过程总是存在大量的人为、主观因素。其结果或许有些沮丧——疾病缠伴你我一生，我们都是病人；也有些兴奋——疾病体现着这个五彩缤纷的人类世界和人生的终极过程。我们问病，其实也在问道，答案可以很简单，疾病即道、即阴阳。

一、疾病是什么

什么是疾病？身体有问题就是疾病吗？身体问题一般包括身体的外形、结构和功能问题。身体的外形、结构和功能有问题就是疾病吗？

一个 10 岁小孩有几根白发，我们可能说他有病，身体可能缺什么，而面对一个 80 岁白发苍苍的老人，我们就不会说他病了。一个人身高 140cm，如果是小孩、老人，我们不会说他病了，若是 20 岁的小伙子，我们会说他是"侏儒"。某个人出现功能障碍，比如不会说话、不能行走，如果是成年人、老人，我们会说他病了，如果是很小的孩子，我们不会说他病了，只是说他还没发育、还没成熟。也就是说，要以人体的形态、结构、功能的异常来判断疾病不是很准确，还必须加上时间、空间因素及个体因素。

在大众常识中，"生老病死"常用于描述人的自然规律，谁都不能避免，其中隐约指出老和病是两种不同，老不一定是病。"老弱病残"通常是功能低下的弱势群体的总称，指老人、弱者（常指向妇女儿童、能力不强者）、患者及残疾人，这也有老、弱、残不在疾病范畴的意思。

人 35 岁后会出现骨质疏松，只有出现长期症状时我们才称他有病，即骨质疏松症，没症状的我们没有说是病，所以我们说的病还与病的症状关联。吃药的骨质疏松病人，我们会说他有病，没吃药的我们不一定称他有病，说明我们眼中的疾病还与医学治疗关联。

宫颈糜烂，曾被称为"妇科第一疾病"。它的特点是高发病率，宫颈呈糜烂状，一碰就会出血。1958 年，北医附属一院在防癌普查工作中，调查了 7499 名 30 ～ 60 岁的妇女，发现宫颈糜烂的发病率为 56%，建议"在防癌工作中积极治疗宫颈糜烂是非常必要的"。一半以上的成年女性有宫颈糜烂，还有癌变可能，能不恐慌？能不治吗？于是乎，1845 年西姆斯发明的鸭嘴状的窥阴器、1925 年汉斯发明的阴道镜被广泛使用，大量的涂药、栓药、物理治疗和手术治疗被使用，糜烂的宫颈在医学史上开出了一朵灿烂的花朵。

之后有两篇文章进入了中国公众的视野，他们说"宫颈糜烂"不是病。一是原卫生部主办的《健康报》于 2010 年 8 月 26 日刊登的北京朝阳医院宋学红的文章《宫颈糜烂，一个错误的诊断术语》。二是《中国新闻周刊》2011 年第 4 期钱炜的《宫颈糜烂：医学对女性身体的一场误会》。它们的核心内容是："宫颈糜烂"这种自 1850 年来被发现的常见的妇科病，不仅在 20 世纪 80 年代后美国的妇产科学专著中删除，也在 2008 年中国的第 7 版《妇产科学》教科书中删除，它是宫颈癌的"癌前病变"的说法也被否定。这 100 多年来我们都错了！它到底是什么？教科书的描述：宫颈外口充血、发红、颗粒状外观。有专家解释：青春期后雌激素作用下的宫颈外翻，是一种生理现象，从青春期起持续几十年，并随月经周期而变化，有点像衣领外翻，到一定的年龄段、时间段就翻出来，一定时候就缩回去。2005 年版《妇产科学》教科书已经提到"宫颈糜烂"不是一个恰当的诊断术语，但考虑到已在我国应用多年，废弃需要逐渐接受的过程，所以仍在沿用。这种遮遮掩掩的暧昧，在惯性思维、市场力量的驱使之下，让它还在被普遍医疗。钱炜在"中国知网"搜索"宫颈糜烂"，找到了 8813 篇相关文章，每一篇都是数以百计、千计的病例堆积，由此引起的痛苦和医疗消耗谁能算得清？"宫颈糜烂"这个人为的、涉及每个妇女的疾病因为重新认识而就此消失，当然百年历史在人类史上微不足道，我们当为此而自豪。

我们不得不重新审视和思考"什么是疾病？"我们或许都没有觉得这是个问题，直到最后发现我们如此笃定去治疗的"疾病"竟然不是病！这时我背上有种凉飕飕的感觉，塞万提斯笔下的堂吉诃德大战风车被笑话了 400 年，多年后我们是否会被后人笑话成"大战疾病"的堂吉诃德呢？

身体出血一定会引起心理恐慌，可以肯定，在这四百万年的人类历史长河中，一定会有小部分人、小部分时间、小部分地域把女人正常的月经当成不正常（疾病）来看待。值得的庆幸是，古代医学、现代医学都没有根据阴道出血而把月经当成一种病，否则它肯定是一种很容易治疗（几天就能好），而且是一种很难治好的疾病（每月复发，直到绝经），或许有人会判断出"怀孕"是治疗育龄妇女阴道出血的最好办法。"月经病"能够满足目前的所有疾病定义的要求，包括身体结构、功能改变，也影响身体代谢，影响心理情绪，有月经初潮也有绝经，还能治疗。"月经病"如果是大家达成共识的疾病，它一定会改变医学史，甚至人类史。

中国历史上寻求长生不死的君王很多，史料记载的有秦始皇、汉武帝、晋哀帝、唐太宗、明仁宗等，他们把"死亡"看成了一种可以治愈的"疾病"，比如秦始皇，2000年前他派三千童男童女寻长生药。这些君王没有因为灵丹妙药而对抗死亡，反而因为服用丹药中的铅、汞、硫、砷等毒素而加速死亡。我们也由此庆幸，拥有天下的他们，用以身试道、以身殉道的壮举，最后告诉了后人一个事实，死亡是不可避免的。

那么，到底什么是疾病？

（一）2000 年前疾病的概念

生老病死是所有动物、植物、微生物的共性。人类发展史是一部人类诞生、进步、衰退、灭亡的历史，疾病随着人类的诞生而诞生，随着人类的灭亡而灭亡。所以瑞典病理学家海森说："人类的历史即其疾病的历史。"

人类的历史、人类的疾病历史到底有多长？ 1891 年印度尼西亚爪哇岛上发现的爪哇猿人化石距今 60 至 80 万年，在中国发现的陕西蓝田猿人距今 100 万年，云南元谋猿人距今 170 万年，也就是说人类疾病的历史最少有 170 万年，还有人说人类史有 400 万年。牙齿在人体中矿物质含量最高，新陈代谢能力最差，所以它最硬、保存时间最长，通过一些现代技术，我们可以发现先人的牙病，比如，在距今约 10 万年的山顶洞人化石中发现龋齿，在距今 150 万～ 180 万年的猿人化石中发现了牙颈部龋及邻面龋。远古时期人类对疾病的理解、态度、应对方法因为没有文字记录，大家很难去考究。

甲骨文是中国最古老的成熟文字，商代后期（前 14—前 11 世纪）王室用于占卜记事，从中可以看到一些 3000 年前我们先辈对疾病的看法。现遗留 10 余万片有字甲骨，其中有 5 千多个不同的文字图形，已经识别的有 1000 多字，有翻译后的"人"字、"疾"字、"疒"（nè）字。

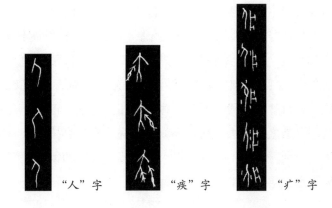

　　　　　"人"字　　　　"疾"字　　　　"疒"字

上面的三个"人"字应该有姿势、形态、面向的不同。

三个"疾"字由 2 ～ 3 人构成，上面二个"疾"字所依靠的人分左右，下面"疾"字所依靠的人有 2 人，三个"疾"字有左右部位及严重程度之分。

五个"疒"字左右分别由"人""爿"构成。"爿"是"牀"的初文，异体又作"床"。"疒"的意思是疾病加重了需要卧床休息，其中的人爿形状、匹配有差异，有的能平卧，有的只能半卧，有的卧床都倾斜了。"人"字周围的小杠不容易看懂，有人解释为出汗，爱好漫画的儿子告诉我，漫画常用这些小杠来表述震动、动作幅度，我似乎有点豁然开朗，古人用这些小杠表述患者的痛苦程度，我再问儿子，中间那人为何多一道弧线，他轻描淡写地说，那是个大肚子阿姨，我愕然，多年的困惑被一个小孩几分钟点醒，这个字表述了临产前孕妇的痛苦。再回头看那个没有小杠的"疒"字，人平平稳稳地睡在床上，应该表述的是睡眠状态，五个"疒"字表达了病的不同状态、程度。

东汉许慎的《说文解字》是中国第一部系统分析汉字字形、字源的字典，成书至今近 2000 年。《说文解字·疒部》解释了 102 个与疾病相关的文字。许慎是如何解读"疾""疒"的呢？"疒，倚也。人有疾痛也，象倚箸之形。""疒"是病痛或病患的表征。"疾，病也。""病，疾加也。"从字面上理解，"病"是更严重的"疾"，"疾"包括了"病"，一般的"疾"是很快（像"矢"射出的箭一样快）能治好的"疒"。为什么叫倚？人有疾病会不舒服，不舒服就想靠着、躺着，箸同"著"，"倚箸"就是"靠着"。

《广韵》："疒，病也。""病"原作"疒"，后来加"丙"以表声。有趣的是《尔雅·释鱼》说："鱼枕谓之丁，鱼肠谓之乙，鱼尾谓之丙。"鱼尾是鱼的一部分，古人在隐喻疾病就是人的一部分。

综上所述，2000 年前古中国疾病的概念含两部分：小病为疾（需人扶，行动需人支持）；重疾为病（需卧床，休息）。

古印度流行"地、火、水、风"四大元素说，后经波斯传入希腊，成了古希腊哲学的基础理论。大约公元前 450 年希腊哲学家恩培多克勒提出另外的"水、火、气、土"四元素学说，认为世界的一切都由水、火、气、土组成，四元素不同的量的组合，决定物质的性质，四元素决定生命的各种形式，而健康即四元素的平衡。

古希腊医学"四体液学说"以"四元素学说"为哲学基础发展起来。《希波克拉底文集》说：四体液为血液、黏液、黄胆汁和黑胆汁，它们就像植物的浆，为机体提供营养和生命支持。血液来自心脏，代表热；黏液主要来自大脑，代表冷；黄胆汁来自肝脏，代表干；黑胆汁来自脾胃，代表湿。这些要素在体内配合正常，人体就健康，由于某些外部因素使这些要素之间失去平衡，人就会生病。希波克拉底认为四种体液配合失衡是疾病发生的主要原因，包括：第一，摄入过量或不合适的饮食；第二，外伤、过度劳累；第三，气候、水、空气异常变化。

　　对疾病、人体乃至世界的本源以及所有万事万物的解释，古代中国的智慧更为简单，它用一个"气"字就解读了。气既是世界万事万物的基本粒子，又是世界万事万物的总成。具体到人，气就是构成人体及维持生命活动的最基本要素，就像孟子说"气者，体之充也"。

（二）传统中医学疾病的概念及英语中的概念表达

　　最原始的疾病多是根据某一部位功能失常而命名，如疾首、疾耳、疾口、疾齿、疾自（鼻）等，这种"疾＋部位或器官"的表述方式简单易懂，既准确又模糊，至今还常用。比如"我有胃病，不能喝酒"或"我有肾病，不能吃太咸的菜"中的胃病、肾病等。

　　《灵枢·口问》说："心者，五脏六腑之主也……故悲哀愁忧则心动，心动则五脏六腑皆摇。"安宫牛黄丸是中药宝贝，安宫指的是"安心宫"，传统中医认为心宫安定，惊恐则除。高度的紧张、兴奋、痛苦会引起人能感知的心跳加快，尽管现代科学已经指出神经的中枢是大脑，但现今已不可能把"心理"变成"脑理"，把"心病"变成"脑病"。"心理""心病"已是约定俗成的概念，要改变就很容易乱套。

　　孙广仁《中医基础理论》中疾病的定义是：致病邪气作用于人体，人体正气与之抗争，而引起的机体阴阳失调、脏腑组织损伤或生理功能障碍的一个完整的生命过程。在这一过程中，始终存在着损伤、障碍与修复、调节的矛盾斗争，即邪正斗争。疾病都有一定的发病原因及病理演变规律，有较固定的临床症状和体征，有诊断要点和相似疾病的鉴别要点。因此，疾病概念着眼的是某一疾病的全过程，反映的是疾病全过程总体的属性、特征和规律，如麻疹、水痘、感冒、肺痈、肠痈、痢疾、消渴等皆属疾病。

　　证，是中医认识疾病的一个特定概念。《中医基础理论》中"证"的定义是：证即证候，是疾病过程中某一阶段或某一类型的病理概括，一般由一组相对固定的、有内在联系的、能揭示疾病某一阶段或某一类型病变本质的症状和体征构成。"症"也是中医的一个特定概念，有时专指疾病的表现，如呕、咳、头痛等。由于"证"包括了病变的部位、原因、性质，以及邪正关系，反映出疾病发展过程中某一阶段的病理变化的本质，因而它比"症"能更全面、更深刻、更正确地揭示了疾病的本质。

　　印会和主编的另外一本《中医基础理论》中说：辨证，即将四诊（望、闻、问、切）收集到的资料、症状和体征，通过分析、综合，辨清疾病的原因、性质、部位，以及邪正之间的关系，概括、判定为某种性质的"证"。也就是说将"证"阐释为疾病的本质，"辨"是分辨和分析的过程。辨证论治是中医认识疾病和治疗疾病的基本原则，是中医学对疾病的一种特殊的研究和处理方法，也是中医学的基本特点之一。"证"是辨证论治的基础和关键，传统中医诊治疾病的着眼点更重视疾病现阶段的证。

从英文词典来看，英语对疾病有多种表述。英文用 disease 表达各种各样的"疾病"，dis 有"相反"之义，ease 则为"安乐"，所以 disease 义为"不安乐"，后来演变特指医学术语"疾病"。disease 常与器官相结合，如心脏病 heart disease。Disorder（dis+order）意为"失去秩序"，用以表达身体、精神的"失调"，即轻微的疾病或身体不适。Illness（病患或病痛）指一个人的自我感觉和自我判断，例如某种不舒服，认为自己有了毛病，在一些情况下，经检查可确定有疾病，但在很多情况下，则可能仅是一种心理学或社会学上的失调。Sickness（患病）是对一种角色的社会地位的描述，即他人（社会）知道或承认此人现正处于不健康状态，比如这人身体"虚弱"，是"病秧子"。疾病的表现分两种：症状 symptom 和体征 sign。symptom，即患者本人感受到的、预示疾病的身体功能状态或身体形态的改变。sign，即只被医师发现的症状。

（三）现代医学疾病概念

赵克森、金丽娟主编的高等医药院校教材《病理生理学》说：疾病（disease）是由于致病原因作用于机体，使机体内环境的稳定（homeostasis）受到破坏，引起的损害与抗损害斗争的异常生命过程。在这一过程中，由于功能、代谢和形态的变化，呈现出各种临床症状和体征；由于机体内外平衡关系破坏，使机体对环境的适应力和劳动力减弱或丧失。还有教科书将疾病表述为：机体在一定的条件下受病因损害作用后，因机体自稳调节紊乱而发生的异常生命活动过程。它们异曲同工。

这个概念表述了两点：①任何疾病都是有致病原因的，病因是疾病发生的基础。②自稳调节紊乱使机体出现功能、代谢、形态变化。这些变化导致患者出现主观症状和医师检查到的客观体征，成为诊断疾病的基础；这些变化按照对机体的意义分为损害和抗损害两方面。消除病因、减轻损害和增加抗损害的能力是疾病防治的基本原则。

该概念也有不足，有些疾病机体内环境的稳定不会受到破坏，既不会引起损害，也不会引起抗损害斗争，比如"多趾"、某些"矮小症""巨人症"，还比如"单眼皮""小乳房"。

一般的理解，有病不能算健康，疾病的对立面是健康，健康是生理、心理和社会适应（行为）的正常状况，从这个角度出发，疾病是生理、心理和社会适应的异常状况。很多人不接受这种严格的是非划分，认为总存在一些模糊地带，这也导致亚健康、亚疾病的概念产生。

不健康就是疾病？美国历史学家基普尔教授主编的《剑桥世界人类疾病史》由世界 160 多位医学、人类学、历史学、地理学等方面的专家共同撰稿，历时 6 年。他们对世界卫生组织（WHO）的"健康"概念提出了质疑。世界卫生组织认为"健康是躯体、精神和社会幸福的一种完美状态"，"完美"一词立刻使此定义远离现实。何为躯体上的完美状态？何为精神上的完美状态？更糟糕的是，"社会幸福的完美状态"各人理解更不同，仅此一点就足以使该定义显得不准确。因此，我们很难从作为疾病对立面的健康来定义疾病。

人们习惯把整个知识体系分为两种：一类是纯粹知识，即自然科学知识，具有不受社会因素影响、不受历史条件制约的客观性、价值中立性和普遍一致性。另一类是非纯粹知识，包括人文和社会科学知识，它受到社会因素影响和历史条件制约，不具有客观性、价值中立性和普遍一致性。

多数人习惯把医学当成是纯粹的自然科学，把疾病看成纯粹的疾病。比如美国学者布尔斯，他把疾病的识别看作是一个与人的欲望、社会角色无关的事实判断，试图通过比较其他物种，来发现什么是人的必要功能，进而给出疾病的客观的识别标准。布尔斯方案的困难是多方面的，最大困难是不同的人群、不同的年龄、不同的时间相关的一系列的"健康人"的"正常标准"制定不了，即便制定了，那也只能是"病"和人、"病"和社会分开的东西。

患者去医院干什么？西方叫"看医师"，中国叫"看病"。医师的职责是什么？看病！这种纯粹医学的观点，使得医师、患者都习惯于治"病人"中的病，而不是治"病人"的核心——人！由此导致不可估量的后果，特别是在医学专业越分越细的今天。

医师根据患者的承受能力给予不同的诊治方案本来很正常，但现在只要医师问及患者的经济能力，就可能被怀疑有敲诈的动机。患者会说："看你的病，你管我有没有钱。"患者自己已经将疾病和人分离。同样的，如果看感冒的患者向医师问到身上皮疹的问题时，一般的回答是"你得去看皮肤科"，医师已经将疾病与患者分离。

目前的医学专业越来越细化，医师职业越来越专科化，专科医师"只见树木，不见森林"的倾向越来越明显。基于把患者中的病和人分离、以病为核心的弊端，很多医院开始转为"以患者为中心"。

"以患者为中心"背后的含义是"以患者的利益、需求为中心"。这意味着怎么让患者更好、更安全、更健康。恩格斯说："社会一旦有技术上的需要，这种需要就会比十所大学更能把科学推向前进。"患者的需要有多少？那是无止境的，可见的事实是，不论是门诊还是住院，患者总量、医疗费用都在突飞猛进地增加。

爱丁堡学派认为，科学知识不是决定于自然界，而是受制于各种各样的社会因素，是社会建构性的。其代表人物柯林斯更为偏颇，他认为在科学知识的建构中，自然世界只是起很小的作用或不起作用。肖健在《从社会建构论理解疾病概念》中说：疾病的本质，是在具体的社会价值观念中被发现，而非在事实中被发现。爱丁堡学派的疾病观念在现实中有两种表现：一是疑病从无，其极端是视疾病为耻辱的"护病忌医"；二是疑病从有，其极端是作为一种患者权力的"无病呻吟"。目前后者是主流。

有疾病就有宿主、患者，这些载体会有个体性、社会性；治疗疾病的主力军是医务人员，医务人员是人，是社会人，即便是"天使"，也会有价值倾向。所以疾病既有自然属性，也有社会属性。医学既是自然科学，又是社会科学。

要解释疾病一定不能限于疾病本身，把病和人分开不对，把病和人单向侧重对待也不对，纯粹看待"疾病"的自然性以及过分考虑"患者"的社会性都不妥。聪明的医师、聪明的患者往往都能在"看病"的乱象中找到一个度，找到一个平衡点，能够透过乱象发现"看病"的正道。客观地说，传统中医特别重视把病和人看作是一个整体，并和环境密不可分，所谓：究天人之际，通健病之变。"天人合一"意即人与自然、疾病要整体看待。

总之，正如《病理生理学》首页所说：疾病的定义很多，至今尚无公认为完满的定义。概念是思维的基本单位，所以我们必须去定义疾病。疾病的通俗解释是：身体和心理有问题就叫疾病。专业解读为：疾病是由于致病原因作用，引起机体的异常生命现象或过程。

尽管 WHO 把"社会适应异常"视为疾病，这样能让大家更重视社会适应的重要性，但它比较拗口，可将它纳入心理异常或行为异常范畴，行为异常是身体功能、社会适应异常的具体表现。

疾病是一种因果关系、一种因果现象、一种因果过程。它既客观又主观，定义它时必须有医学意义，脱离了医学意义的身体结构、功能的异常，医学是多余的、无能为力的。正常人在运动、紧张状态时，血压会升高，脉搏会变快，这种状态一旦解除，血压、脉搏会自然恢复正常，非"静息状态"下的高血压、心动过速不是疾病。当医学发展到一定阶段，能确定某种重要疾病与某种基因密切关联，而且医学有能力解决时，即使未表现出症状，我们也可以说它是病。

医学对于社会来说，本身还具有社会依附性、行业性、职业性，具有社会意义、区域意义。因营养不良而致病，医学可以暂时解决，但不是问题的根本解决方式，因食物不足（如饥荒）引起的营养不良疾病具有社会意义，医学意义不大。现在是"个人得病大家出钱"的社会大医保年代，对于老人、掉牙、性功能衰退疾病的发生是必然的，尽管医学也有些办法，但医疗保障的资源有限，决定了很多国家、区域不会将它们纳入医保疾病目录。我们很容易将有传染性的疾病定义为传染病，但可以看到，很多的传染性疾病并不叫传染病，比如尖锐湿疣、生殖器疱疹、沙眼、社区性肺炎、水痘以及医院的院内感染等。传染病一直威胁着整个人类，任何年代、任何社会对它的防控措施都是区域内的、人人参与的群防群控，隔离传染源、阻断传播途径和保护易感人群，国家、社会层面的大力防控是必然的。所以国家依据疾病传染的危害程度来定义传染病，流行性是其重要属性。2020 年 1 月 20 日，中国将新型冠状病毒肺炎纳入传染病范畴，《中华人民共和国传染病防治法》中纳入的传染病已有 40 种。

笔者很愿意把疾病定义为：有医学、社会意义的身体、心理、行为的异常。

二、怎样才得病

凡事总有因，休谟在《人类理解研究》中说：人人都承认，任何事物只要存在，就有它所以存在的原因。古希腊医师希波克拉底也断言：每种疾病都有它的自然原因。疾病在时间关系中，过去是因，现在是果，今天是因，明天是果；在空间关系中，环境是因，存在是果。疾病可能是一因一果，一因多果，多因一果，多因多果。可以说，寻找因果关系是人类认识疾病的基本方法，利用因果关系是人类治疗疾病的基本手段。

当然也有不一样的观点，集中国古代智慧之大成的《增广贤文》说"命里有时终须有，命里无时莫强求"，冯梦龙的《警世通言》也说"万般皆由命，半点不由人"，他们说一切都是命里注定，人的生死、疾病和一切遭遇都是上天提前安排的，这是信命、认命者的人生观。西方也有类似看法。

但绝大多数的人（包括宗教信仰者）还是认可因果关系。楼宇烈说：宗教研究精神世界的因果关系，科学探索物质世界的因果关系。人类存在四百万年，绝大多数时间处于原始社会，可以说没有因果关系的认可，没有因果关系的探索和应用，人类仍将处在原始社会。

（一）疾病的原因：万事万物都有因

"种瓜得瓜""什么样的种子什么样的苗"，我们在肯定因果。"先有鸡还是先有蛋"，我们在争吵因果。《郑岗训字》解释因，"雌雄交以结果"，可视为道生阴阳的逆向思维，二生一，阴阳生道。《说文》解释："果，木实也。从木，象果形在木之上。"种子是果，一生二，还可以生出一串的果，果亦是因。一生二，二生一，道生阴阳，阴阳生道，此为太极，太极为阴阳之混，混混即宇宙。这也是人、病与非病（健康）的阴阳、因果。

单纯外因论：自古以来，人们喜欢把疾病看成是一种外来的东西，视之为"病魔"，它侵害我们的身体，所以我们得病，得病以后的结果，就要看我们降妖驱魔的能力。19世纪"细菌致病学说"将疾病的发生归罪于细菌、病毒，此乃典型的疾病"外因学说"，得病不是我的原因，我很无奈。福柯《临床医学的诞生》提出"疾病就是一个物种"的理念，"上帝在制造疾病和培养致病的体液时，与他在培养其他动植物时遵循着同样的法则，因而我们有理由相信，疾病也是一个物种，它如同植物一样有其自身的方式：生长、开花与凋谢"。

单纯内因论：即疾病仅与自身关联。单纯内因论有两种说法，即先天论和后天行为论。"什么样的种子什么样的苗"，由此延伸出"什么样的人得什么样的病"，此为疾病的先天论。基因直指最基本的原因，近些年基因研究取得突飞猛进的发展，执着的"基因科学人"似乎要从基因层面找到所有疾病的根本原因，同时也希望通过基因的敲敲打打、缝缝补补来彻底征服疾病，很多的政治家也加入了这个行列，推波助澜，精准医学的伟大宏图横空出世，大有"无基因不精准"的味道。一种崭新的疾病"先天内因学说"呼之欲出，得病不是"现在的我"的原因，是"现在的我"不可控制的，得病是"我的先天基因"导致的，好莱坞女星朱莉因为"基因不好"，为防止患乳腺癌、卵巢癌，先后割去乳房、卵巢，这种做法将先天基因导致疾病的理论推到极致。"什么样的行为得什么样的病"，此为疾病的后天行为论，它把疾病的发生怪罪于个人的行为，比如怪罪肥胖症患者的好吃懒做，怪罪肺癌患者的吸烟行为。

没有原因的神定论：也可纳入广义的外因论。万能的神创造一切、毁灭一切，肯定一切、否定一切，神是原始及终极的纵横宇宙任何一维的存在，因此疾病是上天的安排，是人的原罪，是恶的报应。《马太福音》中说道：耶稣叫了十二个门徒来，给他们权柄，能赶逐污鬼，医治各样的病症。《马可福音》中也有：门徒出去传道，叫人悔改，又赶出许多的鬼，用油抹了许多患者，治好他们。疾病由上帝制造，上帝的使者、门徒只能按照上帝的旨意来驱除病魔。佛教认为世上一切皆虚无，一切皆幻象，只有佛存在，前世因，后世果，疾病也不例外。

不论单纯内因学说、单纯外因学说，还是没有原因的神定论，单一就难免偏颇。

疾病原因分内因和外因。传统中医认为，外因是外感六淫（风寒暑湿燥火），内因是内伤七情（喜怒忧思悲恐惊）。黑格尔哲学认为内因是事物发展变化的决定因素，从马克思的唯物辩证可以看出：疾病内因即疾病的内部矛盾，是疾病变化发展的根本原因、第一位原因，它来源于身体内部；疾病外因是疾病变化发展的条件，是第二位原因，它通过内因，对疾病发展起加速或延缓作用，它来源于身体外部。疾病的发生发展是内外因共同起作用的结果，即内外因同时存在、缺一不可。如同孵出小鸡需要鸡蛋和一定的温度，鸡蛋是内因，温度是外因。

癌症的内因是细胞生长抑制机制、异常细胞消灭机制出了问题，而吸烟、射线等是外因。颈椎病是由于颈椎间盘退行性改变，颈椎骨质增生以及颈椎损伤等原因引起脊柱内外平衡失调，刺激或压迫颈椎神经根、椎动脉、脊髓或交感神经而引起的一组综合征，颈椎间盘及颈椎附件退变是内因，各种急、慢性颈部外伤是外因，包括长时间伏案工作引起的累积损伤。

很多人自己或在医师的帮助下诊断为某种疾病时，往往想知道这种疾病的原因是什么？我为什么会得这种病？为什么是我而不是其他人？答案各种各样。为了便于分析，我们可以把病因分为物理性、化学性、生物性、营养性、遗传性、精神性六大类，分析病因不妨从这六方面着手。

1. 物理性因素

致病的物理性因素包括机械力、温度、大气压、噪声、电流、电离辐射等。

（1）机械力：人通过皮肤黏膜与外界隔离，人体因此形成一个相对密闭的系统。皮肤黏膜是人体的第一道防线，一条小鱼刺、一个小碰撞即可破坏之，而引起身体不适、瘙痒、疼痛、出血等异常，以及由此引起身体的增生、代偿。无论何种机械力，让器官、组织、细胞、亚细胞层面结构的减少、增多都会致病。

人体有运动、神经、内分泌、循环、呼吸、消化、泌尿、生殖八大系统，每个系统都有结构、功能不同的管道。人体内最大的管道是消化道，从口腔开始至肛门结束，主管食物的消化吸收。呼吸道由气管、支气管及其分支组成，主管人体的通气功能。人体内最长的管道是脉管系统，包括动脉、静脉、毛细血管、淋巴管，主管血液、淋巴液的输送。输尿道始于双侧肾脏，经输尿管与膀胱相连，最后终于尿道，是人体尿液的排泄管道。此外，体内还有很多其他管道，如由胆囊和肝内、外胆管构成的胆道系统，胰腺管、中脑导水管、椎管、鼻泪管、咽鼓管、输卵管、内耳系统及其他各种外分泌腺导管。这些管道系统结构的完整、连续、通畅、通透（物质交换）是人体健康和生命的重要保证，力、热、声、光、电、磁等物理性因素都可引起管道系统完整性、连续性、通畅性、通透性破坏而致病。

气管异物阻塞可致窒息而死亡，食管和肠堵塞可引起致命性梗阻。各种原因引起的血管狭窄、闭塞、弹性降低、破裂，会影响到局部或整体的功能。大血管破裂直接引起失血性休克。重要器官的血管如冠状动脉、脑血管、肺血管的堵塞或破裂，常使人很快毙命。胃肠溃疡可致出血和穿孔而危及患者生命。胆道结石、输尿管结石引起的管道梗阻，也影响生命功能。脑室导水管堵塞引起脑积水，椎管堵塞引起瘫痪，鼻泪管堵塞引起流泪不止，输卵管、输精管堵塞引起不孕不育。

寄生于肠道的蛔虫窜行于胆道、主胰管而致梗阻，可引起严重病变。血吸虫卵沉积于门静脉致肝硬化和门静脉高压。丝虫病使淋巴管阻塞，产生乳糜尿，使患肢产生"象皮肿"。乳腺癌术后放疗，可使局部淋巴管闭塞而失去功能，致同侧上肢水肿、疼痛。

交通伤目前已经成为重要的机械力致病因素。王正国院士在《交通医学》一书中描述：自 1896 年 8 月 17 日在伦敦发生第一起致死性交通伤以来（认真考究肯定不是），100 多年间约有 3200 万人死于车轮之下，远远超过一般战争或自然灾难的死亡人数。据估计，全世界每年约有 120 万人死于道路交通伤，亦即每天平均有近 3300 人死亡，受伤人数 3000 万～ 5000 万 / 年。

（2）温度因素：包括高温引起的烧伤、低温引起的冻伤。热液、蒸汽、高温气体、火焰、炽热金属液体或固体等引起的组织损害可以伤及皮肤黏膜、皮下组织、肌肉、骨、关节甚至内脏。

（3）气压因素：包括高气压和低气压，可导致局部或全身的压力失去平衡而致病。人体大的腔隙有颅腔、胸腔、腹腔三个，腔壁的破坏往往是严重疾病的表现，压力平衡会被打破，从而危及生命。比如颅骨开放性骨折、气胸、腹部贯穿伤，严重的胸壁损伤可导致交通性通气，如纵隔摆动，瞬间就能让人丧生。另外还有其他压力致病因素，比如减压伤、高原病等。

（4）电离辐射：放射性核素可以放出 α、β、γ 三种射线，电离射线损伤细胞的DNA，使细胞变异、死亡。广岛、长崎因受 1945 年原子弹爆炸伤害而死亡的人数分别超过 25 万和 14 万，幸存者饱受癌症、白血病和皮肤灼伤等辐射后遗症的折磨。1986年 4 月苏联切尔诺贝利核电站 4 号反应堆发生爆炸，30 人当场死亡，周围 6 万多平方千米土地受到直接污染，320 多万人受到核辐射侵害。2011 年 3 月日本福岛核电泄漏事件，方圆 30 千米范围受到污染，碘 131、碘 125、锶 90、铯 137、钚 238、钚 239、钚240 等放射性元素直接造成甲状腺损伤，造血系统、神经系统、生殖系统损伤及各种癌症，之后福岛县内儿童甲状腺癌罹患率是日本全国平均水平的数十倍，土地污染、海洋污染、农产品污染将持续数百年。

2. 化学性因素

致病的化学性因素无处不在，体内化学平衡被持续打破，疾病就出现了。

电解质平衡是常见化学性致病因素，包括元素的多摄入、少摄入，也包括元素的稀释和浓缩。夏天剧烈运动，体内会产生大量热量，身体通过排汗散热，汗液的主要成分是水，还有钾、钠、钙、镁等无机盐。出汗以细胞外液丢失为主，大量饮用白开水会稀释血液中的电解质，会快速出现低钾血症、低钠血症和细胞水肿，出现全身无力甚至全身衰竭。

化学性因素主要通过体内的化学反应而致病，包括四种基本类型：①化合反应，如 A + B = AB。②分解反应，如 AB = A + B。③置换反应，如 A + BC = AC + B。④复分解反应，如 AB + CD = AD + CB。其中氧化反应是人体重要的化学反应，是获取能量的重要途径。成年人每分钟呼吸 16 ～ 18 次，小孩 30 次左右，二氧化碳（CO_2）约占空气体积的 0.03%，而人呼气末 CO_2 浓度约 5%，差异超百倍，人体发生着一系列的氧化反应，缺氧状态、心肺功能不全、休克患者体内的氧化反应受到严重影响。

人体的组成物质除水和无机盐外，其余部分是有机物（如蛋白质、糖、脂肪等），以及与代谢密切相关的酶、激素和维生素，它们都依赖体内的化学反应而生成、转化，影响它们生成、转化的化学因素都能致病。

催化剂能大幅度改变化学反应速率，酶是人体化学反应的催化剂，可以将反应速率提高百万倍，几乎所有细胞活动都需要酶的参与。1773 年，意大利科学家斯帕兰扎尼设计了一个巧妙的实验：将肉块放入小巧的金属笼中，然后让鹰吞下去，过一段时间将小笼取出，发现肉块消失了，他推断一定是有一种物质（消化液、消化酶）在起作用。1897 年，德国科学家爱德华·比希纳，发现酵素具有高效的催化能力，酵素可视为人类首次确定的酶，由此他获得了 1907 年的诺贝尔化学奖。

米饭咀嚼时间越长，甜味越明显，是由于淀粉在唾液淀粉酶的作用下水解成麦芽糖。因此，多咀嚼可让米饭与唾液充分混合，有利于消化，否则容易消化不良。食物中的蛋白质，在胃蛋白酶等一系列酶的作用下，分解成 20 多种氨基酸，然后重新合成人体所需的各种蛋白质。目前已经发现人体含有 3000 ~ 5000 种酶，但这还只是冰山一角，它们支配着新陈代谢、营养和能量转换，使细胞内错综复杂的化学反应有条不紊地进行，使物质代谢与生理功能互相适应。没有酶，就没有形形色色、丰富多彩的生物界。

酶缺乏所致之疾病多为先天性或遗传性疾病，如白化病是因酪氨酸羟化酶缺乏，蚕豆病是因 6- 磷酸葡萄糖脱氢酶缺乏。许多中毒性疾病是由于某些酶被抑制，常见的是有机磷农药（敌百虫、敌敌畏、1059 以及乐果等）中毒。农药与胆碱酯酶结合而使酶失去活性，乙酰胆碱的水解作用受抑制，造成乙酰胆碱堆积，而出现一系列中毒症状，如肌肉震颤、瞳孔缩小、多汗、心跳减慢等。某些金属离子引起人体中毒，则是因金属离子（如 Hg^{2+}）与某些酶活性中心的必需基团结合而使酶失去活性。

强酸、强碱、化学毒物（有机和无机的）等化学因素造成直接损害，有些毒物与某种组织或器官亲和，带来组织、器官的选择性损害。

德国作家雷马克《西线无战事》书中叙述：在第一次世界大战中因化学武器而造成的伤亡约 117 万人，至少有 85000 人死亡，其中以芥子气、光气、氯气为主，估计至少有 50965 吨化学武器用于战争中。据报道，侵华战争时期，在当时政府军政部防毒处记载日军使用毒气战总计 1312 次，伤害中国军人 36968 人（其中 2086 人死亡）。化学武器是化学性致病因素的典型，鉴于化学武器的巨大杀伤力，国际社会 1993 年 1 月 13 日制定了《化学武器公约》。

3. 生物性因素

生物性因素包括各种病原微生物（病毒、细菌、衣原体、支原体、真菌、立克次体、螺旋体等）和寄生虫（原虫、蠕虫等）。其致病力取决于侵袭力和毒力，还和它们在人体内的繁殖能力和抗免疫能力有关，侵袭力指病原微生物穿透机体屏障以及在体内散布、蔓延的能力，毒力指病原微生物产生内、外毒素的能力。虎克发明显微镜，让细菌无以遁形，还能看见人体生理、病理结构的细微变化，使细菌致病学说一度成为疾病原因的主流，而现在的电子显微镜则能看见更细小的病毒。人体体表和体内存在大量微生物，微生物体积越小数量越多。

（1）*病毒*：病毒在自然界分布很广，人、动物、植物、昆虫、真菌、细菌等都可被病毒寄生而引起感染。病毒由一种核酸分子（DNA 或 RNA）与蛋白质构成，或仅由蛋白质构成（如朊病毒）。病毒是个体最小的微生物，以纳米为测量单位，多数病毒直径在 100nm 左右，在一般光学显微镜下不能看到。它没有细胞结构，自身不能复制，故又称"分子生物"。但当病毒接触到宿主细胞时，便脱去蛋白质外套，它的核酸（基因）侵入宿主细胞内，借助后者的复制系统，复制新的病毒。病毒有高度的寄生性，完全依赖宿主细胞的能量和代谢系统，来获取它生命活动所需的物质和能量。离开宿主细胞，可视病毒为一个大化学分子、一个介于生物与非生物的一种原始的生命体。

从遗传物质上，病毒可分为：DNA 病毒、RNA 病毒、蛋白质病毒（如朊病毒）。按寄主类型病毒可分为：动物病毒（如禽流感病毒、天花病毒、HIV 等）、植物病毒（如烟草花叶病毒）、细菌病毒（噬菌体）。临床上按病毒侵犯位置常分为六类：呼吸道病毒及肠道病毒（麻疹病毒、流感病毒、脊髓灰质炎病毒、柯萨奇病毒等）、虫媒病毒及出血热病毒（流行性乙型脑炎病毒、登革热病毒、出血热病毒、汉坦病毒、埃博拉病毒等）、狂犬病病毒与逆转录病毒（狂犬病病毒、人类免疫缺陷病毒、人类嗜 T 细胞病毒等）、肝炎病毒（甲、乙、丙、丁、戊型肝炎病毒）、疱疹病毒（单纯疱疹病毒、水痘、带状疱疹病毒、巨细胞病毒、EBV 等）和其他病毒（人类乳头瘤病毒、轮状病毒、冠状病毒、风疹病毒等）。

流感是由流感病毒引起的一种急性呼吸道传染病。流感病毒可分为甲（A）、乙（B）、丙（C）三型。甲型流感病毒颗粒外膜由 H（血细胞凝集素）和 N（神经氨酸酶）两型表面糖蛋白覆盖，H 分 15 个亚型，N 分 9 个亚型，这两种亚型组合成 H_xN_x 后可分为 135 种亚型。H_7N_9 流感病毒是其中的一种，于 2013 年 3 月底在上海和安徽两地率先发现。人感染 H_7N_9 流感病毒后，起病很急，早期仅表现出普通感冒症状，但因病死率很高而引起各地政府的重视，截至 2015 年 1 月 10 日，中国确诊 134 人，死亡高达 37 人，截至 2016 年 12 月 20 日，WHO 共收到 808 例人感染 H_7N_9 禽流感病例，病死率约 30%。病死率更可怕的是 H_5N_1 禽流感，禽类感染此病毒几乎造成禽类 100% 死亡，从 1997 年发现人感染 H_5N_1 禽流感病例以来，WHO 接到人感染 H_5N_1 禽流感病例报告 850 例，病死率约 53%。H_7N_9、H_5N_1 流感人的发病率极低但很危险，绝大多数流感不严重，主要危害在于降低人的抵抗能力。

艾滋病由感染艾滋病病毒（HIV）引起。HIV 攻击人体免疫系统，大量破坏 $CD^{4+}T$ 淋巴细胞，降低人体免疫功能。艾滋病起源于非洲，后由移民带入美国，之后迅速蔓延到全世界。1981 年 6 月美国疾病预防控制中心在《发病率与死亡率周刊》上登载了

5 例艾滋病患者的病例报告，这是世界上第一次正式记载。1982 年，这种疾病被命名为"艾滋病"。1985 年，一位到中国旅游的外籍人士患病入住北京协和医院后很快死亡，后被证实死于艾滋病，这是中国第一例艾滋病病例。根据中国疾病预防控制中心的数据，截止到 2016 年 10 月底，中国有 57.5 万人携带艾滋病病毒或感染艾滋病，死亡病例 17.7 万人，但专家估计每一万人可能有 6 人感染。2018 年 7 月 19 日，WHO 官方文章《关于艾滋病毒 / 艾滋病的 10 个事实》说：2017 年，全球估计有 3690 万名艾滋病毒携带者，其中 180 万为儿童，绝大多数在低收入和中等收入国家，2017 年新感染人数估计为 180 万人。据估计，截至 2017 年已有 3500 万人死于艾滋病毒，其中 2017 年死亡 94 万例。

埃博拉是一种十分罕见的病毒，1976 年在苏丹南部和刚果（金）的埃博拉河地区发现而由此得名。它是一种烈性传染病病毒，能引起人类和灵长类动物产生埃博拉出血热，致死率在 50% ～ 90%，致死原因主要为中风、心肌梗死、低血容量休克或多发性器官衰竭。

病毒的个头太小，为纳米级别、大分子级别，是最小的致病微生物。它充满整个世界和人体，品种、数量巨大。虽然近数十年来，电子显微镜已经能查看到病毒，但对它的作用和致病，人类的认识还非常浅薄。单纯的肝炎病毒、流感病毒、艾滋病毒、冠状病毒就能让人类不得安宁，还有很多未知等待人类去探索。如果我们只是用讨厌、征服的眼光看待病毒，就会像有人讨厌我们的水和空气，只能说明他的无知。如果从病毒眼光看待世界，或许它们才是地球的真正主宰。

（2）细菌：细菌是一种单细胞生物体，直径为 0.5 ～ 5μm，直径平均约 3μm，约为病毒的 30 倍，按体积算细菌为病毒的 1000 ～ 5000 倍大。一个典型细菌的基本构成有细胞膜、细胞质、核糖体；有些具有一些特殊结构，比如起保护作用的荚膜、芽孢，起运动作用的鞭毛、菌毛。大部分细菌根据形状分为杆菌、球菌、螺旋菌三类。

17 世纪 50 年代，具有当时最高制镜水平和强烈好奇心的列文虎克（1632—1723）将一滴普通的雨水放到显微镜下，观察到一个令人惊奇的世界，水滴中有成千上万的"小动物"（他称之为微动物）生活着，从此开启了人类探索微观世界的大门。

1972 年，微生物学家托马斯·拉奇估算一个体重 70 千克、身高 1.7 米的"标准参考人"体内细菌的数量大致为 10^{14} 个，人体的细胞数约为 10^{13} 个，从而有人推算出，人体内的细菌数量与组成人体的细胞数的比例是 10:1。通过这种估算可以看出人体内的细菌数量是个天文数字，远多于人体的细胞数量。人体与细菌是一个共生体，细菌是人类生存的伙伴、朋友，它们本身不是坏蛋，只有共生体中关系发生紊乱，只有细菌进了它们不该进的位置，并且在那里安家落户、繁衍子孙时，人体才会致病，肠炎、肺炎、脑炎、鼻炎都是如此。

（3）支原体：支原体是 1898 年 Nocard 等发现的一种类似细菌但不具有细胞壁的原核微生物，1967 年正式命名，直径 50～300nm，为目前发现的最小的、最简单的原核生物。肺炎支原体引起肺炎，人型支原体、解脲支原体和生殖器支原体等引起泌尿生殖道感染。

（4）衣原体：过去认为衣原体是病毒，现认为是介于立克次体和病毒之间的微生物。衣原体体积大于病毒，250～500nm，在光学显微镜下勉强可见。衣原体最早由宫川等从腹股沟淋巴肉芽肿患者的细胞染色体中发现，遂被命名为"宫川体"。衣原体与细菌的主要区别是缺乏合成生物能量的 ATP 酶，其能量完全依赖被感染的宿主细胞。衣原体无运动能力，广泛寄生于人类、哺乳动物及鸟类，仅少数有致病性。沙眼衣原体可引起沙眼、肺炎衣原体可引起肺炎。

（5）真菌：是一种真核生物，可分为单细胞和多细胞，现在已经发现了数万种。它有两种重要结构：营养体（菌丝）和繁殖体。菌丝呈管状，具有细胞壁和细胞质，理论上可长得很长，但直径一般为 2～30μm，大的可达 100μm。真菌的细胞壁以甲壳素（又叫几丁质、壳多糖）为主要成分，有类似铠甲的保护作用，所以真菌感染难治，容易复发。

真菌致病根据真菌侵犯人体的部位分为 4 类：浅表真菌病、皮肤真菌病、皮下组织真菌病和系统性真菌病。前二者合称为浅部真菌病，后二者又称为深部真菌病。足癣（俗称"脚气"）、手癣、体癣、甲癣等是常见的真菌性疾病，深部真菌感染有真菌性肠炎、婴儿念珠菌肠炎、霉菌性阴道炎等。

真菌会致病，是坏家伙，但大众也还知道它的好，比如我们平时吃的各类蘑菇，比如酒烟茶以及很多食物的制作都离不开霉菌和酵母。因此，真菌在我们的知识中不如病毒和细菌那么讨厌。有好有坏，才是人类对待所有微生物应有态度。

（6）立克次体：美国病理学家立克次 1909 年首次发现立克次体。立克次体大小为 0.3～2.0μm，介于细菌与病毒之间，是专性细胞内寄生物，主要寄生于节肢动物，可通过蚤、虱、蜱、螨传入人体，可导致斑疹伤寒、战壕热。

（7）螺旋体：为细长、弯曲、呈螺旋状的单细胞原核生物。全长 3～500μm，介于细菌与原虫之间，具有细菌细胞的所有内部结构，导致的疾病有梅毒和钩端螺旋体病。梅毒根据感染方式可分先天性梅毒和后天性梅毒。前者由孕妇经胎盘传染给胎儿；后者是出生后感染的，其中 95% 由性交直接感染，少数通过输血等间接途径感染。钩端螺旋体病对户外工作构成职业病风险，对游玩人士亦造成威胁，包括露营、在受污染的湖和河流涉水等。

（8）寄生虫（原虫、蠕虫等）：指一生的大多数时间居住在另外一种动物（宿主）上，同时对被寄生动物造成损害的生物。人类消化道、血管、肺、肝、脑和眼球都可被寄生。消化道内寄生虫有蛔虫、钩虫、绦虫、阿米巴和鞭毛虫等，阴道寄生虫有阴道毛滴虫，肝寄生虫有肝吸虫、包虫，肺寄生虫有卫氏并殖吸虫，脑寄生虫有猪囊虫、弓形虫，血管内寄生虫有血吸虫，淋巴管内寄生虫有丝虫，红细胞内寄生虫有疟原虫，皮肤寄生虫有疥螨、毛囊螨，眼内寄生虫有线虫、猪囊虫等。

（9）生物武器：早期以致病性细菌为主而被称为细菌武器，后期包括各种病原微生物。在大规模杀伤性武器中，生物武器的面积效应最大。1975 年生效的《生物武器公约》是全面禁止发展、生产、贮存生物武器的公约，有 100 多个国家加入，遗憾的是美国不愿意签署。

4. 营养性因素

人的生长发育、新陈代谢等所有生命活动，都发生着人体与外界之间的物质和能量交换。若把人及其亚结构当成一个个黑箱，不管什么生命活动，都需要物质进、出。我们习惯把除了空气之外的维系生命活动的食物称为营养性物质，主要分六大类：即糖类、脂类、蛋白质、维生素、无机盐、水，也有人把膳食纤维列为第七类。营养性物质维持着人体的物质组成和生理功能，是生命活动的物质基础。

营养不足引起各种营养缺乏症，如低蛋白血症、低钾血症及各种维生素缺乏症等，导致瘦弱、浮肿、代谢紊乱、贫血、发育不良。单纯维生素缺乏引起的疾病就很多，维生素 A 缺乏导致角膜软化症、夜盲，维生素 B_1 缺乏引起脚气病，维生素 B_2 缺乏引起口角炎、皮炎，维生素 B_{12} 缺乏则引起贫血，维生素 C 缺乏引起坏血病，维生素 D 缺乏引起小儿佝偻病。营养过多导致肥胖，可引起糖尿病、高血压病等。营养不足、营养过多都是营养不良，会降低机体抵抗力、代偿适应能力和劳动力，同时也是诱发其他疾病的重要因素。

人体所有组织、器官都离不开营养，它们的营养多来自供养动脉。心肌梗死、脑梗死指心、脑供养动脉堵塞，一旦发生就意味着心脑的营养供给中断，心脑功能受到影响，进而危及生命。

联合国儿童基金会 2006 年 5 月 2 日发布的《儿童营养进展报告》称，全球有 1.46 亿 5 岁以下的儿童因营养摄入不足而体重偏轻或发育迟缓，每年有 560 万儿童死于营养不足，撒哈拉以南非洲是情况最糟的地区，这里有 28% 的儿童体重偏轻，在厄立特里亚、布隆迪等国，这个数字甚至高达 40% 到 60%。2018 年 9 月 19 日，WHO 发表官方文章《儿童：降低死亡率》。文章中称，全世界五岁以下儿童死亡人数从 1990 年的 1260 万人减至 2017 年的 540 万人，即每天死亡从 3.4 万人下降到 1.5 万人，降低了 58%，其中营养因素的贡献率约 45%。营养不良儿童，死于诸如腹泻、肺炎和疟疾等常见儿童病症的危险更高。

美国专家波普金 2006 年 8 月 14 日在澳大利亚召开的国际农业经济学家联合会会议

上指出，营养过剩者目前显然要比营养不良者多得多。前者大约是 14 亿人，而后者人数为 8 亿。波普金认为，尽管饥荒在一些特定国家仍非常严重，但已不占主导地位，如何对付肥胖"爆棚"才是主要议题。世界观察研究所的布朗亦称，一些国家已经出现了人类历史上从来没有过的肥胖人占多数的情况。美国有 61% 的成年人体重超标，俄罗斯成年人中胖子占 54%，英国成年人中占 51%，在德国是 50%，巴西全国有 36% 的成年人体重超标。肥胖可能导致多种疾病，比较严重的包括心脏病、中风、乳腺癌、关节炎、糖尿病等。

5. 遗传性因素

人类在身体大小、形态、结构、行为和功能方面都有别于其他动物，就像是苹果与土豆、花生与豆子的不同。不同时间、不同区域的人也存在很多不同，这是天生的不同、遗传因素的不同。人患的所有疾病，或多或少都与遗传因素有关，家族性疾病、先天性疾病、宫内疾病、遗传性疾病四类疾病与遗传更相关。

人类遗传性疾病是一类能够传递给后代的疾病，具有遗传性、家族聚集性、终生性和先天性等特点，是由于染色体或其中的基因发生了改变而引起。它可以是遗传因素单独作用或与环境因素相互作用所致，发病时间可以是小儿时期也可以是成年期，或者在某个特定时期。许多遗传性疾病在婴儿时期只是初露端倪，成年后表现才明显。

"熊猫血"（Rh 阴性）是一种可遗传的特殊血型。中国汉族 Rh 阴性人口占汉族总人口数的 0.2% ～ 0.5%；而白种人的比例较高，约 15%。它本身不是一种疾病，但若母婴 Rh 血型不合，则可能发生死胎、早产或新生儿溶血症。马方综合征是一种单基因常染色体显性遗传性结缔组织病，由马凡医师于 1896 年第一次描述。马方综合征又称肢体细长症，常表现为身材高大、肢体过长，心血管系统异常。前世界女排第一主攻手海曼，1986 年在一场比赛中猝死于球场，还不足 33 岁，经尸体解剖证实，海曼猝死的原因在于胸主动脉夹层动脉瘤破裂（马方综合征的严重并发症）。前中国男排的朱刚、前中国男篮的韩鹏山也是同样的病、同样的结局。遗传因素给了他们超人的四肢，也给了他们一条脆弱的主动脉，超人的四肢很早就体现出来，而脆弱的主动脉却是临终时候才露出狰狞。

与遗传性因素密切相关的还有出生缺陷。出生缺陷又称先天异常，指婴儿出生前、胎儿在母体内器官形成过程中发生的身体结构、功能或代谢异常，常见有形态结构异常（如多指症）、生理和代谢功能障碍、先天智力低下和宫内发育迟缓 4 种类型。

有学者将分子病、染色体病单独列出。它们是由于生殖细胞精子、卵子或受精卵中遗传物质基因突变或染色体畸变引起的疾病。基因突变引起分子病，如血红蛋白 α 链基因缺陷引起 α - 地中海贫血。α - 地中海贫血我国广西地区多见，α 链第 125 位亮氨酸中一个碱基 U 被换成 C，基因活性改变，α 链合成受抑制，发生 α - 地中海贫血。

而在广东地区，比较常见的是 β 链基因缺陷，引起 β 球蛋白链缺乏，称为 β−地中海贫血。染色体载有人类全部基因组，染色体数目或结构改变称为畸变，它引起染色体病，如唐氏综合征等。

6. 非物质性（精神）因素

除了自己的身体之外，其他都是身外之物。这是身体重要性的最打动人的说法。同时我们又用"一副臭皮囊"来比喻、蔑视没有精神的人的身体，达摩祖师《皮囊歌》说："这皮囊，多窒碍，与我灵台为患害……一朝摆脱这皮囊，自在纵横无管束。"

人的非物质性（精神）因素如何致病呢？

一是思想决定行为，行为引起疾病。错误的思想导致错误的行为，错误的行为又导致错误的结果。不当的行为引起疾病，个体行为引起个体疾病，群体行为引起群体疾病。由于缺乏运动、暴饮暴食等行为越来越常见，肥胖症、高血压、糖尿病、高尿酸血症、痛风等慢性病及心脑血管疾病、肿瘤发病率越来越高。社会医学专家诺勒斯指出：90% 的人生来就是健康的，但由于种种社会环境条件和个人的不良行为而使其得病。"90%"或许有些夸张，但我们不得不承认，作为 WHO 推荐的人类健康四大基石的合理饮食、适度运动、戒烟限酒和心理平衡，都和人的思想、行为关联。

二是精神因素直接导致身体结构、功能异常而致病。某些异常激烈的情绪变化，如过度喜悦、悲伤、忧郁，可引起身体内环境平衡急性失调，如心绞痛的发作、脑血管意外。精神持续异常可导致身体结构的持续异常，如高血压病、溃疡病，这种患者数不胜数。

三是精神因素的持续异常导致精神疾病。个人与社会环境不相适应，就会产生精神刺激，持续的精神刺激会导致大脑功能紊乱，出现精神障碍。传统中医将人的情绪分为"喜、怒、忧、思、悲、惊、恐"七种，并将七情之乱视为疾病内因的主体，如喜伤心、怒伤肝。当今社会日新月异，新思想、新事物不断涌现，个体要跟上时代的"更高更快更强"的步伐确实很难，在强大的思想压力下，精神障碍的人越来越多。

《广州日报》2011 年 7 月 5 日报道：广东每年有大约 3 万人遭受精神病的折磨，全省共约有 260 万人患有不同程度的抑郁症，约 1000 万人有轻重不等的心理疾病。中国新闻网 2007 年 5 月 14 日报道：中国目前的抑郁症患者约有 3000 万，带来的是 600 多亿的经济负担。

人体由物质和非物质（精神）因素构成，物质因素最根本的性质在于它的理化性质。病因中的理化因素导致身体的器官、组织、细胞、亚细胞结构及其组成物质发生结构、功能变化，是疾病的终极原因。

一只蚊子咬人，它刺破人体皮肤造成物理性伤害，分泌酸性物质引起化学性损坏，它再把肚子里的疟原虫传到人体血液中，引起生物性损伤。这种线性因果关系，即点对点因果关系，可以大大简化思维。事实上，在临床实践中，发现现象间的相关性，远比发现因果关系容易，我们不得不承认，我们所有发现的现象相关性总是被后面的发现推翻，我们也承认，我们寻找线性因果往往徒劳无功，甚至误入歧途。

格物致知，病因怎么格？我们很愿意把疾病原因分为内、外因；物质性原因、非物质性原因；先天性、后天性原因。它们的责任、权重各半。

（二）疾病发生的条件、诱因：有因不是一定有果

有了病因也不一定发病，严重急性呼吸综合征（SARS）在 2002 年冬到 2003 年春肆虐全球，当时很多人都接触了冠状病毒（SARS 病毒），而真正发病的是少数。疾病发生除了致病原因以外，还要某些条件或诱因。

疾病的条件或诱因，它们改变机体的抵抗力和病因的致病力，它们不决定疾病的特异性，不是致病必需的，但是影响着疾病的发生和病因作用的后果。如结核杆菌是结核病的原因，而营养不良带来的抵抗力下降是促进结核病发生的条件、诱因。

我们来看看心肌梗死的诱因。心肌梗死的本质是冠状动脉狭窄导致的心脏供血不足，在冠状动脉狭窄基础上，任何增加心脏供血需求或减少供血能力的行为都可以引发心肌梗死，它们是心肌梗死的诱因。寒冷刺激会促使血管骤然收缩，使血管内血流量骤然减少，诱发心肌梗死。暴饮暴食会造成血糖、血脂突然升高，导致血黏稠度增加而影响心脏供血，同时血小板聚集性增高，进而形成血栓，引起急性心肌梗死。吸烟会使血红蛋白的携氧功能降低，造成心肌缺氧，诱发冠状动脉痉挛，而导致心肌梗死。过重的体力劳动、过量的体育锻炼会增加心脏负荷，使心肌需氧量突然增加，心脏供血不足造成心肌缺血。过度激动、愤怒等情绪，大量饮酒，便秘时骤然用力，都会使交感神经处于高度兴奋状态，心率加快、血压升高、心肌耗氧量增加，导致冠状动脉供血不足从而引起心肌梗死。寒冷刺激、过度劳累、情绪波动、暴饮暴食、饮酒吸烟、便秘等，实际上是心肌梗死发作的诱因。

我们讨论疾病原因、疾病发生的条件或诱因时，还应该看到时间因素、量变与质变的关系。积土成山，汇小河成大海，高血压、高血脂、高尿酸血症、肥胖症都不是一天形成的，都是长年累月的结果。姚明的反复足部骨折，是一种疲劳骨折，就像绳锯木断一样，积微小骨折为完全骨折。部队新兵训练常引起疲劳骨折，也像反复拧钢丝那样，积微小断裂为整体断裂。

很多精神患者发病前曾遇到不愉快的事情，人们普遍认为精神病是"受刺激"后发生的，但更多的人受到同样的"精神刺激"而不得"精神病"。因此，内因的作用是毫无疑问的。大多数精神病病因尚不明确，要区分精神刺激是发病诱因、发病条件，还是发病外因是困难的。严重的老年性骨质疏松症，微小到甚至你发觉不到的外力就能引发

胸椎、腰椎椎体压缩性骨折，桡骨远端骨折、髋部骨折摔跤就能引发，它是外伤性骨折还是病理性骨折，还是两者都有？很多时候我们很难区分疾病的原因、条件、诱因。

三、疾病的几种大类：格病

格物致知，我们只有把疾病分好类了，才能更好地认识、治疗疾病。

国际疾病分类（ICD）是国际公认的疾病分类法，已有百年历史。1891 年，为了对死亡统一登记，国际统计研究所开始对死亡原因分类。1893 年提出的《国际死亡原因编目》为第一版国际疾病分类，之后每十年左右更新一次。中国 1987 年正式使用 ICD-9 进行疾病和死亡原因的统计分类。1994 年由 WHO 第 10 次修改版本，即 ICD-10，将《国际疾病分类》改为《疾病和有关健康问题的国际统计分类》。现在第 11 版已出版，但大家还是经常沿用《国际疾病分类》的老名称。它的分类依据是疾病的 4 个主要特征，即病因、部位、病理及临床表现。

疾病分类还有很多分法。传统中医将疾病分为寒、热、虚、实四种。现在临床上按疾病发生急不急分为急性病、慢性病；按疾病是否传染分为传染病、非传染病；按疾病的物质精神属性分为心理疾病（精神病）、身体疾病；按疾病是否常见分为常见病和罕见病；按疾病是否遗传分为遗传性疾病、非遗传性疾病，等等。

（一）急性病：病来如山倒

急性病可以是急性起的伤病，也可以是慢性病的急性发作。《当代汉语词典》中急性病的解释是：发作急剧、病情变化快、症状较重的病，如脑出血、心肌梗死、霍乱、急性阑尾炎等。很多保险公司定义急性病为：突然发病，必须立即在医院接受治疗方能避免损害身体健康的疾病。

急性病的主要特点在于"急"，就像平时所说"病来如山倒"。"疾"字本义也包括"急"，疾病可怕之处在于它的突然性、让人措手不及。它突破普通的常识和习惯，所以容易引起处理混乱及误解、纠纷。

对于个人，急性病往往是第一次体验，即便是慢性病的急性发作，体验也不会和以往完全一样。它的发作有时是和风细雨式，有时是暴风骤雨式。到底有多大的风险，往往很难在短时间内判断，但它经常和危症、重症相联系，亦即与急诊、急救常相关联。

一般急危重症表述为：存在紧急、威胁生命的高风险疾病，经过恰当的治疗有可能恢复，不包括临终和消耗性疾病晚期患者；通常患者存在脏器功能衰竭，最危重的情况是心搏骤停。危重症的特点是：生命体征不平稳；病情复杂变化快；常伴两个以上器官功能减退或衰竭；存在潜在生命危险。危重症常指向"六衰"：脑功能衰竭（如昏迷、中风、脑水肿、严重脑挫裂伤、脑疝等）、休克（包括低血容量性休克、感染性休克、过敏性休克、神经源性休克、心源性休克）、呼吸衰竭、心力衰竭、肝功能衰竭、肾功能衰竭。要特别重视识别困难、易变化的"潜在危重病"患者，即表面上不重，但若不及时处理，有可能快速发展为危重症甚至死亡。2020年2月9日，国家卫生健康委员会发布《重症新型冠状病毒感染肺炎诊疗与管理共识》，将高龄、有严重基础疾病的普通型患者列为"普通型重症"，他们看似普通，实际高危。生命危险常有五种表现：A（Asphyxia），窒息及呼吸困难；B（Bleeding），大出血与休克；C_1（Cardiopalmus）心悸或者C_2（Coma）昏迷；D（Dying），正在发生的死亡，心脏停搏。判断依据包括"生命八征"，即体温、脉搏、呼吸、血压、神志、瞳孔、尿量及皮肤黏膜。住院患者、ICU患者的评估多遵循"急性生理与慢性健康评分"（APACHE Ⅱ评分），它由12项生理指标评分、年龄评分和慢性健康评分组成，理论最高分71分，分值越高病情越重。

广义的ABCD"万用"急救流程，适用于任何急危重症，包括：A.判断（Assessment）+开放气道（Airway open）：快速判断，昏迷、口鼻出血后开放气道；B.呼吸（Breathing）：给氧+人工呼吸；C.循环（Circulation）：心脏+血管+血液；D.评估（Diagnoses）：抢救过程中不断检查和持续监测生命八征。狭义的ABCD急救流程，适用于心肺复苏，包括：A.判断+气道，徒手开放气道；B.呼吸，口对口人工呼吸；C.循环，胸外心脏按压；D.电击除颤+复苏药物。台湾地区将其简化成适用于一般公众的6字口诀，即"叫叫CABD"：①叫：确定患者有无意识；②叫：请人拨打120求救，并拿除颤仪（AED）过来；③C（Compression）：施行胸外心脏按压，压胸30下；④A（Airway）：打开呼吸道，维持呼吸道通畅；⑤B（Breathing）：人工呼吸2次；⑥D（Defibrillation）：使用AED除颤，依据机器指示操作。

外伤的急救包括：止血、包扎、固定、搬运。

院前急救、急诊重症监护、院内急救（专科）组成急救的三个重要环节。

院前急救，指患者发病时，由目击者或医护人员在现场进行的紧急抢救。对于心搏骤停患者，急救反应时间的长短决定抢救成功率的高低，因为心脏呼吸停止4～6分钟，大脑细胞即发生不可逆损害、脑死亡开始，10分钟后脑组织基本死亡，所以大众急救知识的普及非常重要。

中国公众"不会救"问题十分突出，急救专家李宗浩教授说，我国目前心肺复苏抢救成功率还不到1%，但如果心肺复苏等急救技能在公众间得到普及，每年大约将能挽回90万猝死者的生命。

急诊急救有三个特点：第一，突发性。急救对象一般是突然致病或突遭意外。第二，不确定性。主要指病情的不确定，急救医师对患者病情缺乏全面了解，不得不以最少的临床信息、在最短时间内、以最快捷有效的方法救治患者，医师往往只能凭发病的现状临时采取急救措施。第三，紧迫性。现代急救医学向人们提示最佳急救期是12个小时内，较佳急救期是 24 小时内，24 小时后为延期急救期。猝死患者的最佳抢救期是 4 分钟，严重创伤患者抢救的黄金时间是 30 分钟。还有人说第一小时是黄金时间，第二小时是白银时间，第三小时是白床单（死亡）时间。这些数字是由许许多多的生命换来的。

医院急诊急救其意义在于快速准确地判断病情，以最快的速度、最有效的急救方法，对生命体征不稳定的患者进行抢救，以稳定病情，尽可能挽救患者的生命和减轻患者的伤残。它关注的焦点是患者的生命，运用的手段可以是医院最先进的设施和方法。医院急诊科处于救死扶伤的最前沿，是医院急危重患者最集中、病种最复杂、时间最急迫、突发事件最多、抢救任务最重的科室。急诊科最突出的是"急"，医师往往不计成本以最快捷、最简单有效的手段处理患者，所以经常会出现"大炮打蚊子"的高成本、高费用情况。

急性病，在条件允许的情况下都需看急诊，但一定要理解医院急诊的特点。平时看病是先诊断后治疗，即"先瞄准后开火"，而急诊需要"先保命、后保脏器、再保功能"，所以它的特点是先治疗后诊断，即"先开火后瞄准"。很多时候，门诊能解决的身体问题，不该让急诊解决，就像美国的管理学家科维提出的时间"四象限"法则那样，不要把"重要但不紧急"象限的事务拖到"重要又紧急"的象限上。

（二）慢性病：生命的第一杀手

慢性病一般指慢性非传染性疾病，简称"慢非病"。慢性病是一类起病隐匿，病情迁延不愈，缺乏确切的传染性生物病因证据，病因复杂，且有些尚未完全被确认的疾病的概括性总称。它是一组疾病，多为终身性，预后差，并常伴有严重并发症及残疾，具有渐变性，逐渐使患者的生命质量降低。WHO 将慢性病定义为病程长、通常进展缓慢的疾病。主要包括慢性心血管疾病、慢性呼吸系统、内分泌系统疾病、肿瘤，还包括关节炎、癫痫、口腔疾病、精神疾病等。它以高血压、冠心病、脑卒中后遗症、糖尿病、癌症、慢性气管炎、肺气肿和精神病等疾病为典型代表。

1. 人类生命的第一杀手

有史以来，威胁人类生命最主要的有自然灾害、战争、饥饿、传染病和围生期母婴疾病，但近百年特别是近几十年来，这些因素逐渐变成了配角。据 2010 年 WHO 统计，2005 年慢性病造成的死亡大约占全球死亡的 60%，2008 年占到 63.2%。《中国慢性病报告》显示，1991—2000 年中国慢性病死亡的比例呈持续上升趋势，由 1991 年的 73.8% 上升到 2000 年的 80.9%，2000 年全国死亡人数 731 万，慢性病死亡者近 600 万，慢性病已成为我国城乡居民死亡的主要原因。《中国慢性病防治工作规划（2012—2015 年）》显示，2015 年慢性病导致的死亡人数已经占到我国总死亡人数的 85%。

慢性病是人类生命的主要杀手，从单病种来说，高血压是杀手中的杀手。有报告显示，全球 2015 年与血压升高相关的死亡人数从 1990 年的每 10 万人中约 136 人增至 2015 年的每 10 万人约 145 人，而与高血压有关的死亡人数同期从每 10 万人的约 98 人增至每 10 万人的约 106 人。其中，与血压升高相关死亡的最主要疾病分别是缺血性心脏病、出血性中风及缺血性中风。

2. 越来越高的发病率和低认识率

根据第四次国家卫生服务总调查数据推算，2008 年全国慢性病确诊患者达到 2.6 亿例，患病率高达 20%。《中国居民营养与慢性病状况报告（2015）》显示：近十年来，中国一些主要的慢性病患病率高且呈现上升趋势，如高血压和糖尿病。2012 年全国 18 岁及以上成人高血压患病率为 25.2%，糖尿病患病率为 9.7%，而在 2002 年，这两个数字分别是 18.8% 和 2.6%。2012 年 40 岁及以上人群慢性阻塞性肺病患病率为 9.9%。有些慢性病患病率呈现下降趋势，2012 年 6 岁及以上居民贫血率为 9.7%，比 2002 年下降 10.4 个百分点，其中 6 ～ 11 岁儿童和孕妇贫血率分别为 5.0% 和 17.2%，比 2002 年下降了 7.1 和 11.7 个百分点。

国内外经验表明，慢性病可以有效预防和控制，但数以亿计的慢性病发病量，说明全社会对慢性病的严重危害普遍认识不足，慢性病防治工作面临着严峻挑战。

我们对癌症的认识很肤浅，在很多人眼里癌症就意味着死亡，发现癌症就意味着死亡倒计时的开始。2006 年以来，WHO 等国际权威机构纷纷做出纠正，将原来作为"不治之症"的癌症重新定义为可以调控、治疗、甚至治愈的慢性病。癌症是一种慢性病！癌症还是个数量庞大的常见病。据 2013 年全国肿瘤登记结果分析，中国癌症发病率为 235/10 万，肺癌和乳腺癌分别位居男、女性发病首位。《2014 年北京市卫生与人群健康状况报告》显示，北京市死亡率排名前 5 的癌症分别是肺癌、肝癌、胃癌、食道癌、结直肠癌。2014 年国际抗癌联盟（UICC）推出的世界癌症日主题就是"消除癌症误区"。的确，越来越高的发病率，让人们更加关注癌症，我们尚未完全揭开癌症的神秘面纱，而对癌症的误解造成了更多的困惑和恐惧。

自从 1896 年意大利医师里瓦罗基发明血压计以来，才有高血压的说法。高血压病是一种以动脉血压持续升高为主要表现的慢性疾病，常引起心、脑、肾等重要器官的病变。心脑血管病是威胁健康的最大杀手，具有"三高三低"的特点，即患病率高、致残率高、死亡率高和知晓率低、服药率低、控制率低。高血压是第一危险因素，收缩压每升高 10mmHg 或舒张压每升高 5mmHg，脑卒中相对危险升高 40%，高血压患者收缩压每下降 2mmHg，脑卒中危险下降 7%。美国华盛顿大学卫生统计评估研究所人员在 2017 年 1 月《美国医学会杂志》上报告说，他们对全球 150 多个国家、844 项研究进行了分析评估，从 1990 年到 2015 年，全球高血压患者数从每 10 万人中约 1.7 万人增至约 2.1 万人，2015 年全球估计共有 8.74 亿成年人患有高血压，35 亿成年人有血压升高问题。

高血压被称为"沉默杀手"，主要因为它的认知率低。2016 年 10 月 8 日是我国第 19 个"全国高血压日"，宣传活动主题为"知晓您的血压"，其目的在于提高对高血压病的认识和重视。《中国慢性病报告》显示，1959 年至 2002 年的四十余年间，我国 15 岁以上人群高血压患病率呈持续增长趋势，其中 1991 年至 2002 年的 10 年间，患病率上升 31%，患者增加 7000 多万。高血压成为我国居民健康的头号杀手，高血压发展到后期，会引起严重并发症，患者往往死于脑血管病、冠心病或高血压性心脏病等疾病。我国 18 岁及以上成年人高血压患病率为 18.8%，患者 1.6 亿，其中 18～59 岁的劳动力人口占 1.1 亿。与患病率一样，我国人群平均血压水平在上升，2002 年我国男性收缩压和舒张压均值分别比 1991 年增加了 4.1mmHg 和 3.3mmHg，女性分别增加了 3.6mmHg 和 4.1mmHg。我国十组人群前瞻性研究结果表明，舒张压每升高 5mmHg，脑卒中危险会增加 46%，冠心病和肾脏疾病的危险也会相应增加。目前，我国人群高血压知晓率、治疗率及控制率都处于低水平，了解自己血压升高的人中，有效控制率只有 6.1%，仅有约 323 万人。

慢性病和行为密不可分，不良行为如同"温水煮青蛙"中的温水那样侵害着我们的身体，它的伤害不像开水那么直接，有时还给我们短暂的舒服和甜头而麻痹我们的思想，等我们认识到危险的时候，往往悔之晚矣。冰冻三尺非一日之寒，滴水石穿非一日之功，不良行为就像滴水一样击穿着健康的磐石。所以只有真正认识慢性病的危害，才能通过改变行为来降低慢性病的发病率。

3. 本来可以控制更好，但没做到

食量增加、活动不足、吸烟、过量饮酒和高糖高脂高盐饮食以及工作、生活压力是慢性病发生、发展的主要行为危险因素。

管住嘴，迈开腿，能大量减少慢性病，但我们没做好，嘴没管好，腿也没迈开。2002 年中国居民营养与健康状况调查显示，全国有近 3 亿人超重和肥胖，其中 18 岁以上成年人超重率为 22.8%，肥胖率为 7.1%。1992 年至 2002 年 10 年间，我国居民超重和肥胖患者数增加了 1 亿，其中 18 岁以上成年人超重和肥胖率分别上升 40.7% 和 97.2%。2012 年全国 18 岁及以上成人超重率为 30.1%，肥胖率为 11.9%，比 2002 年上升了 7.3 和 4.8 个百分点。6～17 岁儿童、青少年超重率为 9.6%，肥胖率为 6.4%，比 2002 年上升了 5.1 和 4.3 个百分点。它首次获得了有代表性的中国人群血脂资料，成人血脂异常 1.6 亿，总患病率为 18.6%，其中高胆固醇血症、高甘油三酯血症及低高密度脂蛋白胆固醇血症的患病率分别为 2.9%、11.9% 和 7.4%。

我们除了吃得多，吃的结构也有问题。在中国饮食文化中，又香又甜是美味标准，还有"油多不坏菜""盐是最美的调味品""吃香的喝辣的"的说法，所以我们摄入了过多的糖、油脂、盐和酒精。2010年，中国慢性病行为危险因素监测的数据显示，摄入过多的糖、盐、油问题突出。现代医学告诉我们，成人每天生理需要氯化钠4.5克。2012年中国居民平均每天烹调用盐达到10.5克，虽然较2002年下降1.5克，控盐方面还需要努力。

吸烟导致大量的慢性病，过量饮酒伤肝、伤胃、伤脑，但很多人就是要吸、要喝。中国是烟草生产和消费大国，生产和消费均占全球1/3以上，目前全国约有3.5亿吸烟者。2012年15岁以上人群吸烟率为28.1%，其中男性吸烟率高达52.9%，非吸烟者中暴露于二手烟的比例为72.4%。18岁及以上成人的人均年酒精摄入量为3升，饮酒者中有害饮酒率为9.3%，其中男性为11.1%。

现在慢性病已经是世界性热点，从中华人民共和国成立以来，慢性病防治走过了风风雨雨的60多年，从早年的"初级卫生保健体系""爱国卫生运动"到现在的"健康中国"公共卫生创举，都体现着国家意志，政府花了大力气，每个县区都设有慢病防治机构。《中国慢性病防治规划（2006—2015年）》对慢性病防治提出纲领性要求，同时把"综合防治心脑血管疾病、恶性肿瘤等慢性病"纳入国家的国民经济和社会发展规划纲要。国务院办公厅2017年2月印发的《中国防治慢性病中长期规划（2017—2025年）》，以降低疾病负担，提高居民健康期望寿命，将降低重大慢性病过早死亡率作为核心目标，提出到2020年和2025年，力争30～70岁人群因心脑血管疾病、癌症、慢性呼吸系统疾病和糖尿病导致的过早死亡率较2015年降低10%～20%，并提出八项策略措施：①加强健康教育，提升全民健康素质；②实施早诊早治，降低高危人群发病风险；③强化规范诊疗，提高治疗效果；④促进医防协同，实现全流程健康管理；⑤完善保障政策，切实减轻群众就医负担；⑥控制危险因素，营造健康支持性环境；⑦统筹社会资源，创新驱动健康服务业发展；⑧增强科技支撑，促进监测评价和研发创新。

正如控烟一样，政府可以控制烟企的生产、宣传，可以控制公共场所吸烟，但不可能禁止个人吸烟。政府不可能禁止个人的非违法行为，而许多的慢性病又与个人行为有关，所以只有全员的主动、自觉、积极地参与才能达到好的效果，慢性病防治任重道远。

（三）传染病：传染源、传播途径和易感人群三条件

传染病是由病原体引起的，能在人与人、动物与动物或人与动物之间相互传播的一类疾病。其特点在于病原体的传染，即病原体从感染者传出，经过一定的传播途径，侵入易感者机体而形成新的感染，并不断发生、发展。传染源、传播途径和易感人群是传染的三个基本条件、三个环节。

传染的病原体大部分是病毒、细菌等微生物，小部分为寄生虫，寄生虫引起者又称寄生虫病。血吸虫就是寄生虫的一种，血吸虫病在中国流行数千年，俗称大肚子病，疫区主要分布在鄱阳湖、洞庭湖、太湖等江南湖区，中华人民共和国成立初期，全国患者1000多万。"绿水青山枉自多，华佗无奈小虫何！千村薜荔人遗矢，万户萧疏鬼唱歌"，毛泽东在《送瘟神》中形象描述了江西余江等地血吸虫肆虐的情况。

从单位时间发病量来看，传染病发生可以分为散发、流行、大流行和爆发。大流行、爆发传统惯称瘟疫爆发，可摧毁村庄、摧毁城市、瓦解文明，甚至歼灭族群、物种，它的破坏力往往比战争更大。医史学家范行准1955年在《中国预防医学思想史》中提醒人们：历史告诉我们，传染病足可亡国，罗马亡于疟疾，埃及亡于血吸虫病，中国也有金、明两个朝代亡于鼠疫。

公元前430年，希腊史学家修昔底德记录了这场席卷整个雅典的瘟疫：人们像羊群一样死亡着，患者裸着身体在街上游荡，寻找水喝直到倒地而死，由于吃了躺得到处都是的人尸，狗、乌鸦和大雕也死于此病，存活下来的人不是没了指头、脚趾、眼睛，就是丧失了记忆。这场瘟疫估计是后来被称为"一号病"的天花，它是人类历史上记载较详尽的最早的一次重大疾病。

公元2世纪中期，伤寒、天花、麻疹一起袭击了罗马帝国。罗马史学家迪奥卡称，当时罗马一天就有2000人染病而死，整场瘟疫导致罗马1/3人口死亡，总死亡人数估计高达500万。

公元541年，最初在东罗马帝国属地的埃及爆发了世界第一次大规模鼠疫，接着迅速传到首都君士坦丁堡及其他地区，君士坦丁堡40%的城市居民在此次瘟疫中死亡。这场鼠疫继续肆虐了半个世纪，1/4的东罗马帝国人口死于鼠疫。

"黑死病"于1347年在西西里群岛爆发后，3年内横扫欧洲，并在20年间导致2500万欧洲人死亡。患者几乎没有治愈的可能，皮肤出现许多黑斑，死亡过程极其痛苦，故称为"黑死病"。

被史学家称为"人类史上最大的种族屠杀"事件不是战争，而是传染病。15世纪末，欧洲人踏上美洲大陆时，这里居住着2000万～3000万原住民，约100年后，土著人口剩下不到100万人。研究者指出，欧洲殖民者把天花、腮腺炎、麻疹、霍乱、淋病和黄热病等传给了美洲土著印第安人，他们对这些传染病抵抗能力极低。

霍乱共有7次世界性大流行的记录。第一次始于1817年，随后的5次爆发均发生在19世纪，故被称为"最令人害怕、最引人注目的19世纪世界病"。霍乱导致的死亡人数非常巨大，欧洲仅在1831年就死亡90万人，印度在100年间死亡达3800万人。

第一次世界大战（1914年8月—1918年11月）爆发后，东战线上爆发大规模斑疹伤寒，主要传播中介是虱子，战争中的卫生条件极差，瘟疫迅速在俄国境内传开。1917

年 10 月俄国"十月革命"前后，俄国斑疹伤寒爆发，约 300 万人死亡。而在东非的英军，感染疟疾丧生者达 10 万以上。

严重传染病大家都会重视，而有些像感冒的"轻病"就容易被忽视，事实上它的危害程度超乎一般人想象。由禽流感病毒变异引起的"西班牙大流感"，是 20 世纪人类的噩梦。1918 年 3 月，流感首先爆发于美国堪萨斯州的芬森军营，在一年之内席卷全球，患者超过 5 亿，死亡人数近 4000 万，相当于第一次世界大战死亡人数的 4 倍。

过去，传染病像瘟神一样变着戏法随时威胁着人类，现在，它还虎视眈眈。

中国 2002—2007 年共报告甲、乙类传染病 27 种，累计发病 1933 万例，年平均发病率为 247/10 万，发病呈总体上升趋势，年发病率居于前 5 位的是病毒性肝炎、肺结核、痢疾、淋病、梅毒。其中以病毒性肝炎为主导的血液及性传播疾病呈现明显上升趋势，呼吸道传染病在波动中上升，肠道传染病发病率下降，由 2002 年的 58/10 万下降至 2007 年的 43/10 万。这 6 年间，中国甲、乙类传染病发病率逐年递增，各类传染病构成发生了显著变化，旧病种死灰复燃、新病种不断出现。

WHO 曾经发布的危害人群健康最严重的 48 种疾病中，传染病和寄生虫病占 40 种。现在，传染病已经把威胁人类生命的主角位置让位于慢性病，但它随时可能发作，艾滋病、病毒性肝炎、结核病、非典、禽流感、手足口病、新冠肺炎的流行还历历在目，它们给大家上了一堂又一堂的传染病知识大课。现在已经是看似不起眼的疟疾，每年全球还约有 3 亿病例发生，导致超过 100 万人死亡，2015 年诺贝尔生理学或医学奖授予中国药学家、青蒿素研发者屠呦呦就是为了表彰她在治疗疟疾方面的成就。

2014 年，美国卫生部长西贝柳斯在一次全球性传染病防治会议上说：任何地方面临的威胁都是对所有地方的威胁，全球卫生安全是个共同责任，没有哪一个国家能单独实现。传染病一直威胁着整个人类，任何年代、任何社会对它的防控措施都是区域内的、所有人参与的群防群控，包括隔离传染源、阻断传播途径和保护易感人群，国家、社会层面的大力防控而且是法律层面的防控是必然的。1916 年，传染病定为 8 种，即霍乱、痢疾、伤寒、天花、白喉、猩红热、鼠疫、斑疹伤寒；1928 年，定为 9 种，新增流行性脑脊髓膜炎；1944 年定为 10 种，新增回归热。为了预防、控制和消除传染病的发生与流行，中国于 1989 年颁布了《中华人民共和国传染病防治法》，并于 2004 年、2013 年修订。2020 年 1 月 20 日，经国务院批准国家卫生健康委员会将新型冠状病毒感染的肺炎纳入乙类传染病，并采取甲类防控，至此，中国有 40 种法定传染病。

我们很容易将有传染性的疾病定义为传染病，但是很多的传染性疾病并不叫传染病。比如，夫妻间传染的非淋菌性尿道炎、尖锐湿疣、生殖器疱疹，家庭传染的幽门螺杆菌胃溃疡、沙眼，社区传染的社区性肺炎，学校传染的水痘，医院传染的院内感染，等等。如果仅仅依据特定对象、特定区域的疾病传染而定义了太多的传染病，"狼来了"

的故事就会天天发生，防不胜防是必然的，所以国家必须也只能依据疾病传染的危害程度来定义传染病，流行性是其重要属性。

现在，传染病这个瘟神玩弄人类的套路未变，它变着戏法，在传染源、传播途径和易感人群三个传染要素中打转。路漫漫兮，其修远，我们不可能消除传染病，但可以尽可能预防及控制它的发生和流行。作为个人，我们需要近距离照顾生病的家人、同事，需要接触各种各样的环境，至于会不会传染到疾病，关键一点是自己别成为易感人群，"扶正才能驱邪"是其中的要点。

（四）精神病：最易、最难诊治的疾病

精神病指严重的心理障碍，指患者的感觉、知识、情绪、欲望等心理活动及动作行为出现持久的、明显的异常。患者不能正常的学习、工作、生活，动作行为难以被理解，在病态心理支配下，可出现自伤、自杀或攻击伤害他人。在 1948 年 WHO 出版的《国际疾病分类（第六版）》中，精神障碍被首次纳入国际疾病分类。

在中国，很早就有"精神"的概念。《庄子·列御寇》描述的"精神"指人的"心志"。中国古人用"癫""狂"来表述"精神病"。癫（颠）、狂最早见于《黄帝内经》。《素问·脉解》谓，"阳尽在上而阴气从下，下虚上实，故狂颠疾也"，指出火邪扰心、阴阳失调可以发病；《难经·二十二难》开始提出"重阴者颠，重阳者狂"的观点，使癫与狂相鉴别，自此以后，从阴论癫，从阳治狂，泾渭分明。癫和狂二者经常交替出现，不能截然分开，又常互相转化，故癫狂常并称。

癫狂指现代医学之精神分裂症、躁郁症、分裂情感症为主的精神病。《中医内科学》将癫狂两证分论：癫证以精神抑郁，表情淡漠，沉默痴呆，语无伦次，静而少动为特征；狂证以精神亢奋，狂躁刚暴，喧扰不宁，毁物打骂，动而多怒为特征。癫证多表现为抑郁，俗称文痴；狂证多表现为暴躁，俗称武痴。《秘传证治要诀及类方·癫狂》说："癫狂由七情所郁，遂生痰涎，迷塞心窍。"癫狂的源头一直被认为在心，"心"，即心理，表述着所有的精神活动，现在还沿用。传统中医也认为脑是十二官之主，统领五脏六腑，神明之体藏于脑，神明之用表现在五脏，脑与五脏六腑相互作用、相互影响。癫狂证其病变主要在肝胆心脾，脑失所统而发，如《医林改错·癫狂梦醒汤》说，"癫狂一证，乃气血凝滞脑气"，与脑腑不接，如同做梦一样。

"精神病"和"精神疾病"的内涵不同。传统意义上的精神病，主要指精神病性障碍，如人们印象中的疯子；而精神疾病，或者称精神障碍，是一个广义的概念，既包括精神病性障碍，也包括各种心理障碍。换言之，很多场合说的"精神病"主要指"精神疾病"。精神疾病范畴比较广泛，不仅包括精神分裂症、抑郁症，其他如酒精成瘾、毒品成瘾、烟草依赖，甚至儿童的多动症、品行障碍等。

1995 年，美国精神科医师伊万·戈登伯格忽发奇想，给权威的《精神疾病诊断手册》开了个玩笑，模仿赌博成瘾症，生造了"网络成瘾症"这个词，他事后澄清，网瘾不是一种真正的成瘾症，过度强调会导致任何习惯都可以称为病症。有人耽于美食，有人爱煲电话粥，还有人喜欢养猫养狗，但医院里不会为此设立专门诊室。

精神分裂症在精神病专科医院的住院患者中，所占比例为 50% ～ 90%，是精神病中患病率最高的一种。1987 年全国残疾人抽样调查结果显示，精神分裂症占精神残疾的 78%；1992 年 WHO 公布的资料显示其年发病率为 7‰～ 14‰，全球人群的发病率约为 1%。精神分裂症以思维、情感与行为分裂、精神活动与周围环境不协调为主要特征，是一种高致残率的疾病，是导致精神残疾的主要原因，但大部分患者否认自己患病。2013 年，国家卫生和计划生育委员会（现称国家卫生健康委员会）把精神分裂症列为国家 20 种重大保障疾病之一。

抑郁症是一种常见的情感障碍性精神病，以情绪极度低落、思维迟缓、动作减少等症状为特征，躯体症状表现为厌食、体重下降、睡眠障碍、性欲减退等。严重者极度消极厌世，10% ～ 15% 的患者有自杀行为。西方有统计说该病发病率约占总人口的 10%，老年性抑郁症发病率占老年人口的 7% ～ 10%，在患有严重躯体疾病的老年人中，抑郁症发病率可达 50%，严重危害老年人的身心健康。

中国疾病预防控制中心精神卫生中心 2009 年初公布的数据显示，我国各类精神疾病患者人数在 1 亿人以上，但公众对精神疾病的知晓率不足 5 成，就诊率更低。另有研究数据显示，我国重性精神病患人数已超过 1600 万，发病率为 6‰。重性精神疾病主要包括六大类疾病：精神分裂症、偏执性精神病、双相障碍、分裂情感障碍、癫痫所致精神障碍、精神发育迟滞。

按照国际衡量健康状况的伤残调整寿命年评价，精神疾患在我国疾病总负担的排名中居首位，已超过心脑血管系统、呼吸系统及恶性肿瘤等疾患。各类精神问题约占疾病总负担的 1/5，即占全部疾病和外伤所致残疾及劳动力丧失的 1/5，预计到 2020 年，这一比率将升至 1/4。

据中国疾病预防控制中心统计，截至 2005 年底，全国精神疾病医疗机构仅 572 家，共有精神科床位 132881 张，注册精神科医师 16383 人。照此计算，全国平均精神科床位为每万人 1.04 张，平均每 10 万人中才有一位精神科医师，明显供不应求。粗略计算，我国每万人中约有重型精神病患者 60 人，而精神科床位约为 1 张，平均 1 个精神科医师需要管理 1000 个重型精神病患者，还有众多的轻型患者。

老百姓对精神疾病有很多认识误区。社会对患者歧视严重，患者、家属有病耻感，导致患者治疗的耽误。由于患者经常发病，而有些又有伤人倾向，家里难有专人护理，无奈之下，个别家属采取了极端措施，如，某市的一个精神病患者被他母亲用手铐、脚镣锁了 20 年。但多数患者只是部分精神活动、部分时间偏离正常，有着与常人一样的自尊、需要和情感。

不少精神病患者长期住院，长期与社会生活隔绝，会让他们失去面对痛苦和残酷现实的勇气与能力，导致他们宁愿沉浸在脱离现实的世界里。从某种意义上，与其说不能被治愈，还不如说是不愿意被治愈。这正如有些犯人宁愿继续被关押在没有自由的监狱里，也不愿回到虽然自由，却充满歧视、充满攀比、充满竞争的现实生活中去一样。他们在精神病医院很容易找到同病相怜的同志，很容易找到另类的平等和自尊。很多患者在医院病情比较稳定，但是出院走入社会后病情容易复发，环境使然。

《中华人民共和国精神卫生法》自 1985 年提上立法议题，先后修改十余稿，至 2012 年 10 月才获通过，历时 27 年，其间的曲折，可见"发展精神卫生事业，规范精神卫生服务，维护精神障碍患者的合法权益"之难。上海、浙江、江西等地也出台了地方精神卫生条例，这些法律法规帮助和保护了精神疾病患者。

文明的本质就是抑恶扬善，如同为了美、为了善果而修剪树枝那样，文明变成了一把剪刀，它压抑、遮蔽、重塑人的本能。一种文明要想巩固其统治地位，必然要掌控社会意识及行为的话语权，对挑战权威和危害利益的言行进行惩处，会本能地去压抑、塑造疯癫者。疯癫者的存在既是对文明规范和社会制度的一种抗争，又常常揭示现实世界的荒诞和病态。福柯在《癫狂与文明》中说，疯癫不是一种自然现象而是一种文明产物，没有把这种现象说成疯癫并加以迫害的各种文化的历史，就不会有疯癫的历史。

如何研究精神病？历来就有两条相反的路线和标准：一条是科学主义的，包括生物实验精神病学和行为主义心理学等；另一条是人文主义的，它包括内省心理学和现象学、存在主义心理学等。从唯科学主义来看，人文主义的经验是靠不住和不可信的东西。美国精神病学家阿道夫·麦尔认为，神经病理学可以在尸体上研究，而精神病的病理学只能在活体上研究。德国海德堡大学精神病学教授卡尔属于人文主义流派，他认为精神病学研究应该尽可能设身处地，将心比心，深入到患者的主观体验中去，即移情，这才是研究的出发点。

正当精神病学将越来越多的人判决为精神病，社会又无力去解决，还为精神病未明的病因大伤脑筋的时候，反精神病学派出现了，代表人物莱恩在《分裂的自我》中说：我们可能知道有关精神分裂症病理学的全部知识，但是却不能真正理解任何一个精神分裂症患者……如果不理解精神分裂症患者疯狂言行的生存性关系，就无法理解这些言行本身。

在常人眼里，"疯"的结论大致来自外在表征、言语行为和思想情感三方面，即疯狂的思想和疯狂的言行举止。"正性癫倒，狂不识人"，这是癫狂的诊断标准，何为"正性"？谁来判断？

庄子（约前 369—前 286），生活在动荡不安、危机四伏的战国时代，他通过《庄子·内篇》塑造了一系列丑陋怪异的"畸人"。陈鼓应先生对"畸人"的解释是：畸人，同奇人，指不合于俗的人。这群畸人游离于正统价值观之外，然而他们却充满了智慧和魅力。庄子借助畸人对时弊进行了大胆的揭露与批判，并对人类未来的出路进行了深刻的思考，时至今日依然具有启发意义。

伟大的哲学家，患精神病的尼采（1844—1900）的一生在孤独中度过，他很早就认为：说到底，一个人只能体验到他自己。尼采的非理性主义哲学思想，对欧洲传统文明带来了冲击，存在主义认为我们这个时代的弊病就在于集团至上，个人丧失了个性。尼采生前离群索居，但他对自己非常自信，他说：我的时代还没有到来。的确，很多年以后，一再掀起"尼采热"，许多人都从他那里汲取思想的养料。真理总是掌握在少数人手中，正是这些时代文明的叛逆者，人类文明才走到现在，他们是人类前进的明灯。

癫，从字面理解，为颠倒是非的病。《说文解字》："狂，狾犬也。"有狗王为狂之意，王者获得话语权，而大部分狗是狗王的跟随者，是走狗、狗腿子，有的失败者会离开群体，独自生活去了，我很希望这是"逛"的本义，当然从狗王的角度出发，"逛"是狗王在自己的地盘悠闲走动。离开群体的狗变成了野狗，孤独行世，或许他们会很快消失，或许会顽强存活，或许会找到同伴和谐相处、生死与共，也可能又来一次不共戴天的争斗。咬文嚼字半天，回到正题，人不是狗，我们现在完全有条件给这些"狂者"、这些精神病患者一种适当环境的"逛者"待遇，提供相对稳定、安全的救治、康复、管理三位一体的服务，达到既要关心照顾又要管理的社会目的。精神病患者是"狂者"，也是"逛者"，我们要善待他们。

（五）罕见病：虽罕见但病种最多

1. 认识罕见病

享有国际盛誉的物理学家史蒂夫·霍金（1942—2018），《时间简史》的作者，1963年，在进入剑桥大学的第一年，21 岁的他被诊断患有罕见的肌萎缩性侧索硬化症，之后他不能言语，不能行走，头斜在肩上，外人看见的他只有眼睛和三根手指能动。

肌萎缩性侧索硬化症（ALS）又称渐冻症、运动神经元病，病因至今不明。早期可能只是容易疲劳、无力，渐渐进展为全身肌肉萎缩和吞咽困难，最后产生呼吸衰竭。本病 1869 年被首次报道，全球患病率为 4/10 万～6/10 万，在中国有 10～20 万患者。《中国肌萎缩侧索硬化诊断和治疗指南（2012）》指出，本病一般中老年多发，生存期通常为 3～5 年。2014 年"ALS 冰桶挑战"风靡全球，该活动由"渐冻人"患者、美国前棒球运动员皮特发起，旨在让更多人知道这种罕见疾病，同时募款用于本病的治疗研究。活动发起后，美国前总统老布什、微软盖茨、苹果 CEO 库克及各界明星纷纷参与，随后活动传至全球。肌萎缩性侧索硬化症这种罕见病迅速被世人了解。

2017 年 1 月，国家卫生和计划生育委员会公布至 2016 年 12 月全国感染 H_7N_9 禽流感 106 例，死亡 20 人。截至 2016 年 12 月 20 日，WHO 共收到 808 例人感染 H_7N_9 禽流感病例报告，可以估算出它的发病率为千万分之一，极为罕见，却广为人知。

渐冻症、H_7N_9 禽流感只是成千上万的人类罕见疾病中的两种，它们很有幸地进入了公众视野，绝大多数的罕见病不被关注、不被诊治。

罕见病，顾名思义是相对于常见病而言的"罕见的病"，目前 WHO 已公布的罕见病有 5000 ～ 6000 种，约占人类疾病的 10%，这还只是冰山一角。据统计，80% 的罕见病为罕见性遗传病，少数为传染病、自身免疫病和个别突发中毒之类的其他疾患。

罕见病一般以发病率为重要指标依据，WHO 定义为患者数占总人口的比例在 0.65‰～ 1‰的疾病或病变。美国的判断标准为：①全美 3 亿人口中，受累人数 < 20 万人（发病率为 < 6.7/10000）。②受累人数虽然 > 20 万，但生产治疗这些疾病所需的药物费用不可能从销售中得到回报。欧盟标准是：①发病率 < 1/2000（即群体筛查资料小于 5/10000）。②疾病威胁到生命或者是慢性消耗性疾病。日本规定罕见病为患病率 < 4/10000 的疾病。韩国、澳大利亚、中国台湾以 < 1/10000 的发病率为标准。中国标准尚未制定，一般参考欧美标准。

罕见病虽说罕见，实际离我们很近。腹泻是大家熟悉的病症，饮食不当、感染性因素均可导致，大多数腹泻 1 周内可治愈，超过 2 周、2 个月的分别称为迁延性及慢性腹泻。据 WHO 统计，慢性腹泻病约占小儿腹泻病的 19%，病死率高达 15%。慢性腹泻要足够重视，甚至要做好最坏准备，可以举出一大串的导致慢性腹泻的难以医治的罕见病：先天性酶缺陷，如先天性乳糖酶缺乏；免疫缺陷，如先天性无丙种球蛋白血症；先天性畸形，如短肠综合征等。

罕见病不少是大病，治疗面临诸多困难，靠个人力量很难应对。中国的基本医疗保险、大病保险与重特大疾病医疗救助等三种保障措施为中国罕见病患者提供了医疗保障。

2. 特别要重视罕见病有药可治、但没药可用的问题

毒蛇咬伤是件恐怖事。据统计，全世界蛇类大约有 2700 种，12 科 400 属，致命性毒蛇有 300 多种。中国有眼镜蛇、金环蛇等 20 余种剧毒蛇。"毒蛇咬伤中医药治疗方案及疗效评价研究"课题组对江西三市（南昌、九江、萍乡）2000—2009 年 10 年间蝮蛇咬伤做回顾性调查，在三市农村共查 10696260 人次（10 年年均人口数），蝮蛇咬伤数为 17950 次（年均 1795 次），发病率为 1.68/10000，总死亡 46 人，病死率为 0.27%。从这个调查可以发现即便是蛇咬伤相对高发的地区，其发病率也只有 1.68/10000，这种发病率对整个社会来说算是很罕见的。

毒蛇咬伤早期注射抗蛇毒血清是最有效的方法，但抗蛇毒血清经常缺药，这方面媒体报道很多。虽然过分的恐慌大可不必，但抗蛇毒血清紧缺症结要清楚。抗蛇毒血清是利用马匹培育出来的，它的制造过程是：先给马注射小剂量蛇毒，一段时间后，马的血液就会产生抗蛇毒抗体，之后在马血中提取出抗蛇毒血清。抗蛇毒血清可与血液中的蛇毒毒素相结合，使其失去作用。目前中国只有一家企业生产抗蛇毒血清，因为一直没有找到合适的眼镜蛇毒源，以致抗眼镜蛇血清连厂家都断档了。因为蛇伤只是偶发，抗蛇毒血清会过期，医院出于成本考虑而不愿储备，企业生产抗蛇毒血清基本没有利润，这两条理由造成"药到用时方恨少"的尴尬局面。

由于罕见病患者人群小，其用药市场需求少、研发成本高，单纯从市场出发，很难引起药企的研发及生产兴趣，因此这些用于罕见病的预防、诊断、治疗的药品被形象地称为"孤儿药"。为了避免罕见病没药可用的情况，20 世纪 80 年代，WHO 发起一项"孤儿药"运动，向各成员国提供指导意见，很多国家相继出台一些特殊政策用以鼓励"孤儿药"的研发和生产。

美国 1983 年通过《罕见病药物法案》，对罕见病临床研究的基金资助、加速药物注册审批程序、专利保护期限延长、临床研究费用减免税等方面，从立法上予以保证。随后新加坡 1991 年颁布了《罕见病药物特许令》，日本 1993 年正式实施《罕见病用药管理制度》，澳大利亚 1997 年颁布《罕见病药物纲要》，欧盟 1999 年颁布《欧洲联盟罕见疾病行动方案》，这些法案引发了大批针对罕见病的药物研发，改善了数百万罕见病患者的健康状况。

任何常见事物都是从无到有，从罕见到常见，再从常见到罕见，从罕见到无，循环往复，以致无穷。罕见病有三种走向：维持罕见状态，发展为常见，逐渐消失。罕见病有时间性、区域性。艾滋病，多年前属于极罕见病，之后发展为罕见病，目前在特定人群中已成为常见病。地中海贫血症，在北欧极为罕见，而在地中海地区却很常见。

《道德经》有："合抱之木，生于毫末；九层之台，起于累土；千里之行，始于足下。"所有的伟大都从细微开始。农夫不会看不见"禾苗"，消防队员不会看不见"火苗"，治疗疾病的专业人士要像他们一样，不能因为疾病的罕见而视而不见，更不能因为没有好的应对办法，没有好的市场而不去重视。可以肯定，以后会有越来越多的病毒感染、基因病以罕见病的方式冒出来，如何应对将考验整个社会及所有人的智慧。

2 月 29 日是个罕见的日子，四年才出现一次。为了促进社会对罕见病的重视，欧洲罕见病组织于 2008 年 2 月 29 日发起并组织了第一届"国际罕见病日"活动，它的成功促使了更多国家加入。2009 年 2 月 28 日组织第二个国际罕见病日活动，一致支持将每年二月的最后一天定为国际罕见病日。让我们一起来关注罕见病吧！

（六）心身疾病与身心疾病

心即精神，身即躯体。何谓心身疾病、身心疾病？心导致身的疾病为"心身疾病"，身导致心的疾病为"身心疾病"，它们都包含着一种因果关系。《医学心理学》中心身疾病指心理因素在疾病发生及病程演变中起重要作用的一类躯体疾病。按此思路，身心疾病即躯体因素在疾病发生及病程演变中起重要作用的一类心理疾病。

"形神合一"是重要的中国哲学思想。形神，指人的形体和精神；合一，指两者相互依存、相互影响、相互统一。南北朝范缜在《神灭论》中提出："神即形也，形即神也。是以形存则神存，形谢则神灭也。""形者神之质，神者形之用。"他肯定着形体第一性，精神第二性，形体的产生、存在和变化决定精神的产生、存在和变化。

《黄帝内经》是现存最早的中医著作，传为黄帝创作，大约成书于春秋战国时期。其中记载了很多"心"对"身"的影响，如忧思伤心、忿怒伤肝。《素问·阴阳应象大论》有怒伤肝、喜伤心、思伤脾、忧伤肺、恐伤肾。《素问·举痛论》有："百病生于气也。怒则气上，喜则气缓，悲则气消，恐则气下，寒则气收，炅则气泄，惊则气乱，劳则气耗，思则气结。"同时也记载了很多"身"对"心"作用，如《素问·调经论》："心藏神，神有余则笑不休，神不足则悲。""血有余则怒，不足则恐。"

1. 精神导致身体的疾病：心身疾病

人的心理变化会引起身体变化。比如，人紧张时心跳会加速，到一定程度能感觉到怦怦直跳，厉害时还能感觉到"心快跳出嗓子"，极度愤怒时会引起呼吸不畅、胸闷、心跳、心慌等心胸原始感觉的产生；人碰到很悲伤、很高兴的事情，眼泪会情不自禁地流出来，愤怒时脸色会发青发黑，这些心理致躯体的变化显而易见。积少成多，积劳成疾。短暂的紧张、焦虑会让血管收缩、胃痉挛，长期的紧张会引起高血压病，长期的抑郁会引起胃溃疡病。

陈独秀被称为 20 世纪东方的普罗米修斯，他个性桀骜不羁，而且像他的笔名"顽石"那样不易改变。他大部分时间都过着亡命的地下生活，几次被捕，狱中五年受尽折磨。北大学子王开林在《龙性岂易驯》文中对他的心理和行为做了描述，他患有严重的肠胃病和高血压，久治不愈，他这两种疾病是典型的心身疾病。

心身疾病分布于各个系统，种类甚多，主要累及受植物神经支配的系统与器官。有学者根据心理反应对身体影响程度的不同，给出了三个层次的概念。①心身反应：指精神性刺激引起的生理反应，当刺激除去，反应也就恢复。②心身障碍：指精神刺激引起的功能障碍，但没有器质性变化。③心身疾病：指精神刺激引起的器质性病变，又称心理生理疾病、心身病。

心理与行为密切相关，行为因素致病越来越受关注。梁浩材对 1981 年 6478 例（不含一岁以下死者）死亡病例进行调查，其中由于行为因素致死的占 44.7%，环境因素致死的占 27.8%。

50 年代，美国医学家弗里德曼将人的行为分两种类型进行研究。A 型性格：表现为不可抑制的进取心、争强好胜、醉心于工作、常有时间紧迫感。B 型性格：表现为无竞争性、喜过松散生活、无时间紧迫感。结果发现 A 型性格的人冠心病患病率为 28%，而 B 型性格者仅有 4%。

人由物质和精神构成，由生物因素和心理因素构成，由心和身构成，所有疾病都可以纳入"身病"和"心病"范畴。人是社会人，个人的行为必须符合社会的道德规范，否则就不能算正常的人，也看到很多疾病的防治，需要全社会参与才能奏效，"社会"因素与疾病的关系越来越被大家认识。1948 年，WHO 在其成立宣言中，把人的健康定义为"身体、心理和社会上的完满状况"。美国精神病学和内科教授恩格尔在 1977 年《科学》杂志上发表了题为《需要新的医学模式，对生物医学的挑战》的文章，批评了现代医学即生物医学模式（身心疾病模式）的局限性，为此，他提出了一个新的医学模式，即"生物 – 心理 – 社会医学模式"，从生物、心理、社会三方面研究健康与疾病有关的问题。

当社会因素被纳入致病因素时，心身疾病的概念也发生了改变。心身疾病指心理、社会因素在发病、发展过程中起重要作用的躯体器质性疾病和功能性障碍。主要表现为心理、社会因素引起的人体一系列自主神经系统和内脏功能变化。

躯体功能性障碍也有很多的表述，如躯体形式障碍、情绪障碍（焦虑抑郁）、睡眠障碍、性心理障碍（性冷淡）、应激障碍、适应障碍、行为障碍（手机成瘾、网络成瘾、人际交往障碍、厌食症、贪食症）等。躯体症状可涉及全身各个系统，表现为各种不适或疼痛，典型症状是头疼、乏力、瘙痒、恶心、胸闷腹胀、腹泻和便秘、月经不调等。

Alexander 最早提出 7 种经典的心身疾病是：溃疡病，溃疡性结肠炎，甲状腺功能亢进，局限性肠炎，类风湿性关节炎，原发性高血压及支气管哮喘，并认为这些疾病与特定的心理冲突有关。目前对心身疾病的临床诊断有几个重要指标：①有明显的躯体症状和体征。②发病原因以心理、社会因素为主，且随着患者情绪与人格特征的不同而有明显的病征差别。③对该病用单纯的生物学治疗，效果不理想。原发性高血压、消化道溃疡、神经性呕吐、偏头痛、支气管哮喘、慢性疲劳等都是常见的心身疾病，传统意义上的神经症或精神病不纳入心身疾病。

关于心身疾病的发病率，由于界定的标准不同，报道数据差异甚大。国外调查人群中心身疾病的发病率为 10% ～ 60%，国内约为 1/3 左右。

2. 身体导致精神的疾病：身心疾病

第二次世界大战是人类史上最大规模的战争，先后有 61 个国家和地区、20 亿以上的人口被卷入战争，据不完全统计共伤亡 9000 余万人。战后很多学者对这场灾难的罪魁祸首希特勒进行心理研究，耶鲁大学医学院原院长雷德利希在《希特勒：毁灭性先知的诊断》一书中说：希特勒并没有全身性瘫痪，这是严重的梅毒转变疾病。病征包括心智快速退化、不合理的自大行为，独特且容易辨认的精神病症候（如瞳孔对于光线的反应不规则），严重的口齿不清。他解释希特勒因为梅毒导致心理极度异常，这是典型的身心疾病。

人到中年，也就是 41 ～ 65 岁间，女性进入围绝经期、更年期，男性亦类似，单纯从身体的卵巢、睾丸退化角度看，体内各种激素水平发生变化，原有的平衡被打乱，身体外观、内脏器官结构及功能产生改变，同时在心理、精神等方面也发生变化。女性更明显，常有易激惹、易伤心落泪、多疑、胡思乱想、捕风捉影、缺乏信任感、注意力不集中、记忆力下降、悲观失望、焦躁不安、睡眠异常、抑郁焦虑。我们会用更年期综合征来表述这种身心改变。

阿尔茨海默病（AD），或称老年性痴呆，是很常见的身心疾病，在发达国家被列为第四位的死亡原因。在组织学上表现为脑萎缩；在细胞学上表现为脑的功能细胞的退行性改变，包括细胞总体数量的减少以及大小形态的改变。临床表现为：记忆减退，特别对近事容易遗忘；判断能力下降，患者不能进行正常的分析、思考、判断；常不能独立工作和生活，看似什么事情都漫不经心，尽管仍能做些熟悉的日常工作，但对新事物却表现出茫然，情感淡漠，常有多疑；也可出现时间、位置定向障碍，混淆时间、空间，因此容易走失，不能回家。

大部分癌症患者有独特的"癌症思想"。初期表现为对癌症的怀疑、否定和恐惧，继而怨恨、沮丧、焦虑、抑郁和绝望。很多患者最终不是死于癌症本身，而是被这种思想打倒。很多人不敢去体检而失去疾病的早期诊治机会。

身体改变引起心理改变是必然的，久之变成身心疾病，其发病率总体来说非常高，因为诊断标准尺度把握的不一样，专家们报道的发病率差别很大。

3. 针对精神、身体疾病的医学：心身医学

世界由物质和精神构成，由此可以把所有疾病分为两大类：躯体疾病、心理疾病。心身合一、心身联动，我们也可以说所有疾病都是心身疾病或身心疾病。为了解释躯体与心理的关联，在心理、躯体之间可铺设一条四通道的信息桥梁，即人内在的基因系统、神经系统、内分泌系统及免疫信息系统。

心理异常→躯体异常→加重的心理异常→加重的躯体异常，躯体异常→心理异常→加重的躯体异常→加重的心理异常，这是两个恶性循环，这是心身疾病、身心疾病形成的机制。

治疗疾病需要医学，现代的心身医学一词是德国精神科医师亨罗斯 1818 年在讨论失眠时正式提出的。1939年精神病研究专家邓伯主持出版《美国心身医学杂志》，1944年他又领导建立了美国心身医学会，心身医学理念逐渐得到全面推广。

心身医学在西方诞生后，心身疾病的概念就在变化。从《美国精神性疾病诊断治疗手册》（DSM）来看，DSM-Ⅰ（1952）设有"心身疾病"一类，它让心理因素致病简单明了地深入人心；DSM-Ⅱ（1968）更名为"心理生理性自主神经与内脏反应"，定义为由情绪因素引起的单一器官系统的躯体症状，分类则按累及器官进行，如哮喘为心理生理性呼吸系统反应，它让心理因素致病更为细化；DSM-Ⅲ（1980）及DSM-ⅢR（1987）增加"影响身体状况的心理因素"分类，这就是我们说的"身心疾病"。从这个过程来看，本来很容易理解的心身疾病、身心疾病概念在变化。

针对心身疾病我们制造了心身医学一门学科，那么针对身心疾病需不需要再弄一门"身心医学"呢？似乎没必要，心身医学涉及的范畴已经包括身心疾病。毫无疑问，它把原来的心身疾病概念泛化了，泛化的关键点就是把因果关系变成并列关系，即心和身的疾病。心身疾病可以无限泛化，身心疾病也可以，所有疾病都可以分别被纳入，换句话说，泛化后的心身疾病、身心疾病与疾病几乎可以画上等号，泛化后的心身医学、身心医学与医学也几乎相同。心身疾病、心身医学的精髓已渗透到了医学临床，概念的泛化让它们失去了医学分类的意义！是不是有点可惜呢？没关系的，疾病一定是指身和心的疾病，医学也一定是指身和心的医学，不加身心的疾病、医学就是一种默认。

四、疾病是那么讨厌：疾病的负面作用

（一）疾病的直接负面作用是导致失能

人之所以为人，其基础特征是活、动。人类活动常被分为三类，生活、学习和工作。运动是物质的根本属性，生活、学习和工作是人的根本属性。人到底有哪些能力？患者会丧失什么能力？也可以简单汇总为生活、学习和工作三种能力。人类为了生存、为了繁衍后代而抱团群居，通过工作维持着生活，通过学习获得生活和工作的能力。有些能力人类生而有之，不需要通过学习获得，比如肌肉的收缩舒张功能、心脏的跳动和泵血功能、呼吸功能、消化功能等，此为人的本能。

公元前431年，古希腊剧作家索福克勒斯作《俄狄浦斯王》，书中描述了"斯芬克斯谜语"：什么东西早晨用四条腿走路，中午用两条腿走路，晚上用三条腿走路？答案是"人"。这谜语简单地从人的能力方面讲述了人的一生，即从低能到高能再到失能的过程。

不论我们如何定义疾病，它的核心要义是身体结构和功能的改变，这些变化都指向让我们已经、正在、将要失去能力的身体内的事、物或者状态。失能按其可逆性可分

为暂时性失能和永久性失能，也可按其程度分为部分失能和完全失能。我们平时说的病假、病休往往意味着患者已经失去了正常工作的能力，而病倒则意味着失去了正常的生活自理能力，疾病与失能密切关联，死亡就是完全失能。

疾病导致哪些失能呢？我们可以从 WHO 制定的《国际功能、障碍与健康分类》（ICF）中找到答案。

我们可以浅显地从"残"中发现疾病导致的失能。1980 年，WHO 制订并公布第 1 版《国际残损、残疾和残障分类》（International Classification of Impairment，Disability and Handicap，简称 ICIDH）。它对疾病所造成的结果进行分类，它把身体器官上的缺损定为"残损"，个体的功能受限定为"残疾"，社会的参与障碍定为"残障"。它有一个重要缺陷，三个层次的定义都有一个从情感上、人格上令人难以接受的"残"字。

残不残？以前都是医师说了算，结果难免偏颇。1996 年，WHO 发布了由专家和残疾人士共同制定的残疾分类系统《国际残损、活动和参与分类》（International Classification of Impairment，Activity and Participation，简称为 ICIDH-2，亦称 ICF），中文简称《国际功能分类》。它应用身体功能与身体结构、活动、参与、背景性因素四个部分测量与评估人的各种身体、心理功能的限制与能力，使用的是生物－心理－社会医学模式。

未成年人的能力不全，需要获能，所以不能用失能。2007 年 10 月，WHO 发布儿童和青少年版的《国际功能、残疾和健康分类》（ICF-CY），它将残疾（disability）定义为一种涵盖损伤、活动受限和参与局限的概括性术语。残疾是指有某些健康状况的个体与个人因素和环境因素之间相互作用的消极方面，残疾不是残疾人独有的特性，而是人类的共同特征，所有人都可能会经历残疾，只是有维持时间和程度的差别。

《国际功能分类》涉及所有人。它把人的功能状态分为两类性质：健康状态、残疾状态；明确表述了人的三种功能：身体功能、活动功能、参与功能。其中的活动、参与均有特指。活动是由个体执行一项任务或行动，它代表了功能的个体方面；参与是投入于生活环境之中，它代表了功能的社会方面；活动受限是个体在进行活动时可能遇到困难；参与局限是个体投入于生活环境中可能体验到不便。

疾病导致失能，疾病的直接负面作用就是摧毁人的三种能力，即身体功能、活动功能、参与功能。

身体功能指身体的生理功能，它有八方面：精神功能，感觉功能和疼痛，发声和言语功能，心血管、血液、免疫和呼吸系统功能，消化、代谢和内分泌系统功能，泌尿生殖和生育功能，神经肌肉骨骼和运动有关的功能以及皮肤和有关结构的功能。活动和参与有九部分：学习和应用知识，一般任务和要求（执行单项或多项任务、进行日常事务和控制应激等），交流，活动（身体），自理，人际交往和人际关系，主要生活领域（教育、工作、就业以及经贸等），社区、社会和公民生活。

失能是健康状况与背景性因素之间动态交互作用的结果，背景因素又分为：环境因素（社会、自然、家庭等）、个人因素（性别、年龄、体质、习惯、文化程度、职业等）；好的背景因素可以使"残疾状态"（损伤、活动受限、参与局限）向正常发展为"健康状态"，如：下肢缺损者（残疾状态），好的环境因素（社会医疗、家庭经济）可安装假肢、辅助器弥补功能受限；好的个人因素（年轻、文化、智力等），如青年可以用更好的体力、脑力弥补各种工作的困难，减少失能，反之亦然。又如，近视是一种失能，当社会发明了眼镜、发明了近视矫正手术（环境因素）时，个人可以按照需求（个人因素）将近视这种失能弥补。

疾病引起的失能直接带来经济损失，包括收益的减少和支出的增加。专业人士一般把它分为：直接成本、间接成本和无形成本。直接成本又包括：直接医疗成本、直接非医疗成本。直接医疗成本是指治疗疾病，包括诊断、治疗、护理、康复所产生的费用；直接非医疗成本是指医疗过程中消耗的非医疗费用，包括交通费用、住宿费等。间接成本是指因患者的失能致使工作时间减少、工作能力降低，造成产出损失。无形成本是指因疾病导致的精神损失，包括不安和担忧、苦恼等。从很多的报表可以看到，疾病带来的经济损失数以万亿计。个人、社会越来越愿意把可支配财富用于健康支出及治疗疾病，未来疾病带来的经济损失，数字之巨大更是难以想象。

（二）疾病最可怕的是它的恶性循环

秋天枯叶落，春天新芽出。生命总是这样循环往复，生生不息。当新发树叶越来越少，树的生命也就越来越接近终点。岁月有这功能，疾病亦有。

唯物辩证法认为，事物的发展是一个自我否定的过程，由肯定到否定，再到否定之否定，是一种自我发展、自我完善的辩证运动，呈波浪式前进和螺旋式上升。若说健康生存是一种肯定，那么不健康生存、带病生存就是一种否定，疾病是健康的否定，去除疾病、回归健康是一种否定之否定。

换个思维角度，若事物的主体是疾病，即把疾病看成一种肯定，那么"治愈疾病"就变成疾病的否定，疾病复发、加重则为否定之否定，这种疾病对健康的破坏能力的螺旋式上升就是疾病恶性循环。当个体步入这种状态时，恢复健康的能力差，其终极结果是死亡，任何人都无法摆脱这个结果，这是个人向死而生的总体方向。但不是说人类可以毫不作为，事实上我们可以延缓这终极结果的到来。20世纪早期，英国人均寿命为30～45岁，而现在则达到了80岁。

以失眠为例，第一天睡得晚，第二天起床就晚，第二天睡得更晚，第三天起得就更晚，这就是失眠的恶性循环。

疾病的发生发展是一种恶性循环。赵克森、金丽娟主编的医学院教材《病理生理学》描述到：原始病因引起人体某种损害，这种损害是原始病因作用于人体的结果；这个结果又可作为原因，引起新的损害，原因和结果交替进行，形成连锁反应，疾病就不断发展起来。在因果转化的过程中，某一种功能障碍可引起后一种或一系列障碍，后一种障碍又可反过来加重前一种障碍，使损害不断加深和恶化，此为疾病的恶性循环。

如创伤引起的大出血，导致人体循环血量减少和血压下降，使身体的营养供给减少；循环血量减少和血压下降会引起交感神经兴奋、血管收缩，从而进一步导致组织灌流减少和组织缺氧，这是一种恶性循环。脑缺血和缺氧后，出现神经调整功能障碍，神经功能障碍会加重循环障碍，反过来循环障碍又使中枢缺血、缺氧加重，这又是一种恶性循环。恶性循环若不终止，最后可引起死亡。大出血的患者会皮肤发青、少尿和消化不好，其原因是身体在应急状态下不可能公平地对待每个器官，它首先要保证心、脑这些最重要器官的血供，皮肤、肾脏和肠道等器官的缺血则更为严重。

疾病之间亦形成恶性循环。高血压可加重糖尿病肾病的进展，而糖尿病肾病反过来也可进一步升高血压，高血压和糖尿病肾病之间形成恶性循环。

疾病、能力、财富三者形成恶性循环。长期以来，不少人，特别是偏远农村的群众，遇到小病隐疾，总是能拖就拖、能扛就扛，最后发展成重病，生病→工作能力下降→经济状况下降→容易生病、治疗疾病的能力下降，即因病返贫，因贫致病。如果把没钱、没工作、没健康等视为人生厄运，这些厄运往往"接一连二""接二连三"，此乃疾病、能力、财富三者的恶性循环。相反地，健康与财富形成良性循环，经济学家福格尔通过对工业革命繁盛时期的经济增长因素的分析，证明北欧经济的增长，主要归因于其人群的体质的增强，体质的增强使脑发育良好、免疫功能增强和寿命延长，从而为经济发展的增长创造了条件，他因证明这一规律而获得 1993 年诺贝尔经济学奖。

贫困、营养、疾病三者形成恶性循环。2016 年《柳叶刀》刊载的论文《促进儿童早期发展：从科学理论到推广普及》表明，低收入和中等收入国家中约有 43%（2.49 亿）五岁以下儿童因极端贫困和发育迟缓而面临更高的发育不良风险。大脑在生命最初的两三年中发育速度比其他任何时候都快，如果幼儿得不到营养，将造成长期损害，短期的失能将引起长期失能。

有些非洲国家是贫困、营养不良、传染病的高发区，有种逻辑在其中。贫困人群特别是儿童，由于营养不良、身体抵抗疾病能力脆弱而对传染病易感，传染病尤其是肠道传染病又影响机体对营养素的吸收利用，进一步加重营养不良，它们互为因果。贫困人群由于传染病侵袭，以致加重贫困；贫困情况下食物不足，营养不足，身体抵抗疾病能力更加脆弱，造成疾病的迁延不愈或反复发作，如此循环往复、不断恶化。

糖尿病是个逐渐加重的终身疾病，俗称"永远吃不饱的病"。当胰腺产生不了足够的胰岛素（1 型糖尿病）或者人体无法有效地利用胰岛素（2 型糖尿病）时，就会出现糖尿病。根据 WHO 数据，1980 年全球估计有 1.08 亿成人患有糖尿病，2014 年时有 4.22 亿人，全球糖尿病（年龄标化）患病率自 1980 年以来增加了近一倍，在成人中从 4.7% 上升到 8.5%，其危害范围之广可想而知。一般来说，糖尿病患者抵抗力较差，这类患者需要营养来提高机体免疫力，但患者却在限制饮食→营养匮乏→抵抗力差的循环中打转。糖尿病的治疗关键是控制血糖，多数需要使用胰岛素，但时间一长，会产生抗药性，即胰岛素抵抗，一旦陷入"刺激→抵抗→加大刺激→加大抵抗"的恶性循环，用药量越来越大，胰岛素效果也越来越差。

疾病最可怕的是它的恶性循环。

（三）人有多大的历史作用，疾病就有多大的负面作用

时势造英雄，英雄推历史，英雄既是一个结果也是一个原因。每个时代都需要引领者，需要英雄，英雄的作用总是独特和强烈。梁启超在 20 世纪初提出，历史为少数伟大人物之产儿，英雄传即历史。如果答案是肯定的，疾病摧毁一个伟大人物或英雄，或许就改变了一段历史。

事实上，历史人物因患疾病而影响历史进程的事例不胜枚举。

法国记者皮埃尔·阿考斯与瑞士医学博士皮埃尔·朗契尼克合著的《病夫治国》自 20 世纪 70 年代问世后，征服了许多读者，他们独特的研究视角使"病夫治国"现象引起广泛关注，随后，他们推出续集《非常患者》。这两本书记载了数十位国家元首的疾病故事，他们对国家命运起着举足轻重的作用，因为疾病而做出的错误决策，最终祸国殃民。

在 1939 年的德国慕尼黑，当英国首相张伯伦将捷克斯洛伐克出卖给纳粹德国时，严重的肠癌已扩散到他的中枢神经，饱受癌症痛苦折磨的张伯伦，虽身在谈判桌旁，但早已失去与希特勒周旋的体力和心力，与希特勒签下了遗臭万年的《慕尼黑协定》，他的绥靖政策不但没有换来他宣称的"我带来了整整一代人的和平"，反而加速了世界大战的爆发。

疾病对个体生命乃至对人类的控制，还在不断上演着一个个新的故事，疾病、失能状态若未被自己或他人觉察，其负面作用更可怕。对个人来说，疾病可以轻而易举地摧毁他；但当患者的话语权足够大，成为家庭、企业甚至是国家支柱时，疾病摧毁的就是一个家庭、一个企业、一个国家。

五、疾病不是那么讨厌：疾病的正面作用

我于 2011 年 10 月用"疾病的正面作用""疾病的好处"为关键词在维基百科、百

度、中国知网查询，结果是零发现。我斗胆设想，自古以来，人们就没有好好考虑过疾病的正面作用，或者说面对这么多处于水深火热的患者，去谈论、探讨疾病的好处是不道德的，大家只能是无奈地回避这一话题，回避必然让"疾病的坏处"处于绝对优势的地位。

事情总是一分为二的，存在即合理。疾病百害而无一利，果真如此吗？疾病的正面作用到底有哪些？

（一）如果没有疾病，人类现在还在原始社会

在现代医学眼里，人没有老死的，都是病死的。

唯物辩证法认为，事物的发展是一个自我否定的过程，辩证的否定是事物发展的决定性环节。疾病对健康的否定，是一种辩证的否定。从人类发展史、疾病发展史来看，后人的疾病是对前人健康的否定。从现代疾病诊断学出发，现代人诊断古人可以是：多毛症、短指症、扁平足、驼背、低蛋白血症、智力障碍。古人反过来诊断现代人可以是：毛发稀少症、短掌症、高弓足、脊柱过伸、高蛋白血症、偏执狂。他们互相视对方为患者。

达尔文的进化论认为，任何生物都在不断进化，不断地产生着新的状态和特征，通过进化，生物由低级走向高级。"物竞天择，适者生存"，致病的细菌、病毒自有它们存在的理由，否则它们可能或应该在漫长的进化过程中减弱甚至消失。

人类的身体结构和功能的演变是个长期过程，既包括进化，也包括退化，两者并行。人类的大脑变得越来越发达，双手变得越来越灵活，而牙齿、肌肉、骨骼、肠道等器官却在逐步退化。现在的人类如果不识字会变成"盲人"，而对旁边开过的火车、汽车这些庞然大物的本来危险可以视而不见。

原来用来维持体温、防蚊叮虫咬的体毛，因为有了舒适的住房和衣服而渐趋消失；人类将生食加工成熟食，消化能力也从消化粗食转为消化细粮；生育安全性、可靠性越来越高，同时带来的是人类精子、卵子的数量与质量的下降，使整体生育能力呈退化趋势；从户外转向户内，工作和生活环境得到改善，同时也使得机体血液中白细胞数量下降、免疫功能下降。

人的进化和其他生物进化一样，在获得某一方面进化的同时，必然要失去另一方面的优势。长远来说，疾病某种意义上是进化的力量，如果没有疾病，人还是原始人，人类现在还处于原始社会。

（二）物种多样性是物种繁衍存在的保证，疾病是人类物种多样性的重要保证

生物链中生物之间既竞争又合作，这是生物的生存之道。和而不同，我们需要的是

一个五彩缤纷的世界，单一的颜色、单一的声音、单一的思想、单一的行为、单一的健康肯定不是人类追求的目标！

芝加哥大学古生物学家大卫·劳普认为，自从 6 亿年前多细胞生物在地球上诞生以来，以往存活物种的百分之九十九现在已经灭绝。大量化石表明，形态、性状单一的类群更容易灭绝，因为它们缺乏多样化的生理功能及较完善的生态适应性，对外界干扰的应变能力远比形态、性状多样的类群更差。

科学家推测，猎豹约在一万年前的冰河期经历了种群瓶颈，加上长年近亲交配，造成其基因趋同而寡少，猎豹之间的直接皮肤移植、输血已经不会发生排斥反应，也使得整个族群对于疾病应变能力差，如致命的猫科传染性腹膜炎，一只猎豹不能免疫就代表一群猎豹都不能幸免。

疟疾，malaria，为意大利文 mala（不良）与 aria（空气）二字合成，中国古代称之为"瘴气""打摆子"。遗传学家通过分析古人基因，发现至少六千年前疟疾就已经感染了人类。疟疾威胁了数以亿计的生命，其发病机制是疟原虫侵犯人的红细胞而致病。镰刀型细胞贫血是一种遗传病，以红细胞呈镰刀状为特点，容易引起溶血性贫血，是基因突变的结果，这个突变基因一直被认为是"坏基因"，但事实证明，它具有抗疟疾的作用，这种贫血患者得疟疾的机会更低，即便患上，其平均存活率也显著高于正常人群。可以想象，如果有一天疟疾威胁所有人生命的时候，镰刀型细胞贫血这种疾病或许就是上帝派来的"诺亚方舟"，有趣的是，在疟疾肆虐的地方，"坏基因"人群明显增多。

2017 年的《内科学年鉴》报告了美国的两项研究结果：一项是在基因测序的 50 人中，11 人有可能导致疾病的变异；另一项是在 70 名健康成年人中，有 12 人存在一个或多个 DNA 变异，遗传疾病的风险增加。这给受检者带来了对健康的担忧，也有人认为这是振奋人心的变异。

地球最引人注目的是生命的存在，而生命最引人注目的是它的多样性。人类已经没有了动物天敌，人类的天敌只剩下人类自己和微生物，只剩下人类自身各种各样的疾病。疾病是人类物种多样性的重要保证，而多样性是人类长期存在的保证。

（三）疾病的抗损害作用

疾病就其性质来说可分为两类：一是疾病过程中造成的损害性变化；二是抗损害的各种反应，包括机体适应性反应和代偿性变化，如代谢的适应，功能的代偿，组织的再生、修复、肥大等。一般地说，抗损害性反应对机体是有利的。

疾病具有镇静作用。疾病造成失能，失能造成患者被动、主动休息，休息让人停止了很多日常活动，使身体能集中力量对抗疾病，同时也能让人安静地思考自己的所作所为与疾病的关系，权衡利弊，做出选择，明确自己以后的方向。

疾病具有警示作用。《史记·扁鹊仓公列传》：扁鹊过齐，齐桓侯客之。入朝见，曰"君有疾在腠理，不治将深"，桓侯曰"寡人无疾"，后五日，扁鹊复见，曰"君有疾在血脉，不治恐深"，桓侯曰"寡人无疾"，后五日，扁鹊复见，曰"君有疾在肠胃间，不治将深"，桓侯不应，后五日，扁鹊复见，望见桓侯而退走……桓侯遂死。这故事说的是齐桓侯死之前有很多症状，扁鹊也告诉了他，但他对警示就是置之不理，最终付以生命代价。

2008年11月由原北京军区总医院牵头制定的《网络成瘾临床诊断标准》通过专家论证，意味着"网瘾"被列为精神疾病范围，它将网络成瘾定义为：个体反复过度使用网络导致的一种精神行为障碍。报道一出网民反对声一片，网民当然不想被诊断为"网瘾精神病"。但如果是您的孩子或者丈夫、妻子整天沉迷于网络世界，网络游戏成瘾、网络色情成瘾、网络社交成瘾、网络交易成瘾，您会怎么想？我想答案不言而喻。如果"网瘾精神病"最终被公众认可，肯定能对网民起到很好的警示作用。

疾病具有宣泄作用。疾病可以激发人体驱除病因，腹泻能排泄肠道中不好的东西，咳嗽咳痰能排泄出呼吸道中的异物，打喷嚏是鼻黏膜或鼻咽部受到刺激所引起的一种防御性反射。细菌、病毒和异物可以通过"腹泻、咳嗽咳痰、喷嚏"这些病症宣泄出去，当然宣泄时也在传播疾病。

疾病具有防病作用。有的疾病得过后能获得长期免疫力，不会有再得的危险。天花在清朝是个很可怕的疾病，《清史稿》称"满洲兵初入关，畏痘，有染辄死"。中国皇朝选择继承人的一般原则是"有嫡立嫡，无嫡立长"，而顺治没有嫡子，他选择的继承人是第三子玄烨，即康熙皇帝，其中一个重要原因史书中有记载，即玄烨得过天花。

疾病具有躲避损害作用。"眼不见为净，耳不听为清"是日常生活中的口头语，很多的无奈我们没有办法解决，只好撇开、不管、躲避，眼不见，心不烦。年纪老了，经年历练的心态逐渐平静，已经不需要太多的新鲜信息，于是他们通过眼花耳聋（被动）来减少外界的干扰。

古人利用疾病来躲避战争。唐代白居易的《新丰折臂翁》控诉了战争对百姓的祸害，新丰老翁年轻时为了逃避兵役免于送死，"夜深不敢使人知，偷将大石锤折臂"，虽然"骨碎筋伤非不苦"，但"一肢虽废一身全"。更早的《左传》亦有"三折肱知为良医"的说法。《说文》：孑，无右臂也。孒，无左臂也。"疒"应该是无左臂或左臂失能的伤残者，有学者查检古玺资料时，发现战国时叫"疒"人名的非常多。《玺汇》中收有0468号"王疒"、1296号"申疒"、1412号"宋疒"等名字，即"王断臂（左），申断臂，宋断臂"，也就是说战国时期很多人断左臂自残以避兵役。

"支离"隐含形体不全、残疾的意思。"支离疏"是《庄子·人间世》的一个人物，他的故事告诉我们，在正常人都很难活下来的战争年代，残疾却让他避开了战争，也享受了朝廷赐给老弱病残的粮食。

抗损害反应，也会带来机体损害。如缺氧时，红细胞生成增多，血液携氧能力增加，它是一种代偿适应性反应。然而，单位容积的血液中红细胞过多，又增加血液黏度，加重心脏负担。对于心功能正常的登山运动员来说，缺氧时红细胞增多主要起代偿适应作用，而对于一个有肺源性心脏病的人来说，红细胞增多则加重了右心负荷。炎症过程中，白细胞渗出，补体激活，起到消灭细菌或清除致炎因子的作用，是机体的一种防御和抗损害的反应，但它也引起红肿热痛等诸多痛苦。

发热会带来身体不适，也可以提高人的免疫能力。骨质增生可以强化骨质疏松患者的骨质，也会压迫周围组织引起疼痛。疾病的正面作用和负面作用，像硬币两面那样存在着。

六、我们都是患者：从总出生缺陷发生率说起

2004 年全世界因先天性异常而死亡的人数约为 26 万，占新生儿死亡病例的 7%，占欧洲新生儿死亡病例的 25%。2015 年全球估计有 27.6 万新生儿在出生后 4 周内死于先天性异常。出生缺陷（先天性异常、先天性疾病）是一类可怕的疾病。

出生缺陷可怕，但很多缺陷也没那么可怕，比如孩子出生时体重轻一点、重一点，比如孩子身上有块大一点的胎记，它们并不会影响整体健康。

（一）出生缺陷的监测、干预的历史丰碑与遐想

肢体短缩（海豹畸形）是个古老的疾病，因为低发一直不起眼，直至 20 世纪 50 年代末 60 年代初，许多欧洲国家，因为"反应停"的发明和广泛使用，而引起该病的大量出现。"反应停"就像它的中文名字一样，对孕妇呕吐等妊娠反应有很好的作用，被称为一种"神奇的药物"，它于 1953 年发明，发明之后很快在临床推广。德国在使用"反应停"前，"海豹胎"出生概率为 1/10 万，到了 1961 年，"海豹胎"出生概率增加了 200 倍。全球"海豹胎"短短几年时间就出现过万例，而婴儿出生前死亡约 7000 例，这就是史称的"反应停"事件。

事后人们反省，如果当时能够早期、及时监测出生缺陷，这场世界范围的灾难事件应该可以避免，在此背景下出生缺陷监测、出生缺陷发病率引起各国政府的重视。

瑞典、英国、以色列等国自 1964 年起开始出生缺陷监测工作，同时还开展了病因学及发病机制的研究，对某些出生缺陷提出预防措施，并于 1974 年成立了国际出生缺陷监测情报交换所。中国最早的全国范围的调查开始于 1986 年 10 月，由华西医科大学牵头，在全国 29 个省市对 120 多万围产儿进行出生缺陷监测，基本掌握了我国出生缺

陷的大致情况，并编著了《中国出生缺陷地图集》。之后，卫生部于 1988 年将出生缺陷监测转为常规工作，与当时全国范围的孕产妇死亡监测、5 岁以下儿童死亡监测合称为"三网监测"。1996 年卫生部又将这 3 个监测网合并，简称"三网合一"，形成了中国妇幼公共卫生较为完整的监测体系。

短短几十年，出生缺陷的监测及干预起到了巨大的作用，特别是对单个的严重病种的控制，如"神经管畸形"（NTDs）的监测与叶酸使用。

在人类胚胎的第 16 日左右，神经系统开始发育，至胚胎 22 日左右，形成 1 个管道，称为神经管。如果神经管发育异常，可导致胎儿畸形的出现，如无脑儿、脑膨出、脊柱裂、唇裂及腭裂等，我们称这些畸形为神经管畸形。根据 1986—1987 年中国 29 省、市、自治区出生缺陷监测资料，我国神经管畸形发生率约为 27.4/ 万，而且北方较南方高 5 倍，秋冬季出生的婴儿也比春夏季出生的发生率高。有人会联想到神经管畸形的发生与准妈妈缺少叶子菜的摄入有关。叶酸也叫维生素 B9，是米切尔（1941）从菠菜叶中提取的，故而命名为叶酸。"中美预防神经管畸形合作项目"于 1990 年启动，中美科学家观察了 25 万例新婚妇女及其妊娠结局，准妈妈每日服用 0.4mg 叶酸，在神经管畸形高发区有 85% 的预防率，低发区有 41% 的预防率，针对神经管畸形开展如此大规模的调查和干预，得到如此振奋的结果史无前例，此项成果迅速被全球 50 多个国家借鉴而广泛应用。

成就往往会使人膨胀，既然出生缺陷的监测有这么好的效果，人们自然会想到，能不能把所有的出生缺陷都监测、统计起来？然后从政府层面出发，整体干预、综合干预，使所有的出生缺陷整体下降？让"整体出生缺陷率"或者说"总出生缺陷率"下降，全世界的人都是这么想的，也是这么干的，愿望是如此的美好。

（二）中国"5.6%"的遗憾和沮丧

人口多了会人口爆炸，少了就没有人口红利，这种现象任何社会、任何国家都一样。计划生育 1982 年 9 月被定为中国的基本国策，同年 12 月写入宪法，其目的就是"控制人口数量，提高人口素质"，即"少生、优生"，控制劣生、控制出生缺陷。

全球出生缺陷发生率的综合报道，首先见于美国出生缺陷基金会 2006 年的《全球出生缺陷报告》。它的结论是发达国家出生缺陷发生率略低，发展中国家较高，这篇报告被学界广泛引用。

中国的总出生缺陷率到底是多少呢？2002 年在卫生部、中国残联印发的《中国提高出生人口素质、减少出生缺陷和残疾行动计划（2002—2010）》指出，我国每年有 20 万～ 30 万先天畸形儿出生，加上出生数月后才显现出来的缺陷幼儿，先天残疾儿童高达 80 万～ 120 万人，约占每年出生人口总数的 4%～ 6%。

国家卫生部 2012 年 9 月发布的《中国出生缺陷防治报告（2012）》提道：我国是人口大国，也是出生缺陷高发国家，估计目前我国出生缺陷发生率在 5.6% 左右，每年新增出生缺陷数约 90 万例。根据 WHO 估计，全球低收入国家的出生缺陷发生率为 6.42%，中等收入国家为 5.57%，高收入国家为 4.72%。我国出生缺陷发生率与世界中等收入国家的平均水平接近。

全国的出生缺陷的监测、干预网络也建起来了，为践行宪法"提高人口素质"的要求，将出生缺陷总发生率 5.6% 降下来是必然的。降多少呢？总要有个目标吧。2005 年 12 月 31 日国务院发布《国家中长期科学和技术发展规划纲要（2006—2020 年）》明确提出：为人口数量控制在 15 亿以内、出生缺陷率低于 3% 提供有效科技保障。"出生缺陷率低于 3%"上升到了一种国家意志。

大量的人力、物力、财力投入效果如何？我们看到了令人沮丧的国家数据，5.6% 并没有改变。2012 年，原卫生部发布的《中国出生缺陷防治报告（2012）》提道：估计目前我国出生缺陷发生率在 5.6% 左右。2016 年，在"预防出生缺陷日"前夕，全国妇幼卫生监测办公室主任朱军教授指出：我国出生缺陷总发生率约为 5.6%，根据 2015 年出生人口数为 1613 万估算，2015 年我国新增出生缺陷总数约 90 万例。2018 年 9 月 12 日是第 14 个"中国预防出生缺陷日"，当天中国新闻网以《官方称中国出生缺陷总发生率约为 5.6%》为题做报道。13 年过去了，2018 年出生缺陷率还是 5.6%，真可谓愿望是如此美好，数据却如此遗憾。

难道国家大量的投入毫无效果？不！国家卫生健康委员会副主任曾益新在 2018 年"中国预防出生缺陷日"介绍道：全国神经管缺陷发生率由 2006 年的 8.18/ 万下降至 2016 年的 2.01/ 万，下降幅度达 75.4%；地中海贫血在部分高发省份得到有效控制；遗传代谢病和结构畸形患儿的治疗率及救助比例不断提高，2016 年苯丙酮尿症和先天性甲状腺功能减低症患儿 1 岁以内治疗率分别达到 97% 和 99.6%。

显然，中国在预防出生缺陷方面的成就是肯定的，但数据为何这么遗憾？问题到底出在哪里？

（三）什么是出生缺陷

出生缺陷（Birth Defects，BD）指婴儿出生前发生的身体结构、功能异常，我们也称之为先天性疾病，即生来就有的疾病。很多学者把代谢异常单列出来，即定义出生缺陷为：出生前发生的身体结构、功能异常及代谢异常。2010 年 4 月，世界卫生大会关于出生缺陷的报告提出，先天性疾病、先天性异常、先天性畸形被视为具有同样定义。

《出生缺陷类型描述规范》简单地将出生缺陷分为结构性畸形和代谢性疾病、单发畸形和多发畸形、体表畸形和内脏畸形、严重畸形和微小畸形等。临床上，出生缺陷又常根据其发生部位分为九类，即：整胚发育畸形（胚胎早期死亡）、胚胎局部发育畸形（如头面部发育不全）、器官和器官局部畸形（如室间隔缺损）、组织分化不良性畸形（如骨发育不良）、发育过度性畸形（如多指、多趾畸形）、吸引不全性畸形（如蹼状趾）、超数和异位发生性畸形（如多孔乳腺）、发育滞留性畸形（如双角子宫）、重复畸形（如连体儿）。出生缺陷综合征被单列出来，是指发生在多系统或多部位的先天畸形，包括心脑综合征、染色体异常综合征、基因突变综合征等。

出生缺陷有些在出生时能被发现疾病，如多指症、连体儿、先天性肛门闭锁等先天畸形；有些则可能在发育过程中逐渐显现出来，如智力落后和发育障碍；还有些先天性疾病要在某些条件下才会表现出来，如蚕豆病，可以因为食用蚕豆而触发急性溶血性贫血；有些会被体检偶然发现，如右位心、多囊肾、单肾畸形。

出生缺陷的病种数量是巨大的，目前已知的至少有 8000 ～ 10000 种，郑晓瑛院士认为其还仅仅是冰山一角。未知的有多少？有待后人寻找答案，可以肯定的是越来越多。疾病与基因关联，我们不可能对所有新生儿全基因组检测，高成本是一方面，利弊权衡和医学意义是另一方面。"缺陷"的对立词是"完美"，如果泛化，可以推测每个新生儿都有不同程度的缺陷，我们都是患者，先天就是。

我们都有出生缺陷，所以在实际操作中用了"不包括其他"，不包括出生过程中发生的伤病，它被称为出生并发症，如婴儿缺氧导致的脑瘫后遗症、臂丛损伤导致的上肢瘫痪，也不包括腹股沟疝、鞘膜积液、隐睾和先天性智力低下这四类出生缺陷，因为前三种可纳入发育范畴，而先天性智力低下标准难以界定。

（四）无限接近100%的总出生缺陷率及建议

（总）出生缺陷发生率的计算基础是出生缺陷监测，有医院监测和（全）人群监测两种方式。医院监测主要监测出生前、后的围生期婴儿。医院的《出生缺陷儿登记表》监测了 23 种主要缺陷，监测期限为妊娠满 28 周至产后 7 天，它可以被认为是人群监测的抽样方法。人群监测是全人群、全生命周期的监测，包括各年龄段。严谨地说，出生缺陷总发生率应该是基于全人群监测，它包含了并且远高于目前以医院为基础的出生缺陷监测的数据。当国家或地区发布"（总）出生缺陷发生率"时，它默认的应该是基于人群监测的数据。医院监测和人群监测的数据差异是导致目前数据乱象的主要原因。

某人说自己身上有多少钱时，是指他身上所有的钱，而不能单纯理解为现钞。比如，身上有 100 元钱，其中 5 元现钞，银行卡有 95 元，如果说"我只有 5 元钱"就有撒谎之嫌。发布一个国家或地区的"（总）出生缺陷发生率"亦是如此，医院监测数据是现钞，全人群监测数据是所有的钱，不清楚说明就有偷换概念之嫌。

我们说的出生缺陷发生率其实是"出生缺陷发现率"。事实上，没发现并不代表没发生。37 岁的美国演员朱莉 2013 年接受了预防性双侧乳腺切除手术，原因是发现了基因缺陷，罹患乳腺癌和卵巢癌风险高，她不想重走她母亲的路，她母亲与癌症搏斗近十年于 2007 年去世，享年 56 岁。如果朱莉的基因是先天缺陷，人群中这样的缺陷会有多少？数不胜数吧。

出生缺陷发生了，发现了，还治好了，比如兔唇修复了、多指切除了，我们还是会说他有出生缺陷，出生缺陷一旦确诊终身就烙上标签，所以出生缺陷发生率是一个可以不断扩大的概率。

从 2012 年到 2018 年，中国出生缺陷发生率权威报告都是 5.6%。以每年出生人口总数为 1600 万～ 1700 万计算，每年新生人口缺陷总数为 90 万～ 100 万。2019 年之后未再公布，拭目以待吧，我相信只要不取消总出生缺陷发生率的监测理念，3% 遥遥无期。

基于：①出生缺陷病种繁多，数以万计。②很多出生缺陷患者在发育过程中（有些需要数年甚至数十年）才逐渐显现出来，如智力低下和发育障碍，还有些要在某些特定条件下才会表现出来，如蚕豆病。③很多的出生缺陷需要基因检测才能诊断，成本高，不可能每个人筛查，比如乳腺癌、卵巢癌基因。另外，多数疾病的基因序列还不清楚，还考虑到医学伦理、医学意义等因素，准确监测整个国家或地区的"总出生缺陷发生率"是不可能的，监测"主要出生缺陷率"或"严重出生缺陷率"才有意义。

人无完人，先天或多或少的缺陷是难免的，进一步泛化来说，我们都是病人。

第二章
疾病的对象、主体：人的结构与功能

疾病、健康离不开人的结构、功能。结构是基础，功能是体现。世界上的事物极其繁多，归结起来即思维和存在、精神和物质、主观和客观。恩格斯指出："全部哲学的基本问题，即思维和存在的关系问题。"人亦如此，其构成可以归结于两类，即物质性及非物质性构成，同时，它们又有各自的结构和功能。

一、人体的物质性构成与功能

宰杀、解剖动物是人类存在、发展的必然。人类需要动物的肌肉果腹，需要动物的皮毛裹体，有时还需要动物的内脏祭祀，以慰藉自己不羁的心灵。《尚书》《礼记》就有"春祭脾，夏祭肺，季夏祭心，秋祭肝，冬祭肾"的说法，另外还有分配的原因。宰杀、解剖动物让人类能够熟悉动物的内部结构，可以部分推及人的结构和功能。

"百善孝为先"，中国是个讲孝的民族。《礼记·祭义》："父母全而生之，子全而归之，可谓孝矣。"《孝经·开宗明义》："身体发肤，受之父母，不敢毁伤，孝之始也。"保全自身、不毁伤他人身体成为最大的孝，它让解剖人体成为禁区。"解剖"一词出自中医经典，《灵枢·经水》说："若夫八尺之士，皮肉在此，外可度量切循而得之。其死，可解剖而视之。"我国最早的医书《黄帝内经》就提到人的躯体可解剖而视之，记载了骨的长短、肠胃等内脏的位置、大小和容量，但它们只是一种微小的声音。几千年的伦理势力、孝文化让中国人对人体内部结构的认识很肤浅。

雅利安人进入印度之后创立种姓制度，规定首陀罗男子和别姓女子结合所生的混血种，名为旃陀罗。他们地位低贱，不能与一般人接触，被称为"不可触者"。旃陀罗世世代代从事被视为下贱的职业，如抬死尸、屠宰、当刽子手之类，他们有机会熟悉人体结构，但这种零碎的知识不可能被研究及传播。

西方解剖学同样存在文化、宗教禁锢。1543 年，维萨里《人体之构造》问世，奠定了现代解剖学的基础，但他的书成为禁书，他被迫前往耶路撒冷朝圣，客死归途。1553 年，塞尔维特在《基督教的复兴》一书中描述了肺循环，也被宗教视为异端，被处以火刑。

任何禁锢都阻止不了人类的好奇心和求知欲，对未知世界的探索是人的本能。"clinic without anatomy is deadly"，没有解剖学就没有临床医学。奥地利解剖学家彭科夫绘制的《人体解剖图》，对于早年的外科医师，可以称为圣书、工具书。

如今人体解剖学成为基础医学中的支柱学科。它与生理学、病理学、药理学并驾齐驱，俗称"3理1剖"。我们庆幸处在当今的年代，可以大张旗鼓地了解、剖析人体的内部结构及传播这些知识。

（一）人体的系统：人的大体认识

从生理学及解剖学来看，人体由循环、呼吸、神经、内分泌、消化、泌尿、生殖、运动八大系统组成。它们协调配合，进行各种生命活动。

1. 循环系统

循环系统又称心血管系统，分为心脏和血管两大部分。心脏是循环系统的动力部分，心跳是人活着的重要标志。血管包括动脉、静脉、淋巴管及毛细血管，是人体体液（包括血液和淋巴液）循环流动的立体网状管道系统，其总长度可用万公里计算。循环系统是体内的运输系统，它将养分运送到身体的各个部位，如将消化道吸收的营养物质和肺吸进的氧输送到各组织器官，将不需要的部分运送到排泄器官，如将各组织器官的代谢产物输送至肺、肾、皮肤黏膜，排出体外。体循环（大循环）：左心室→主动脉→各级动脉→各级毛细血管网→各级静脉→上／下腔静脉→右心房；肺循环（小循环）：右心室→肺动脉→肺部毛细血管网→肺静脉→左心房。体循环从左心室开始，右心房结束，动脉血变静脉血（氧气减少，二氧化碳增多）；肺循环从右心室开始，左心房结束，静脉血变动脉血（氧气增多，二氧化碳减少）。一旦循环管道系统在某个部位出现堵塞，相应部位或器官就会出现供血、回流障碍，比如脑梗死、心肌梗死、肢体坏死等；一旦循环管道系统在某个部位出现破裂，就会出血，如脑出血、主动脉夹层出血及各种外伤性出血。循环管道堵塞或破裂后果都是严重的，或致命，或致残。

2. 呼吸系统

呼吸系统包括呼吸道（鼻腔或口腔、咽、喉、气管、支气管）和肺。心跳是人活着的重要标志，有没有气（呼吸）也是。人体在新陈代谢过程中不断消耗氧气，产生二氧化碳，呼吸系统为人体输入氧气、排除二氧化碳。呼吸过程由三个同时进行的环节来完成：①外呼吸或肺呼吸，包括肺通气（外界空气与肺之间的气体交换）和肺换气（肺泡与肺毛细血管之间的气体交换）。②气体在血液中的运输。③内呼吸或组织呼吸，即组织换气（血液与组织、细胞之间的气体交换）。通常说的呼吸指外呼吸。

3. 神经系统

神经系统是指挥、协调系统，它通过意识或潜意识指挥人体与外界环境发生相互作用，协调体内各系统、各器官的活动，使人成为完整一体。神经系统分为中枢神经系统和周围神经系统两大部分，中枢神经系统包括脑和脊髓，周围神经系统包括脑神经和脊神经。人类的脑在长期进化中，产生了独特的语言和思维能力，使人类不仅能被动适应外界环境的变化，而且能主动认识、改造世界。

人脑可分为端脑（左、右大脑半球）、间脑、中脑、脑干（脑桥、小脑和延髓）四个部分。脊髓以每对脊神经根的出入，划分为31个节段，有颈、胸、腰、骶、尾五部分。神经系统的基本单位是神经元，密布全身，它组成各种功能弧：感受器→传入神经冲动→神经中枢→传出神经冲动→靶向器、效应器。

从神经末梢向中枢传导冲动的神经称为传入神经或感觉神经；向靶组织传递中枢冲动的神经称为传出神经或运动神经。分布于皮肤、骨骼肌、肌腱和关节等处的感受神经称为躯体感觉神经；分布于内脏、心血管及腺体等处的感觉神经称为内脏感觉神经。分布于骨骼肌并支配其运动的神经叫躯体运动神经；而支配平滑肌、心肌运动以及调控腺体分泌的神经叫内脏运动神经（植物性神经、自主神经），它不能随意控制，类似于植物的调控。自主神经系统掌握着生命体征（体温、心跳、呼吸、血压）、消化、新陈代谢、性冲动等，根据其功能又分为交感神经和副交感神经。交感神经产生应激作用，如瞳孔散大、心跳加快、皮肤及内脏血管收缩、冠状动脉扩张、血压上升、小支气管舒张、胃肠蠕动减弱、膀胱壁肌肉松弛、唾液分泌减少、汗腺分泌汗液、立毛肌收缩等。当机体处于紧张状态时，交感神经活动起着主要作用，副交感神经主要维持安静时的生理需要，功能相反的交感和副交感神经相互制约、相互平衡。当它们作用不协调时，称为自主神经紊乱。

4. 内分泌系统

内分泌系统由各种内分泌腺、内分泌细胞组成，它的分泌物称激素。内分泌腺有下丘脑、垂体、甲状腺、肾上腺、胰岛、胸腺和性腺等。每一个内分泌细胞都是制造激素的小作坊，小作坊聚集就成为工厂（内分泌腺）。内分泌腺散布于全身，常无固定的输出导管，会根据人体需要，时时刻刻输出分子级别的信号。激素的分泌量极微小，为毫微克（十亿分之一克）水平，但作用却极大，如生长激素、甲状腺激素、性激素等对整个机体的生长、发育、代谢和生殖起着调节作用。

下丘脑是内分泌系统的中枢，它通过分泌神经激素，即各种释放因子（RF）或释放抑制因子（RIF）来支配垂体的激素分泌。垂体又通过释放激素控制甲状腺、肾上腺皮质、性腺、胰岛等内分泌腺的激素分泌，另外受控者还通过反馈机制反作用于施控者，呈现出一种作用力与反作用力的关系，其神奇的控制通道是血液。如下丘脑分泌促甲状腺素释放因子（TRF），刺激垂体前叶分泌促甲状腺素（TSH），使甲状腺分泌甲状腺素；当血液中甲状腺素浓度升高到一定水平时，甲状腺素也可反馈抑制 TRF 和 TSH 的分泌。

激素的本质是一系列高分子及其衍生物。其作用方式往往是多种激素相互关联地发挥作用，或协同，或拮抗。激素总是矛盾的存在，既有正作用的激素，又存在反作用的激素，它们保持着某种平衡，一旦被打破，将导致内分泌疾病。例如，在血糖调节中，胰高血糖素等使血糖升高，而胰岛素则使血糖下降，他们之间相互作用，使血糖稳定在一定范围。

阴阳、矛盾、平衡，它们在内分泌系统中表现得淋漓尽致。我们在思考、应对内分泌系统疾病时，要记得走路是靠两条腿的。

5. 消化系统

消化系统由消化道和消化腺两部分组成，包括：口腔、咽、食道、胃、小肠、大肠、肛门，以及唾液腺、胃腺、肠腺、胰腺、肝脏等。这些消化器官分工协作，共同完成对食物的消化，对营养物质的吸收以及对食物残渣的排泄，使人体获得水、糖类、脂肪、蛋白质、维生素及稀有元素。糖、脂肪、蛋白质是"三大能量营养"，糖类被消化为葡萄糖，脂肪被消化为甘油、脂肪酸，蛋白质被消化为氨基酸。葡萄糖可快速供能，脂肪可储能，蛋白质则是人体基本结构性、功能性物质。都说吃进肚子里的东西才是自己的，这种说法可能不完全准确。人体借助皮肤、黏膜与外界隔离，严格来说，消化道里面的东西不算人的结构，其中有天文数字量的微生物，它们借助于食物生存，同时也帮助人消化食物，还提供很多人体需要的营养。

6. 泌尿系统

人体几乎所有生命活动都离不开水，进水主要靠嘴，排水靠肾脏、皮肤、肺及肠道。成人每天排尿要排掉 1000～1500mL 水分，出汗包括隐性出汗排掉 600～700mL，肺呼吸排掉 300mL，大便排掉 100～200mL，总共要排掉 2000mL 水分。因此，一个人一天至少要补充 2000mL 水分。

泌尿系统由肾、输尿管、膀胱及尿道组成。其中肾是核心，起血液过滤作用，能净化血液，是人体的污水处理厂，排泄不为机体所用或者有害的物质，包括：营养物质的代谢产物，衰老细胞的转归产物，一些随食物摄入的多余物质，如多余的水和无机盐类。

7. 生殖系统

生殖系统是体内与生殖相关的器官总称，有男性和女性两类。男性生殖系统含阴茎、睾丸、附睾、阴囊、前列腺、尿道球腺等。女性生殖系统含阴蒂、阴道、阴唇、子宫、输卵管、卵巢、前庭小腺、前庭大腺等。按生殖器所在部位，又分为内生殖器和外生殖器两部分。生殖系统的功能：产生生殖细胞（精子和卵子），通过精子和卵子的结合，繁殖新个体；分泌性激素和维持男女性征。

8. 运动系统

运动系统由骨、骨连结和骨骼肌组成。人体有206块骨及600多块骨骼肌。运动系统有三大功能：①运动。在神经支配下，肌肉收缩，牵拉其所附着的骨，以关节为枢纽，产生移位、表情、语言等活动。②支持。构成、维持人体形态、支撑身体和内部器官，其中骨和骨连接起支架作用，互相对抗、协同的肌群各自保持一定的收缩及舒张度，完成各种姿势及身体平衡。③保护。由骨、骨连结和骨骼肌形成多个体腔，保护及支持其中的脏器，包括颅腔、胸腔、腹腔和盆腔。颅腔保护脑和眼耳鼻等感觉器官；胸腔保护心肺、大血管；腹腔和盆腔保护消化、泌尿、生殖系统的众多脏器。运动系统中，骨是被动部分，关节是枢纽部分，骨骼肌是主动部分，当受外力冲击时，肌肉还能反射性地收缩，起着缓冲打击和震荡的作用。

在神经和内分泌系统调节下，八大系统互相联系、互相平衡，共同完成全部生命活动，以保证个体生存和种族绵延。

（二）人体的组织：人体的材料

构造房子的材料是建筑材料，构造人体的材料是组织材料。人体一共有4种组织，分别是上皮组织、结缔组织、肌肉组织、神经组织，在显微镜下可以明显体会到它们物以类聚的特点。

1. 上皮组织

上皮组织由密集排列的上皮细胞和少量细胞间质构成，一般成膜片状，被覆在人体、器官表面或者衬于中空器官、体腔的腔面（内表面），具有保护、分泌、吸收及感觉等功能。其排列方式有单层和多层之分，依功能和结构特点可分为被覆上皮、腺上皮、感觉上皮三类。①被覆上皮：具有保护、吸收功能。人体表面和口腔内被覆复层上皮，胃、肠、呼吸道、血管等腔面被覆单层上皮。被覆上皮（皮肤、黏膜）常被泛称为上皮组织，分布最广，皮肤为人体最大的器官。②腺上皮：有分泌功能。腺上皮分散在被覆上皮内，其分泌物靠血液运送，称内分泌腺，分泌物称激素；组成腺器官，腺上皮用管道排出分泌物，称外分泌腺，如肝分泌胆汁，乳腺分泌乳汁。③感觉上皮：含有感觉细胞，具有刺激的感受功能，如嗅觉上皮、味觉上皮、视觉上皮和听觉上皮。

2. 结缔组织

结缔组织指上皮组织、肌肉组织、神经组织以外的组织，形态结构多种多样，由细胞、纤维和基质组成，特点是细胞少而分散，细胞间质多，有支持、联结、保护、营养和修复等功能。其细胞有巨噬细胞、成纤维细胞、浆细胞、肥大细胞等；纤维包括胶原纤维、弹性纤维和网状纤维，主要起联系各组织和器官的作用；基质填充于细胞和纤维之间，为物质代谢交换的媒介；纤维和基质又合称"间质"，结缔组织具有很强的再生能力，创伤愈合多通过它的增生而完成。结缔组织包括：①疏松结缔组织，又称蜂窝组织，广泛分布在皮下、肌间、消化管和血管壁中。②致密结缔组织，如肌腱和韧带。③脂肪组织。④骨组织和软骨组织。⑤血液和淋巴等。

3. 肌肉组织

根据形态和功能，肌肉组织分为三种。①骨骼肌：有明确的起止点，可受人的意识支配而随意收缩，所以又叫随意肌，人体外现的很多活动都是骨骼肌收缩的结果。②平滑肌：分布在血管、气管、支气管、食管、胃肠道、尿道、子宫、输卵管等各种管壁、腔壁上，其收缩缓慢且规律，它的运动通常不被人所感觉。③心肌：心脏所特有，它的收缩有节律性，它和平滑肌都属不随意肌，人的意志可以直接改变呼吸的频率和力量，但不能直接改变心跳、肠道蠕动的频率和力量。

4. 神经组织

它较集中于脑部及脊髓，另外也广泛分布于人体各组织器官内，具有感觉、调节和支配各器官的功能。神经组织由神经元（神经细胞）和神经胶质所组成。神经元具有接受刺激和传导兴奋的功能，是神经活动的基本功能单位，包括细胞体和突起两部分。神经元的突起也叫神经纤维，其末端的细小分支叫神经末梢，分布在全身。神经元受刺激后能产生兴奋，并能沿神经纤维传导兴奋，因为传导兴奋的方向不同，神经纤维又被分为传入神经纤维（向脑、脊髓报告）和传出神经纤维（下达脑、脊髓命令）两种。神经胶质在神经组织中起着支持、保护和营养作用。

人体四种基本组织分别组合，构成了各种器官，如心、肺、脑、肾、肝、脾、胃、肠、骨、皮肤、肌肉，进而构成人体。

（三）人体的细胞：房子中的小房子

高楼大厦内有很多的小房子，或说高楼大厦由小房子构成，小房子功能各种各样。人体也一样，人体内有很多的细胞，人体由各种各样功能的细胞构成。

人体细胞的平均直径在 $10 \sim 20\mu m$，最大的是成熟的卵细胞，直径在 $100\mu m$（略大于亚洲人头发丝的直径 $80\mu m$）以上，最小的是血小板，直径约 $2\mu m$。细胞的发现要归功于显微镜的发明。被誉为中国科圣的墨子描述了凸面镜"近镜像大，远镜像小"现象。一千多年前，人类已能把透光的水晶、宝石娴熟地磨成凸透镜。单个凸透镜只有数倍的放大作用，直到 1590 年，荷兰眼镜匠詹森父子将两块凸透镜装在一起时，才制成了第一架显微镜。数十年后，列文虎克制造的显微镜，已经能放大 300 倍，这时人类才能轻松地观察细胞。

现已经被认识的生物有 200 多万种，可分为植物、动物、微生物（真菌、细菌、病毒等）三大群，除病毒外生物都由细胞构成。英国科学家罗伯特·胡克 1665 年 1 月出版的《显微制图》一书，记载了他 1663 年的一个伟大发现，他用显微镜观察一块软木薄片的结构，发现它们看上去像一间间的小房间，他将之命名为 cell（细胞），实际上他观察到的是已死亡的植物细胞的细胞壁。在之后的 1838 年和 1839 年，德国植物学家施莱登、动物学家施旺，分别对植物和动物进行了大量的显微观察，提出：一切植物、动物都由细胞组成；每个细胞相对独立，既有自己的生命，又与其他细胞共同组成整体生命。1858 年，德国病理学魏尔肖提出"所有的细胞都来源于先前存在的细胞"的论断，彻底否定了传统的生命自然发生说的观点。恩格斯将细胞学说列为 19 世纪自然科学三大发现之一。

人由单个受精卵细胞发育而来，受精卵通过有丝分裂 1 变 2，2 变 4，最后发育成胚胎，组成胚胎的原始细胞是非成熟细胞，每一个原始细胞都具有发育成各种成熟细胞、特化细胞（比如上皮细胞、肌肉细胞、神经细胞）的能力，它们被称为多能干细胞。通过细胞分裂使人体细胞总数增加，通过细胞分化使人体细胞种类增加，目前人体细胞根据功能、形态被分成 200 多种。使用骨髓干细胞移植治疗白血病开始于 1956 年，其原理为白血病患者输入骨髓的造血干细胞，利用细胞的分裂分化功能，重塑患者的血液系统。

2012 年，诺贝尔生理学或医学奖授予英国科学家约翰·戈登和日本科学家山中伸弥，理由为"发现成熟细胞可被重编程变为多能性"，这是对以前的"从非成熟细胞到成熟细胞是单一方向"的否定。这一发现让逆生长成为可能。戈登的方法是用蝌蚪肠道细胞的细胞核替换掉青蛙卵母细胞的细胞核，该合成细胞发育成一只克隆蝌蚪，并最终长成青蛙，山中伸弥的方法则是在成熟的细胞中加入基因而让它具备干细胞功能。

人体所有细胞都有一定的寿命，或长或短。红细胞寿命为 120 天，皮肤上皮细胞 28 天，胃黏膜上皮细胞 6 天，肠黏膜细胞 3 天，有的白细胞只能活几小时。心肌细胞的寿命则较长，瑞典科学家 2009 年证明心肌细胞以每年 1% 的比率更新，年龄越大更新越少。细胞代数学说（亦称细胞分裂次数学说）认为，人体细胞相当于每 2.4 年更新一代。细胞不断老化、凋亡，新生细胞不断补充，始终保持着一定的结构和功能，维持着组织、器官的完整和稳定，这称为细胞生理性再生。如表皮的复层扁平细胞不断地角化脱落，基底细胞不断增生、分化予以补充；经期女性子宫内膜脱落后，又有新生的内膜再生。在病理状态下，细胞损伤、坏死或缺损后，如果程度较轻，可由周围的同种细胞增生、分化，恢复原有的结构与功能，如烫伤出现水泡，其基底细胞以上各层细胞坏死，此时基底细胞增生、分化，从而恢复表皮的原有结构与功能。损伤严重时可经肉芽组织进行修复，这称为病理性再生，组织结构与功能会有影响。

房子由砖头堆积，细胞也类似。人体细胞含有细胞膜、细胞质、细胞核。细胞质包括细胞质基质和细胞器，细胞器包括内质网、线粒体、高尔基体、核糖体、溶酶体、中心体。多数细胞只有一个细胞核，有些细胞没有细胞核，如红细胞；有些细胞含有两个或多个细胞核，如肌细胞、肝细胞等。细胞核包括核膜、染色质、核液和核仁四部分，染色质主要由蛋白质和 DNA 组成。

　　房子由房子的框架支撑，人体由骨架架起。同样，细胞由细胞支架、细胞核由细胞核支架、染色体由染色体支架支撑起，它们是以蛋白成分为主的纤维网架。这些认知有赖于电子显微镜等技术的发展，时间还只有 80 年。1931 年，卢斯卡研制了第一台透视电子显微镜，目前它的分辨率达 0.2nm，已经能够观察病毒，而光学显微镜为 0.2μm，他让人类眼光又放大了 1000 倍。

　　细胞内的结构和功能，一定会随着新"魔镜"的出现而进一步展现，一个个的新世界仍可期待。

（四）有机物、水及其他：材料的材料

1. 有机物

　　物质可简单地分为有生命的物和无生命的物。有生命的物又可简单地根据它是否会移动，分为动物、植物。有些生命太小，以前发现不了，现在发现了，我们可以称之为微生物。这些基本理念在中文语境中很好理解，会动的生命叫动物，不会动的生命叫植物，太小的生命叫微生物。

　　有生命的物和无生命的物在组成成分上究竟有什么不同？可以简单地想象出：有生命的物由生命物质组成，或者说，生命体内一定有特定的生命物质，再或者说，生物之所以为生物，它一定有"无生物"（没有生命的物）所没有的物质。这些生命物质是什么？这个问题让世世代代、许许多多的人着迷。

　　在回答这个问题之前，西方人用了一个词 organism，中文译为"有机物"。从词根来看，它来源于 organ，即器官，指生命体内具有某种特定形态、功能的结构，比如根、叶是植物器官，眼、鼻是动物器官，有机物，其本意应该指构成器官、生命体的物质，或简称为生命物质。

　　要承认，即便是科学技术如此发达的今天，人类再狂妄，也还是没有能力利用无机物制造一个生命，所以要找到这些独特的生命物质只能在生物中找。有机物原义就是"来自有生命体的物质""有生机之物""有生命之物"，生物的"生命力"来自这些生命物质。因为人类还不能制造生命，所以人工合成的物质不能算严格意义的生命物质，这应是瑞典化学家贝采利乌斯为代表的一大批人的"生命力"学说的本义。

　　喜讯频频传来了，1769 年从葡萄汁中找到酒石酸，1773 年从尿中找到尿素，1780

年从酸奶中找到乳酸，1805 年从鸦片中找到吗啡，这些"无机世界"没有的物质纷纷被找到，或可称为"有机物"。可仅仅过了几十年，人们还没来得及将它们与独特的"生命物质""生命力"画上等号，噩耗就已经传来。1828 年，贝采利乌斯的学生、德国化学家维勒将被视为无机的氰酸铵的水溶液加热得到了有机的尿素，尿素原被认为只有动物体内才有、大量存在于动物尿中的一种有机物，它已经可以人工合成。之后的 1845 年柯尔伯合成了醋酸，1854 年柏赛罗合成了油脂类物质。现在人类已知的有机物达 900 多万种，数量远远超过无机物，可它们绝大多数可以人工合成，不能自洽啊！真正的"有机物"、生命物质还没有找到，学说意义上的无机界和有机界的鸿沟却逐渐被填平。

贝采利乌斯在 1806 年造了"有机化学"一词，由此开启一门学科。化肥、塑料、杀虫剂、合成药物等人工合成的"有机物"，为人类的繁荣昌盛做出了巨大贡献，他可以安息了，人们也渐渐忘记了他寻找"有机物"的原意。现在再问什么是有机物？化学教材一般把含碳的化合物叫作有机物，一氧化碳、二氧化碳和一些碳酸盐、氰化物除外，把不含碳的化合物叫作无机物，问题和答案都已经远离本意了。

但是"生命力学说"的灵魂还在，它仍盘绕在人们的脑海。寻找生命物质还在路上，"有机物"这词已经不合时宜，不用罢了。人类似乎已经更聪明，他们一手拿着"物理学"的放大镜，一手拿着"化学"的试管，寻找可遗传的生命物质。

动物、植物由细胞构成这个发现着实让人类兴奋，似乎找到了生物的统一性，但细胞只是一种形态结构，与生命材料物质相差甚远。大海捞针很难，大楼里有房子，房子中有砖头，在砖头中找就容易多了！

德国生物学家弗莱明，1879 年用一种人工合成的红色染料染细胞，通过显微镜看到了细胞核内的染色质，这些物质平时散漫分布，当细胞分裂时浓缩，形成一定数目和一定形状的条状物，分裂完成时条状物又变为散漫状。染色体的主要化学成分是脱氧核糖核酸（DNA）和蛋白质，1953 年 4 月，美国的沃森和英国的克里克提出"DNA 双螺旋结构的分子模型"，被誉为 20 世纪以来生物学最伟大发现。对于生命物质，恩格斯说：生命是蛋白体存在的形式。沃森和克里克是知道 DNA 比蛋白质更为重要的人。染色单体每一条可看作一条双螺旋的 DNA 分子，有丝分裂间期，DNA 解螺旋而形成伸展的细丝。

基因最终被锁定为可遗传的生命物质。从目前的知识来看，它似乎是所有生命生、老、死的指挥者和组织者，很多的疾病也与其相关。基因是 DNA 分子的一个个片段。1990 年，正式启动的"人类基因组计划"，由美国、英国、法国、德国、日本和中国科学家共同参与，其宗旨在于测定组成人类染色体（指单倍体）中所包含的 30 亿个碱基对组成的核苷酸序列，从而绘制人类基因组图谱。2005 年，人体内约 2.5 万个基因的密码全部解开。

对基因的探索，为我们认识世界、改造世界（包括诊治疾病）提供了一条新路径。WHO 于 2016 年 4 月 6 日首次发布全球糖尿病报告，全球 18 岁以上人群中，1980 年糖尿病患者为 1.08 亿人，2014 年增加至 4.22 亿人，占全球总人口的 8.5%，每天约一万人因糖尿病死去，中国成年人患糖尿病率接近 10%，而 1980 年不到 5%。糖尿病的根本原因是体内胰岛素分泌不足或不能正常利用，目前控制血糖的重要方法之一是补充胰岛素。生产胰岛素的传统方法是从猪、牛胰腺提取，量有限，成本也高。20 世纪 80 年代，科学家利用基因技术，使大肠杆菌变成了胰岛素工厂，利用大肠杆菌本身的巨大数量及繁殖速度，能大量获取胰岛素。

人类目前对基因的认识还太浅，认为人的基因组相似性在 99.5% ～ 99.9%，人与大猩猩基因组的相似性约为 99%。

2. 水及其他

水是生命的源泉，有水就有生命。液态水的存在需要适当的温度和气压，很多人笃定找到液态水才能找到生命。

人体中所有器官、组织、细胞都含有水，水是人体的重要组成，所有生命活动离不开水。水占体重的比例在一半以上，50% ～ 90% 都有。小孩含水量比老人多，男性比女性多，不同器官的水分差别很大。眼球含水量是 99%，血液是 85%，肌肉是 76%，脂肪是 10% ～ 30%，骨骼是 22%。总体上，人体含水量随着年龄的增大而减小，新生儿约占体重的 80% ～ 90%，成年人含水量约占人体重的 65%（2/3），老年人可降至 50%。

一生万物，万物归一。先秦道家在形而上层次把道视为万物之元；在形而下层次把气视为万物之元，即元气学说，认为气是万物本原，是万物构成的最基本物质。春秋时，医和解释"天气"时提出，"天有六气，六气曰阴阳风雨晦明也"（《左传》），而提出"六气病源"的病因学说。明朝方以智在《物理小识》中进一步说，"空皆气所实也"，气弥漫整个空间，倘一处受激，则处处牵动，"摩荡嘘吸"，"互相转应"，有如投石水上，石激水荡，纹漪既生，连环不断。明朝医家张景岳在《类经》说："精、气、津、液、血、脉，无非气之所化也。"孟子更说："气者，体之充也。"但气与现代科学中的物质如何对应？气或许就是永远在发现路上的"最基本粒子"。

人归根结底都由一些简单的化学元素组成，而原子是元素的表现结构，原子聚合成分子，分子聚合成高分子，然后形成小的细胞器、细胞、组织、器官，最后形成一个机体。一个原子由一个原子核及若干电子组成，原子核由质子和中子组成，质子数决定原子的元素种类，中子数则决定元素的同位素种类。原子不是一成不变的，氢的原子量最小，其他原子类似是氢原子的聚集体。原子核中质子聚合产生核聚变，如氢弹；原子核中质子拆分产生核裂变，如铀弹。人体就是一堆由粒子构成的原子，原子总数约为 6×10^{27} 个。物质内含能量，能量体现、维持、转变物质。人体的三磷酸腺苷（ATP），作为细胞能量分子，传递着细胞所有能量，体现着所有生命能量活动。

到 2012 年，人类共发现 118 种元素。人体约有 60 种，常量元素有 11 种，按其含量顺序排列为：氧、碳、氢、氮、钙、硫、磷、钠、钾、氯和镁，构成人体总量的 99.95%，氧、氢、碳、氮四种元素占 96% 左右，其中由氢和氧结合而成的水占 65% 左右。人火化后，骨灰的重量约为体重的 3.5%，主要元素是钙、磷、碳、氧。

体内元素过多或过少都会致病。夏天出汗多，钠、钾、氯丢失多，如果仅补充水分，很快会引起低钠血症、低钾血症；利用注射方式来执行死刑，其中的药物有氯化钾，它引起的高钾血症，一分钟就能致死；碘摄入量过多、过少，都会影响甲状腺功能；缺钙引起骨质疏松；缺铁引起贫血。日本 1956 年数千人得的神经衰弱、肾功能衰竭的怪病"水俣病"，是一种汞中毒，与食用水俣湾中汞污染的鱼虾有关。日本富山县的容易骨痛、骨折的怪病"痛痛病"，是一种镉中毒，它与食用镉污染的大米有关。

科学发展到今天，我们对人体的物质构成了解了很多。人类五官的认知能力不断受到挑战，眼见不一定为实，耳听也不一定为虚。我们刚刚接受了牛顿力学，爱因斯坦的狭义相对论、广义相对论又来了。我们还在怀疑薛定猫的时候，量子通讯已经变为事实。2017 年 10 月 29 日，中国、奥地利两国的科学院院长进行了世界上第一次洲际量子保密通信视频通话。中国量子力学第一人潘建伟教授说，按照量子叠加理论，"看到即改变。"

我们被告知：微观粒子具备波粒二象性；物质尽皆由细小的、振动的弦构成，最基本的物质是弦，弦组成夸克，夸克组成质子和中子；一切物质基础是一份份的能量，粒子也只是能量的一种表现形式。我们被告知：宇宙中一切所谓"看得见"的东西，仅占宇宙质量的 5%，另外的 95% 是看不见的暗物质和暗能量。暗物质和暗能量究竟是什么？它们犹如两朵"乌云"，笼罩在现代物理学天空，人类没找到，还无人能准确说清楚。我们被告知：宇宙的万物、时间都有原点，"大爆炸"理论正深入人心，另外三维空间有可能错了，十维空间亦是可能。

我们心目中的时间、空间、物质概念正在被颠覆。"子非鱼，安知鱼之乐？"2000多年前，中国智者惠子知道认知的主体不同，认知结果亦不同。宇宙学家霍金 2010 年在其《大设计》第三章"何为真实？"中也得出同样结论。他用"金鱼物理学"来表述：鱼缸里面的金鱼透过弧形的鱼缸玻璃观察外面的世界，与人类观察的结果一定不同。霍金相信，人类看到的直线在"金鱼物理学"中表现为曲线。我们会说在"金鱼缸"中的金鱼看到的世界是扭曲的，金鱼同样会说在"大气缸"中的人类看到的世界是扭曲的。谁对谁错？霍金真是大好人、真聪明，他说，都对。他发明了"依赖模型的实在论"，意思是，金鱼有金鱼的模型（概念、标准），人有人的，各自依赖各自的模型去判断。他说不存在与图像或理论无关的实在性概念，不存在与模型（概念、标准）无关的实在性概念。

人和金鱼会不会都错了？组成宇宙及人体的物质或许并不是我们现在的认知，就像"盲人摸象"的盲人那样以偏概全。人认识物质世界时离不开空间、时间。在三维空间观念中又会有宏观、平常观、微观三种层次；在时间观念中存在动态和静态。当这些时空概念被颠覆时，就像佛说："凡所有相，皆是虚妄。"在认识人体物质组成的征途上，我们或许刚刚启程，后人去说吧。

二、人的非物质性构成与功能：精神是什么

世界由物质和精神组成，人亦如此。精神到底是什么？是物质的反映吗？物质也可以通过物质来反映，比如有物质的阴就有物质的阳，正电荷能反映负电荷。是物质在人脑的反映吗？其他生物也有它们的精神。要定义精神不容易，可以明确的是：它是相对于物质而言的，它非物质，区别于物质，我们用精神、意识、思想、思维、心理、主观、反映这些名词来表述人的非物质。

大脑，控制我们的行为，是人的最高司令部，是物质和精神的交汇区。基因，控制我们的生老病死。它存在于每个细胞，简单的碳、氢、氧、氮排列能让没有大脑的受精卵长大成人。它如同工程师的建筑图纸，规划了我们几乎所有的内在生命活动。

精神与身体疾病密切关联。身体疾病会通过精神来体现，如痛、不舒服；精神可以是疾病的病因，如持续紧张可导致高血压、胃溃疡；精神可以加重身体疾病，也可以缓解身体不适；另外，精神本身也会出现精神疾病。没有思维的人我们会比喻其为行尸走肉；精神错乱了称之为精神病；叫不醒我们叫昏迷；持续不醒可能会被称为植物人；大脑没反应、脑电图呈一条直线时，我们会称之为脑死亡。

法国文豪雨果在《悲惨世界》中说：世界上宽阔的东西是海洋，比海洋更宽阔的是天空，比天空更宽阔的是人的胸怀。何为精神？它存在于人体，它是人的非物质性构成。人的非物质性构成总体可分为四大种类：感觉、知识、情绪和欲望。

（一）感觉类：信息的感知

人有哪些感觉？

佛学以人的感觉、感知为中心，对世界一切事、物分类，把人的感觉主体归为六根（眼、耳、鼻、舌、身、意），把感觉对象归为六境（色、声、香、味、触、法），把感觉结果归为六识（眼识、耳识、鼻识、舌识、身识、意识）。其中的意识可以理解为感觉的感觉、抽象出来的感觉，是对感觉、知识、情绪和欲望的感觉。六根、六境和六识

共同组成人和世界的十八界。

什么样的感觉是痛？医学解读为痛觉是机体受到伤害性刺激时，产生的一种不愉快的感觉，它并没有表述出这种感觉到底怎样不愉快。酸、甜、苦、辣的感觉又怎么样？或许只能表述为身体（口腔）接触酸、甜、苦、辣物质时产生的感觉，这些基本感觉每个人都知道，但没有一人能准确表述出。感觉就是这样，只可意会不可言传，就是这么不靠谱。遗憾的是，很多人总固守着已有的感觉。

感觉是身体内、外环境的各种信息，由感受器接收，通过周围神经，传递到脑和脊髓的各级中枢进行整合形成。现代医学根据感觉主体、内容的不同，已经清晰地将所有感觉分为两类：躯体感觉和内脏感觉。医学还将感觉内容分为一般感觉（浅感觉、深感觉、复合感觉）和特殊感觉（视觉、听觉、味觉、嗅觉），由此产生四种感觉：一般躯体感觉、特殊躯体感觉、一般内脏感觉和特殊内脏感觉。由眼、耳所感受的视觉、听觉归为特殊躯体感觉，由鼻、口所感受的嗅觉、味觉归为特殊内脏感觉。

身体既是感觉的主体，又是感觉的客体，比如手指出血，手指作为感觉的主体，能感受到疼痛，同时作为感觉的客体，能被视觉看到伤口以及伤口血液的流出，多数感觉是几种感觉的夹杂，即复合感觉。

感觉是精神、意识的基础。正如洛克所说：人类所有的思想和观念都来自或反映了人类的感官经验。古罗马哲学家爱比克泰德也说：对所有的人来说，思想和行为都源于一个出处，这个出处就是感觉。知识、情绪和欲望也来自并反映了人类的感觉，它们是感觉的感觉，是感觉的泛化，因此我们还能感觉好坏、幸福、痛苦、喜怒哀乐和欲望。

1. 一般躯体感觉

浅感觉是皮肤、黏膜的感觉，包括痛、温、触觉。感觉外界及身体作用于皮肤、黏膜的各种刺激。

深感觉即本体感觉，可分为三级。一级：肌肉、肌腱、韧带及关节的位置感觉、运动感觉、振动感觉、负重感觉。二级：前庭的平衡感觉和小脑的运动协调感觉。三级：大脑皮质综合运动感觉。位置感觉感知肢体与关节的位置移动，能让闭眼状态下一侧肢体模仿对侧肢体的姿势。运动感觉感觉肢体、躯体的运动速度和方向，肌肉通过屈伸感知和监测运动速度，能辨别脚趾是向上还是向下。负重感觉感知肢体的负重变化。振动觉感知骨骼振动。平衡觉感受器是内耳中的前庭器官，包括三个半规管，反映人体姿势和地心引力的关系，能分辨自己是直立还是平卧，感觉身体的加速减速、直线曲线运动。前庭器官受到强烈刺激，有人会恶心呕吐，如晕船、晕车等。小脑是运动的重要调节中枢，它接受大脑皮质发向肌肉的运动信息和肌肉关节的反馈信息，并对这两种信息进行整合，使随意运动保持协调，它关联人的运动协调性。

浅感觉、深感觉形成复合感觉，包括精细触觉、定位觉、两点辨别觉、立体触觉

（实体觉）、重觉等。感觉神经破坏会出现感觉障碍，包括痛觉、触觉、温度觉和深感觉的减弱、缺失或过度敏感，如截瘫、偏瘫。特定疾病状态浅感觉、深感觉可以改变，甚至出现错觉。比如鱼刺刺伤咽喉后，即使鱼刺已拔出，可能还会感觉鱼刺存留；咽喉炎患者会有咽喉异物感；尿路感染患者总感觉有尿意，刚尿完就想尿，可又尿不出；截肢术后还感觉患肢存在，有"幻肢痛"，等等。

2. 一般内脏感觉

内脏器官均有感觉神经分布，接受内脏的各种刺激，经内脏感觉神经传到中枢，形成一般内脏感觉，并通过相应的反射来调节内脏的活动。

一般内脏感觉在四种感觉中最重要，它还监测、反馈被称为生命体征的体温、脉搏、呼吸、血压。造物主把生命体征中枢——脑干的位置设在了大脑的基底部，反映了生命的基础。

一般内脏感觉神经纤维的数量比一般躯体感觉少，所以人感知身体内部世界的信息比外部世界少，另外它的感觉中枢结构相对贫乏，导致内脏传入冲动引起的感觉比较模糊、弥散而不易精确定位。内脏感受器很多的传入冲动不产生感知，比如心脏每分钟泵血 $600 \sim 800mL$、动脉高达 150mmHg 的压力、胃中高腐蚀性的强酸。

内脏感觉对张力和压力相对敏感，能感知饥渴、饱胀、窒息、疲劳、便意、恶心、疼痛等感觉。一旦传入冲动比较强烈时可引起感觉，比如胃饥饿收缩时有饥饿感觉，直肠、膀胱充盈可引起便意、尿意；传入冲动比较异常、比较危急时，感觉会很强烈，比如心脏冠状动脉中芝麻大小的血栓可引起"濒死感"的心绞痛，又如绿豆大小的输尿管结石可引起肾绞痛。

内脏痛是临床常见的内脏感觉，由机械性牵拉、痉挛、梗阻、缺血和炎症等刺激所致，比如胃痛。胸壁、腹壁痛是指内脏疾患引起胸、腹壁刺激或肌痉挛而产生的疼痛，比如胃溃疡穿孔引起的疼痛。牵涉痛是某些内脏疾病引起远隔的体表部位发生疼痛或痛觉过敏，比如心绞痛常牵涉到左肩。

3. 特殊躯体感觉

（1）视觉

人所感受的外界信息 80% 以上来自视觉，反映物体的形状、明暗、颜色及活动。物体的影像经过角膜、瞳孔、晶状体和玻璃体，投射于视网膜，视神经细胞将光信号转变成生物电信号，经神经传至大脑，大脑根据人的经验、记忆、分析、判断、识别等复杂过程构成视觉。

视觉离不开光。古人的元气学说认为气是万物本原，光生于气，而且本身是一种气，中国古代哲学家方以智就说："气凝为形，蕴发为光，窍激为声。"现代科学认知了光的波粒二象性，有反射、折射、衍射等特性。光的特性决定了视觉的虚虚实实，决定了光影世界的不完全可靠。

虽说眼见为实，每个人视觉的实还是很不同。角膜的弧度及调节能力不行可出现近视（视远不清）、远视（老花、视近不清）、散光（聚焦不行）；色觉障碍中，不能分辨自然光谱中的各种颜色或某种颜色，称为色盲；对颜色的辨别能力差的则称色弱；青光眼患者看灯光时可见七色彩圈、彩虹，称为虹视；角膜水肿患者，其角膜变为毛玻璃样，视物如雾，称为雾视；原发性视网膜色素变性及个别眼外伤患者，视野变小，看到的世界只有管口那么大，类似于井底之蛙，称为管视。管视是一种病态，实际上当我们注视时，管视、点视就是一种常态，其他感觉亦如此。更严重的视觉障碍患者只有光感、不能视物，没有光感就变成了眼盲。

患者的视觉不能准确反映客观世界，正常人的视觉世界与事实也不尽符合。我们会看到杯子中的筷子折断、变粗，会看到海市蜃楼。我们坐在汽车中看旁边的汽车时，尽管自己的车是动的，会觉得不动，尽管自己的车是静的，会觉得自己在动。我们有时还会"视而不见"。另外我们每天照镜子看到的都是相反的图像。总之，我们不能太相信我们的眼睛。

（2）听觉

物体在介质（气体、液体或固体）中振动产生波，可听声指引起听觉的声波，简称声、声音。声音的高低（音调）、强弱（响度）、音色称为声音三要素。声音的高低由振动频率决定，声音的强弱由振动幅度决定，音色的差别则由振动波形来决定。

声音能否被听觉，取决于声波的频率和幅度。人耳通常能听到的声音频率是20～20000Hz，敏感范围为1000～4000Hz，低于20Hz的声音叫次声波，高于20000Hz的声音叫超声波。频率太低或太高时，人耳都听不到。人能听到蜜蜂的飞行，却听不到蝴蝶的飞行，这是因为蜜蜂每秒振翅三、四百次，蝴蝶只有五、六次。蚊子飞行其振翅频率虽可达到700Hz，但它的翅膀短小、挥动角度也少于40°，这决定了其振幅小，其飞行往往不易被人听觉。声波的每一种频率，都有一个引起听觉的最小振动强度，此为听阈。美国的电话之父贝尔以"贝尔"为单位定义了声音的响度（振动强度），之后又定义了"分贝"。1贝尔等于10分贝，1分贝表示刚能听到的声音，15分贝以下感觉安静，正常交谈时一般不超过60分贝，70分贝相当于闹市区声量。人耳可以接受0～130分贝的声音，超过130分贝会引起耳痛。WHO将耳聋分级：听力下降但能听到26～40分贝的声音为轻度聋；听力阈值为41～55分贝为中度聋；听力阈值为56～70分贝为中重度聋；听力阈值为71～90分贝为重度聋。

美国环境保护局（EPA）1975年提出保护健康和安宁的噪声标准。中国居住、商业、工业混杂区（2类标准）环境噪声容许范围是夜间噪声不超过50分贝，白天不超过60分贝。按声音的频率，噪声可分为小于400Hz的低频噪声、400～1000Hz的中频噪声及大于 1000Hz 的高频噪声。噪声的判断，仅从物理学角度是不够的，主观因素往往起很大作用。人类会将不喜欢的声音统统称为噪声，每个人都有自己喜欢的声音。

听觉是由耳、听神经和听觉中枢共同完成，这三者出现问题都会引起听觉异常。耳包括外耳、中耳和内耳三部分。外耳、中耳主要作用是收集、传导、处理声波，内耳中有听觉感受器，将声能转变为神经冲动，再经听神经传入中枢产生听觉。声波传入内耳途径有空气传导和骨传导两种。空气传导途径：声波经外耳→鼓膜→听骨链→前庭窗→听觉感受器。骨传导途径：声波经颅骨使内耳中的外淋巴、内淋巴发生波动，刺激听觉感受器。正常情况下以空气传导为主，当塞住耳朵说话时，听到的是骨传导的声音。

对声音之听取、辨识有问题可以统称为听觉障碍（听觉异常）。听觉障碍分三种：生理性、传导性、中枢性。表现为：没响感觉有响、有响感觉没响、异常响。生理性听觉异常以暂时性为特点。听觉适应是持续的声音刺激引起听觉感受能力下降的现象。较长时间接触强噪声，会导致听力下降，需要较长时间才能恢复，该现象称为听觉疲劳。

听觉过敏者对声音刺激异常敏感，比如有的面瘫患者，因鼓膜张肌紧张，鼓膜张力高，微小声音就可产生强的震动而产生听觉过敏，即使是轻声细语也觉得刺耳。自闭症小孩可能对声音采取选择性听及选择性不听，时间一长，会对某些声音听力不足，对某些声音又特别敏感，他可以清楚地听到墙壁水管的水流声，甚至可以听到自身血液流动的声音。耳鸣是外界没有相应音源，主观上却感觉有各种各样的声音，无声变有声。幻听是一种虚幻的听觉，就像歌词"有个声音在对我呼唤"，是大脑听觉中枢对信号错误加工的结果，常见原因有精神紧张、麻醉剂应用等。

年老时听力会下降甚至耳聋，强大的声音如爆炸声和枪炮声，能造成鼓膜破裂、听骨错位、韧带撕裂、出血，而导致听力部分或完全丧失。

4. 特殊内脏感觉

（1）嗅觉

嗅觉的感受器位于鼻腔上方的鼻黏膜，传导神经为嗅神经，嗅球和端脑是嗅觉中枢。嗅觉感受器接触到外界气味分子是嗅觉产生的前提，这些气味有上万种。2004 年，诺贝尔生理学或医学奖得主、美国的阿克塞尔和琳达发现了 1000 个气味受体的不同基因。我们常结合产生气味的源体来表述嗅觉，例如玫瑰花香、肉香、腐尸臭。

人的嗅觉敏感度存在明显个体差异，视觉、听觉障碍者嗅觉会代偿性增强。在有气味的地方待一段时间，会产生嗅觉下降或无感觉。古人说"如入芝兰之室，久而不闻其香；如入鲍鱼之肆，久而不闻其臭"，即嗅觉适应；此外，也有嗅而不觉，比如大便时对自己大便的臭味会明显迟钝。

炎症、外伤、肿瘤等原因损伤嗅觉产生通道，包括鼻黏膜、嗅神经、嗅球和端脑会引起嗅觉异常，如嗅觉减退、丧失（嗅盲）、倒错、幻嗅。

（2）味觉

味觉指口腔（主要是舌面的味蕾）味觉感受器受到刺激而产生的一种感觉。基本味觉有甜、酸、苦、辣、咸五种。味觉与食物结构相对应：糖类——甜味，酸类——酸味，盐类——咸味，生物碱——苦味，辣椒素——辣味。食物中各种味道相互夹杂，构成味觉世界"五味瓶"的总味道，《孙子兵法》说："味不过五，五味之变，不可胜尝也。"舌前 2/3 的味觉经面神经传递，舌后 1/3 的味觉由舌咽神经传递。舌尖对甜敏感，舌边前部对咸敏感，舌边后部对酸敏感，舌根对苦、辣敏感。味觉中枢位于大脑额叶，味蕾、传导神经、味觉中枢不正常均会引起味觉障碍。

常见味觉还有涩、鲜、香等。涩即不滑的滋味，比如未成熟的柿子及含单宁较多的葡萄酒的味道，它对应鞣酸类物质；鲜味是一种难以言喻的可口味道，与 L- 谷氨酸关联；香更不可言喻，它混杂着嗅觉，如肉香，与脂肪、蛋白质对应。2015 年美国珀杜大学确认出"肥"的味道，就是当你一口咬住一块多汁的牛排时的那种感受，表现为有点腻、有点香、也有点脂肪的味道。

不同味觉间相互作用、相互影响，还致使味觉发生改变。

味的对比现象指两种或两种以上的呈味物质，适当调配，可使某种味觉更加突出。如在糖中加盐会使糖的甜味突出，在醋中加盐会使酸味突出。味的拮抗作用指一种呈味物质能够减弱另外一种呈味物质的味觉强度。美国科学家史高维尔 1912 年制定评判辣度的单位，其方法就是将辣椒磨碎，用糖水稀释，直到察觉不到辣味，稀释倍数就代表辣椒辣度——史高维尔指标。

感觉有集体感觉和个体感觉。个体感觉有整体感觉、个别感觉。整体感觉是个别感觉的综合。一般、特殊躯体感觉和一般、特殊内脏感觉等四种感觉都是个别感觉。个别中还有个别。集体感觉是个体感觉的综合，英雄、领袖、偶像、权威的感觉有引领作用。

四种感觉都是由感觉器感觉产生的。感觉器如同捕鱼的渔网，它的功能是选择性地把鱼留下，把水漏去。感觉中枢如同各种容器，有的装水、有的装鱼。大脑中有各种各样的箩筐，它是信息的存储器，同时还是信息加工厂，将感觉信息加工成记忆、知识，另外它也是运动中枢的信息输入源，成为生命活动的基础。周围神经在感觉器与感觉中枢之间架起信息传递通道。

身体内外的刺激不断被感觉，海量的信息最终有些被烙进大脑形成记忆。人不愿意被假的信息蒙骗、被恶的信息惩戒、被丑的信息玷污，也不愿意被没用的、不好玩的信息占据脑海，所以会用"注意"的方法去关注真的、善的、美的、可怕的、有用的、好玩的信息。

一些可怕的教训性信息会被烙得很深，最终形成心理阴影。"一朝被蛇咬，十年怕井绳"，这是典型。每个人都有每个人的心理阴影，不论怎么解释发生概率，失眠的人总会关注周围导致他失眠的信息，肺癌患者怕癌症增大、转移，所以他总会关注咳嗽、胸部及身体其他部位的疼痛。去不去注意，都需要训练。

海德格尔在《存在与时间》中说：人的眼睛总会不由自主地先注意到最明亮的地方。人的感觉具有主动性和被动性双重特点。感觉的主动性表现在两方面：一是主动去感觉、感知，比如视觉的聚焦、听觉的关注；二是不感觉、不感知，比如食物再美味，你不去感觉就会像"猪八戒吃人参果，全不知滋味"一样，别人对你再好，你不去感知你也就不会感恩。人睡眠时把绝大部分感觉注意力关闭，导致视而不见、听而不闻，就像平时说的"睁眼瞎"。感觉的被动性表现在只要你清醒，你就不可能不感受到外周信息。

人的感觉的主动性和被动性决定了人的偏见、错误是永恒的。人类所有的生命活动及行为都是以感觉为基础，包括呼吸、心跳，包括吃喝拉撒睡，也正如它们的节律性表现，正好表述了人的感觉阴阳。

（二）知识类：信息的确定和存储

人和世界不断变化着，其信息量巨大。人从一出生就不断感觉、接受这些信息，并对它们做出反应，当然人只能感觉、接受极少量的信息，"弱水三千，只取一瓢"。中枢神经系统（脑和脊髓）像是一部信息加工器，加工的重要原则是把错觉、幻觉剔除，抽象出自以为是的东西，加工的结果可产生综合感觉及记忆，综合感觉及记忆随着时间的流逝最终汇流成他的知识大海。个人的知识就是自己的综合感觉及记忆。

人都追求真善美，不喜欢假恶丑，这需要前提：能感觉、识别真善美、假恶丑的信息，形成相关的知识，并赋予好坏的价值观。有了真善美、假恶丑的知识，才不会不识好歹。

何为知识？它是一种认知，认就是感觉，知是感知。认，还意味着认不认可、承认不承认。知识有很多的解读。柏拉图说：知识是一种确证了的真实信念。《辞海》说：知识是人类认识的成果和结晶，知识借助于一定的语言形式或物化为某种劳动成果的形式，可以交流和传递到下一代，成为知识的归宿。

知识总与以往的个人、群体的感觉、认识相关，与历史关联，所以有人说"历史的本义是知识"。知识总是以文字、图像、语言等媒介来记载和传承，在时过境迁的今天试图去解读既往的知识，难免出现误解和新解。1917 年，意大利历史学家克罗齐提出一个著名命题"一切真历史都是当代史"，即我们在理解历史知识时，总是不自觉地夹杂着今天的眼光。1947 年 1 月，朱光潜先生在《克罗齐的历史学》一文中解读这一命题："没有一个过去史真正是历史，如果它不引起现实的思索，打动现实的兴趣，和现实的心灵生活打成一片。过去史在我的现时思想活动中才能复苏，才获得它的历史性。所以一切历史都必是现时史。"

在发现"黑天鹅"之前，我们会认为"天鹅都是白的"。在"日心说"之前，"地心说"帮助我们解了很多的惑。知识只能来源于直接或间接感觉，知识又总是包括错觉，真理是相对的。所以，休谟说：我们发现的因果关系不过是一种接近关系和持续关系。

在这个大数据的信息年代，区分数据、信息、知识显得特别重要。1998 年，世界银行发表《知识促进发展——1998 年世界发展报告》。他们认为：数据是载荷或记录信息的按一定规则排列组合的物理符号，可以是数字、文字、图像，也可以是计算机代码；信息则是有意义的数据；而知识是用于生产的有意义的信息，信息在经过加工处理并应用于生产才转变成知识。显然，他们说的知识仅仅与有意义、生产相关联，是典型的实用主义。

知识由感觉、感知的汇总、升华、固化而形成，这个过程及结果即认知，知识是感觉的综合。知识按获取时间可分先天性和后天性两种。蒙田说：人有三个头脑，天生的一个头脑，从书中得来的一个头脑，从生活中得来的一个头脑。

有些知识生来就有，通过遗传而获得，比如哭叫、呼吸、吃奶、拉屎拉尿、眨眼、缩手，等等。这些反应被医学称为非条件（先天性）反射，人不学自会。笛卡尔为代表的"天赋观念说"认为这是知识的根本。

知识的后天性认为经验是知识的来源和固化。柏拉图的《泰阿泰德篇》说：假定人人心里有一块性质优劣不等的蜡版，这是司记忆之神（诸穆萨之母）所赐予的，感觉知觉，欲记之于心，则在此版上留迹，如打印一般。亚里士多德在《论灵魂》中将这一观点称为"蜡块说"。17 世纪英国哲学家洛克继承了亚里士多德的观点，将其发展为"白板说"。他抛弃了笛卡尔等人的天赋观念说，认为人出生时心灵像白纸或白板一样，一切观念和知识都是外界事物在白纸或白板上留下的痕迹，认为人类所有的思想和观念都来自或反映了人类的感官经验。洛克是经验主义的开创者，他所谓的观念就是经验。他将观念分为两种：感觉的观念和反思的观念。感觉来源于感官感受外部世界，反思来源于心灵观察本身，洛克强调这两种观念是知识的唯一来源。

根据"白板说"，神经中枢的知识白板不断在写入，写入的内容是新感觉的信息，同时白板上的原有内容也在不断受到冲刷、被抹去，记忆和忘记总在同时发生着，这两者决定人脑中知识模板的不断刷新，这和电脑内存、硬盘有惊人的相似。

不论是谁、不论大脑白板、蜡块容量有多大，个人的知识还是有限的，记忆仅是忘记大海中的小岛。人们只会按照自己的兴趣、经验、教训，形成自己的知识，进而形成价值观、世界观、人生观。

知识推动着社会、个人前进，其正面作用不容置疑，正如英国培根说：知识就是力量。唐太宗李世民说："以铜为镜，可以正衣冠；以史为镜，可以知兴替。"三百多年前，中国明代顾宪成撰写了一副对联"风声雨声读书声声声入耳；家事国事天下事事事关心"，这些话影响了很多人。

知识的负面作用与其正面作用一样大。在《人类理解论》中，洛克引用了一个例子：我们不应该让一个愚蠢的女仆告诉小孩，在晚上会有小妖精和鬼怪出没，否则夜晚便会永远和这些可怕的念头结合在一起，他从此再也摆脱不掉这些想法了。心理阴影开始只是一种感觉，不及时消除最终会成为个人的知识，导致心理失衡、心理变态。

格物致知，如何格？知识通俗来说包括语文、数学、物理、化学、生物、医学、历史、地理、政治、经济、法律等自然知识和社会知识。它包括人的三观：世界观（对世界的整体感觉和认识），人生观（对人的整体感觉和认识）和价值观（对行为好坏的标准判断）。它涉及表现、表象、属性、记忆、认知、经验、教训、智慧智能、道，涉及真善美、假恶丑、情理法、意义，还涉及宗教习俗和文化文明以及科学技术。

知识包括直接知识和间接知识。个人的为直接知识，他人的为间接知识。间接知识来源于、体现于个人的直接知识。个体知识的建构可分为"知"和"识"两个层次，在粤语中"知"和"识"区别非常清晰。"你知不知特朗普？""你识不识特朗普？"。这是两种问法，"知"即知道，"识"即熟知、熟悉。尽管人从小就被告知喝酒、吸烟、吸毒会伤害身体，但很多人还是会去感觉、体验。有些告知很多人终身都不会去碰，比如火会烧手、针会刺瞎眼睛、电会要人命。这些别人的感觉、认知最终也会通过教育和学习、文字和语言变为自己的综合感觉及记忆。

Polany 将知识分为隐性知识及显性知识。隐性知识属于个人知识，只可意会不可言传，需要特定的人际关系才能彼此共享，比如夫妻间的特殊语言，父子间的特殊动作。显性知识是指那些容易借助语言、文字、数字、符号加以表达及传递的知识。知识分为四大类：①知道是什么的知识（Know-what），即事实性知识。②知道为什么的知识（Know-why），即原理性知识。③知道怎么做的知识（Know-how），即技能性知识。④知道是谁的知识（Know-who），即人际知识。之后美国萨维奇博士又补充 Know-where 和 Know-when 二种，可以分别理解为空间知识和时间知识。

个人的综合感觉、感知即知识，它或深或浅地烙在脑中。它一方面是对外围世界的感知，另一方面是对自己的综合感觉。其中很重要的一点是对自己能力的评估，它最终形成一个人的自信心。斯坦福大学教授班杜拉，在 1977 年提出"自我效能感"的概念。"自我效能感"指个体对自己在特定情境中是否有能力得到满意结果的预期。自信心太过，我们会称之狂妄，反之就容易妄自菲薄、整天沮丧。狂妄的结局往往是悲剧，比如古时皇帝吃丹药以求长生不老；人生不如意十有八九的经历往往使人"自我效能感"差，比如面对癌症很多人会崩溃。

人通过视觉、听觉、触觉等感觉功能接收信息，人脑再对信息加工处理，最终形成个人的综合感觉即知识。知识来源于感觉，与情绪、欲望又密切关联。

（三）情绪类：感觉与知识的反应

1. 情绪产生

情由境生，触景生情，情绪由感而发。突然的感觉感知，会产生突然的情绪，中文常用"惊"表达，惊讶、惊异、大吃一惊，比如中六合彩会产生惊喜；慢慢的感觉只会产生缓慢的、轻微的情绪，当感觉感知足够慢时，几乎不产生情绪。年龄的增大、能力的减退、美貌的消失，它们都随着岁月的流逝，在不经意中一点一点发生着，我们不可能随时随刻去感觉这些变化，但总会在某个时刻去感觉、去确认，这时我们会数着指头计算年龄，照着镜子看到了白发、鱼尾纹，伤感油然而生。

感觉是情绪的源头，植物人、睡眠状态的人关闭了绝大部分的感觉功能，他们的情绪几乎为零，无感觉，无情绪。

情绪的产生还离不开个人的知识。刚学会走路的孩子，当他第一次看到自己随身而动的影子时，会表现出惊的情绪、乱的行为，因为他的知识模板中没有影子的概念。大人也一样，只要他的新感觉在知识模板中找不到相应的内容，就会出现类似情况，比如慈禧太后第一次看见火车时的惊乱。

28秒截一条腿，这是手术截肢的最快纪录。它由英国医师李斯顿创造，他也创造了手术死亡率"百分之三百"的奇迹，其中当场死亡了一位观摩医师。如何死的？吓死的，阴部被误伤引起了极度恐惧。他的恐惧情绪的产生有两个重要因素：阴部伤的感知和个人知识模板。他深知伤后感染尤其是破伤风发生的可能性，也知道感染后当时的医学的无奈。

由此可得出情绪产生的路径：人、环境改变→感觉→对比知识→产生情绪应答。它的公式是：感觉＋知识＝情绪。情绪结果就像AB反应产生C一样，人的综合感觉及知识模板是情绪产生的必要条件。

人、环境的静态、动态信息太多，人会选择性地去感觉。同样的环境，每个人的静态感觉大不一样；下一刻的情况会有些规律，但都不是那么确定，这导致人的动态感觉更不一样。每个人的知识模板不一样也导致情绪的千差万别。感觉、知识运用的选择肯定不是随机，有人说就像舞台灯光一样，舞台的场景内容很多，只有照到哪里哪里才亮，没照到的地方就显现不出来。总体来说，乐观的人整体更乐观，悲观的人整体更悲观，教徒对世俗的痛苦更能接受，但对自己不能严守教义而产生更大痛苦。

2. 情绪的定义和种类

情绪是对已经发生或将要发生的事、物产生的心理反应，是一种感觉应对，同时也是一种不自觉的身体应对，类似的词有情感、心情。情绪可以表现在外表，也可以表现在内心。主流心理学家认为任何情绪都含有三个部分：主观体验、生理唤起和表情行为。美国心理学家斯托曼认为：情绪是情感，是与身体各部位的变化有关的身体状态；是明显的或细微的行为，它发生在特定的情境之中。哈佛大学心理学教授丹尼尔在其《情绪智力》中指出：情绪是感觉及其特有的思想、心理和生理状态及其行动的倾向性。我们更倾向说，情绪是感觉与知识模板的反应。

很多的情绪通过面部表情、肢体语言表现出来，比如微笑、点头、摇头、握手、拥抱。微笑是一种不分文化、种族或宗教的国际礼仪，它体现了人类的相互尊重与亲近。

我们常用"喜怒哀乐"来表述人的常见情绪。我们也用"七情"——喜、怒、哀、乐、惊、恐、悲来表述人的情绪。在《礼记·礼运》中七情指喜、怒、哀、惧、爱、恶、欲，佛学说法则是喜、怒、忧、惧、爱、憎、欲，中医七情指喜、怒、忧、思、悲、恐、惊。

人类词汇中有数百、数千种情绪表述，这或许是现代人的"表情包"流行网络的原因。《评价词词典》（GI）收集了英文 1914 个褒义词和 2293 个贬义词。《学生褒贬义词典》收集了中文褒义词语 728 条，贬义词语 942 条。它们都包含了情绪价值判断。我们该如何将它们分类呢？

学者一般将情绪分出基本情绪，在此基础上形成复合情绪。Ekman 将基本情绪分 6 类：快乐、悲伤、愤怒、恐惧、厌恶和惊讶。Izard 则将兴趣、快乐、悲伤、愤怒、厌恶和恐惧列为 6 种基本情绪。Power 和 Dalgleish 发现分类者都会将快乐、悲伤、愤怒、恐惧和厌恶这 5 种情绪列为基本情绪，而被普遍认同。

Osgood 发现，个体在对各种刺激进行判断时，都会关注其价值、活力、力量这三个因素，受此启发，Mehrabian 和 Russell 提出情绪状态的愉悦度 - 唤醒度 - 支配度三维度模型。愉悦度指积极或消极的情绪状态，快乐为积极情绪，悲伤、愤怒、恐惧和厌恶为消极情绪。唤醒度指情绪的产生能力，情绪的被动唤醒和主动产生警觉的效价差异，从一个极端（如极度的悲伤、愤怒、恐惧和厌恶）通过中间点（中性情绪）到另一个极端（如极度快乐），愤怒、厌恶、恐惧和快乐的唤醒水平高于悲伤。支配度指情绪的影响能力，包括影响和被影响，如愤怒、勇敢或焦虑、害怕的感染力和传播力。

我们特别愿意将人的基本情绪列为六类：快乐、愤怒、悲伤、恐惧、厌恶和中性。中性情绪是核心情绪，包括平静、安静、淡定、镇定和无聊，包括不喜、不怒、不忧、不思、不悲、不恐、不惊。情绪还有急、慢性之分，长期的、慢性的愤怒、悲伤、恐惧、厌恶最可怕，另外情绪往往矛盾存在，有喜必有忧，乐极生悲。苏格拉底在死前一天精彩地表述了愉快和痛苦的关系：所谓愉快，真是个怪物！愉快总是莫名其妙地和痛苦连着。看上去，愉快和痛苦像是一对冤家，谁也不会同时相逢，可是谁要是追到了这一个，就势必会碰到另一个。我现在正是这种情况，我这条腿被铁链锁得好痛，现在（链锁解开）痛苦走了，愉快就跟着来了。

中性情绪值得我们特别关注。《礼记·中庸》说："喜怒哀乐之未发谓之中，发而皆中节谓之和。"孔子从中庸之道出发，主张中和之美，主张情绪适度，"乐而不淫，哀而不伤"，"发乎情，止乎礼义"，即情发而不纵，情用礼义加以节制。我们的先人很早就关注着、肯定着中性情绪。

3. 情绪的作用及副作用

情绪是人沟通的桥梁。情绪表达对象有二：自己、别人。对自己表达有提醒、发泄的作用。对别人表达分两方面：一方面是告知，包括求助、警告；另一方面是对别人的理解和支持，表达愿意抱团、合作的态度。

正面情绪能促进健康，使人精力充沛、精神愉快、增进人际关系、保持良好状态，而负面情绪使人颓废，影响才能的发挥，所以情绪控制、情绪管理极为重要。美国心理学家利珀认为情绪是一种具有动机和知觉的积极力量，它组织、维持和指导行为。这种力量是把握自己、寻求合作的力量。每个人都在追求美好、快乐、幸福，情绪还是人生意义的体现。情义，情和义紧密相连，一个人再无情无义，其针对对象只是特定的人，也只能是特定的时间及场景，否则他无法生存于社会。

快乐、愤怒、恐惧、悲伤、厌恶和中性这六种基本情绪，快乐是积极情绪，愤怒、恐惧、悲伤、厌恶四种是消极情绪。消极情绪之间往往相互促生，往往同时存在。比如癌症患者，他会对世界的不公平愤怒，会对死亡恐惧，会对疾病的痛苦悲伤，也会对自己及医学的无奈产生厌世，要越过这四座大山难度可想而知，它们的伤害有时远远大于疾病的伤害。在人类价值观中，快乐是趋向性情绪，人人都渴望，愤怒、悲伤、恐惧、厌恶是回避性情绪，人人都排斥。

从小到大，我们一直被过度灌输着好、坏的观念，要快乐，不要愤怒、悲伤、恐惧、厌恶。可好和坏犹如手掌和手背，总是同时存在，这就是情绪的阴阳。太过的快乐会带来太过的愤怒、悲伤、恐惧、厌恶。"喜伤心，怒伤肝"，过度的情绪伤害身体，所以太过的快乐不应该是我们的追求，我们该回归了！中性情绪应该是我们的本有，即平静、淡定和无聊，正如老子说"淡兮其若海"，亦如明代学者崔铣《听松堂语镜》中的"六然训"，得意淡然。志得意满、别人吹捧时，不可骄傲狂妄、得意忘形、忘乎所以，要淡然处之；而面对逆境、失败、失落时，没什么大不了的，亦要淡然处之。

我们最该重视中性情绪，控制情绪的结果就是中性情绪的回归。

（四）欲望类：生存的原动力

人最大的痛苦是什么？绝望。望不能绝！欲望与生命紧密相连，根植于生命，是生命对未来的期望。欲望包含欲和望，其同类字词还有思想、期望、指望、计划、目标、理想、梦想等。柏拉图说：思想是心灵同它自身的交谈。思想指向思考、思考欲望。

欲，从谷，从欠。许慎《说文解字》说："欲，贪欲也。"欲因外物而有感而发，是天性的本能，段玉裁解释为："从欠者，取慕液之意；从谷者，取虚受之意。"徐灏《说文解字注笺》说："人心所欲，皆感于物而动，故从欠。欠之意引申为欠少，欲之所由生也。"《荀子》说："欲者，情之应也。"可见，欲源于物、源于欠、源于感、源于知、源于情。

人有多少欲望呢？《吕氏春秋·贵生》提出六欲的说法，指由生、死、耳、目、口、鼻所生的欲望。佛学的六欲指见欲（视觉）、听欲（听觉）、香欲（嗅觉）、味欲（味觉）、触欲（触觉）、意欲。日本的黑田鹏信在《艺术概论》中提出知识欲、道德欲、美欲三欲。知识欲的目的是真，道德欲的目的是善，美欲的目的是美。真善美即人间理想，人生是求真求善求美的过程。

2000多年前，孔子说："饮食男女，人之大欲存焉。"其后的告子也说："食色，性也。"他们告诉大家人的最重要的两件大事——饮食和男女性事，它们直接关乎生存和繁衍问题。奥地利心理学家弗洛伊德告诉大家：人类一切行为的背后只有一个性字。

1943年，美国心理学家马斯洛发表论文《人类动机的理论》提出人的需求有5个层次：①生理需要：维持生存的最基本要求，包括饥、渴、衣、住、性的要求。②安全需要：保障自身安全的需要。③感情需要：人不能完全独立于社会，需要相互照顾，需要爱和被爱。④尊重需要：分内部尊重和外部尊重。内部尊重即人的自尊；外部尊重指受到别人的尊重，体验到自己活着的用处和价值。⑤自我实现的需要：指实现个人理想、抱负的需要。1954年，马斯洛在《激励与个性》书中把人的需要发展为七个，增加了求知需要和求美需要。俄亥俄大学对2500名受试者的研究表明：人类所有行为由15种基本的欲望和价值观所控制，即好奇心、食物、荣誉感（道德）、被社会排斥的恐惧、性、体育运动、秩序、独立、复仇、社会交往、家庭、社会声望、厌恶、公民权、力量。

不管怎么说，人和其他所有生命一样，其终极欲望、第一欲望是生，即活得更久。医学的目的是治病救人、救死扶伤，它紧紧围绕人的第一欲望。活得更久是一种生理性、生物性动机，它以"活命"为最大驱动力来唤醒人的感觉、知识及情绪。如空气的缺乏会让人产生可怕的"窒息感"，此时的综合感觉、情绪、欲望、行为都是最原始的，还如饥饿、渴、睡眠、躲避危险等。为了活得更久，每个人都会挣扎，具有强烈的自私性、排他性，它直指人性中最大的善和恶。

当然个体的长生不死不可能，所以延伸出第二欲望——繁衍，即传宗接代，让自己生命的核心部分（目前用基因表述）继续生存，让生命以另外一种方式延伸。作为家族、种族、人类社会，第二欲望是首要的。1842 年达尔文就已经写出《物种起源》的提纲，但直至 1859 年才完成发表，一个重要原因是对孔雀开屏的百思不解。雄孔雀开屏，鲜艳的羽毛过于醒目而暴露于天敌，显然不利于个体生存，有悖于第一欲望，但有利于吸引异性和繁衍，有利于种族的整体"适者生存"。第二欲望是如此重要，所以中国传统中有"多子多福"的诱导和"不孝有三，无后为大"的训示。孩子的生和育均离不开性、婚姻、家庭的维系，它表现出人类合作与分工的社会性，它唤醒整个人类社会的感觉、知识及情绪，直指人性的善。

生、遗传是所有生物的共同欲望，能终极解释所有的生命现象。人类行为准则最后归集于情、理、法，伦理总在第一、第二欲望间找到公约数。

为实现第一、第二欲望，则需要第三欲望——活得更好，包括更好的衣食住行、娱乐、尊重等，有人用"名、利"二字概括。尽管第三欲望的形式、内容多样，体现着各种价值观，但本质是为了第一、第二欲望的实现。诚然，好的生活方式、优质的生存资源能让人活得更好、活动更久，名誉、利益甚至成了活得更好的共识、代名词，它成为人类进步的原动力。随着一代又一代人的努力，人类不断地认识世界、改造世界，人类有能力追求长远的、集体的更好。近 200 年，人类寿命已从 30 岁提高到 70 多岁，地球养活的人口已从 3 亿增高到 70 多亿。

活得更好也最让人困惑。求真、求善、求美是人类理想，问题是"何为真善美"不会有标准答案，它的答案永远在不断试错、不断令人沮丧的路上。名利已经成为我们痛苦的源泉，成为一个讨厌的贬义词。因为我们很多人、很多时候是为名利而逐名利，正如司马迁在《史记》中写道："天下熙熙，皆为利来；天下攘攘，皆为利往。"很多人在眼花缭乱、欲海无边的第三欲望面前迷失方向，表现在精神方面的郁闷浮躁，行为方面的因小失大甚至走向绝路。

压抑是当需求和意愿得不到满足时产生的一种心理感觉。欲望越多，压抑越大。WHO 2014 年发表题为《预防自杀：全球一项当务之急》的报告：全球每年有近 80 万人自杀身亡，自杀未遂的人数更多，有过自杀欲望的人不计其数，大多数人都有过。自杀的根本原因是压抑，自杀者往往关注了短期欲望、个别欲望，忽视了长期欲望、整体欲望。

个体欲望有整体欲望和个别欲望之分。整体欲望由个别欲望组成，个别欲望服从于整体欲望。大欲制小欲，太过于专注个别欲望时，会出现"捡了芝麻丢了西瓜"的因小失大。欲望也有近期和远期之分。近期欲望为远期欲望服务，没有远期欲望只能是"脚踩西瓜皮，滑到哪算哪"，会出现今朝有酒今朝醉。理想是远期欲望的集中体现，好的欲望应当是理想与现实的结合。个体欲望及践行需要一生的时间去衡量，即盖棺论定。

欲望可分个人欲望、集体欲望。集体欲望由个体欲望组成，它的形成是个求同存异的过程，个体欲望最终服从于集体欲望。集体欲望围绕集体生存、生存得更好而展开，其中生存空间、生存资源极为重要，为此，人类的集体总会采取偷盗、抢劫、战争手段获取资源。战争是残酷的，但又是那么诱人，目标对准占有生存空间、生存资源的个体、集体，总比对准自然界来得容易。人类更多地采用没有硝烟的战争，即政治。

今天，人类的能力越来越强，优质的生存空间、生存资源越来越两极分化，更可怕的是弱肉强食越来越成为集体欲望。在人类共同价值观中，与天斗那叫本事，是取之有道的道；与人斗那是技巧，是盗，它总被后人指责。于是，人们总在一边忏悔，一边继续作恶。世界最后的结局会是怎样？或许是世界末日，或许是柏拉图的理想国，或许是原始社会。

中国近200年由于闭关锁国，失去了工业革命的先机，一次一次地被痛打、被掠夺，甚至到了种族灭绝的"最危险的时候"，所以在她站起来、富起来的时候，提出要强起来的中国梦，这是一种国家意志，是一种国家欲望。作为人类共同体，理应追求大集体、远期的欲望，大局、长久的趋利避害才是人间正道，可是有几人、几个团体能做到？那需要长年的时间沉淀，正如毛泽东《念奴娇·昆仑》中所说："千秋功罪，谁人曾与评说？"

不切实际、不可实现的欲望叫奢望、叫妄想。牛津大学罗斯金教授说：世上四分之三的要求都是不切实际的，是建筑在幻想、唯心、希望和感情的基础上的。中国古话更说：人间不如意十有八九。所以我们会被教导要寡欲心自清（宋代教育家程颢）、少欲觉身轻（明末清初思想家黄宗羲）、顺应自然的无为而治（道家）、克己（儒家）、无欲甚至禁欲（某些宗教行为），我们也被教导要活在当下。可这些教导有多少人能够做到，少欲无欲本身就是一种欲望，是最难实现的欲望，这是一种欲望悖论，我们只能在总体上去把握。

欲望与人的感觉、知识、情绪密切相关，欲望是行为的总指挥，行为是欲望的具体表现。用"渴了喝水"来分析：①感觉：人维持生命需要水，水补充不足时，口腔和喉头能感受到干燥，下丘脑的渗透压感受器能感觉到血液的高渗透压，产生"口渴"的综合感觉。②感觉作用于知识模板：喝水能解决口渴问题。③产生喝水欲望。④再感觉环境中水的可获得性。⑤产生不同情绪：渴望、躁动、紧张、焦虑和恐惧。"口渴"问题的综合感觉在知识、欲望和情绪三种力量的驱动下，通过"喝水"行为得到解决。

面对未来的不确定，欲望常会摇摆，其中激励和惩罚机制起了重要作用，人的痒点、痛点也由此产生。摇摆的欲望常让人碰得头破血流，教训使人产生偏好，偏好一旦尝到甜头容易转为兴趣，长时间的个人的偏好、兴趣转为意志，集体的意志转为信仰。欲望与生同在，与死同去。欲望是前进的动力，欲望是痛苦的源泉。

（五）认知、行为两大学派：老树和新花

人类对精神、意识、心理这些非物质性构成的思考从来没停止过。心理学既古老又年轻，有各种学派，比如内容心理学、行为主义心理学、精神分析心理学、神经生理学和认知心理学，等等。心理学包括基础心理学与应用心理学两大领域，它们常常水火不相容，以创办于 1892 年的美国心理学会（APA）在 1988 年一分为二、分道扬镳作为标志性事件。固守基础心理研究的学者另起锅灶，成立了美国心理科学协会（APS），而美国心理学会（APA）成为以临床心理学家为主的团体。与基础心理学、应用心理学相对应的是认知心理学、行为心理学。总体来说，认知心理学探讨精神是什么，行为心理学探讨精神有什么用。

1. 认知心理学

认知心理学的理论基石是人们不能直接观察内部心理过程，只能推测，所以它研究、推测人的心理过程、机制，包括认知过程，如注意、知觉、表象、记忆、思考、思维等。

计算机的发明让认知心理学这棵老树枯木逢春，可以说现代（狭义）认知心理学相当于信息加工心理学。它认为认知就是信息加工，这个信息加工系统可以分解为一系列阶段，每个阶段对输入的信息进行特定反应，包括感觉的输入、编码、贮存和提取的全过程，以及记忆、知识的加工、存储、改变和提取。知觉是确定刺激物的意义的过程，认知是定向抽取特征（抽象）、与记忆中的知识相比较的循环渐进过程。

其主要代表人物有美国心理学家、科学家纽厄尔和西蒙，他们被称为"人工智能之父"。他们的主要观点有：①把人脑看作类似于计算机的信息加工系统，包括感受器、反应器、记忆和处理器（或控制系统）四部分。感受器感觉环境信息，并对信息进行转换；转换后的信息经过系统的辨别、比较、重构转变为长期记忆；记忆系统贮存可供提取的信息；反应器对外界刺激作出反应。②强调已有知识对人的行为和精神活动起决定作用。

完整的认知心理学、心理学不应该只研究、推测人的感觉、知识，还应该研究情绪、欲望。

2. 行为心理学

行为主义是心理学的另一主要流派，产生于 20 世纪初的美国，代表人物是华生和斯金纳。它反传统心理学，认为心理学不应只研究人脑中的那种无形的像鬼火一样、不可捉摸的东西——意识，这样会走入死胡同，而应去研究从意识折射出来的看得见、摸得着的客观东西，即人的行为。行为主义认为，行为就是生命体适应环境变化的各种反应，这样行为心理学的理论基础上升到达尔文的进化论。这些反应有的表现在身体外部，有的表现在身体内部，他们把"S-R"（刺激－反应）作为解释人的一切行为的公式。行为主义认为，心理学的任务就在于发现刺激与反应之间的规律性联系，这样就能根据刺激而推知反应，反过来又可通过反应推知刺激，从而达到预测和控制行为的目的。华生在《行为主义者心目中的心理学》中，开宗明义宣称行为主义的理论目标就是对行为的预测和控制。行为心理学让心理学走出了死胡同，各种行为心理学大放异彩，可谓老树开新花。

比如西方的 KAP、KABP 理论，它们是一种"知信行"模式。动物遇到老虎会逃避躲开，这种知识可能来自动物自己的观察，也可能来自它们父辈的教训；人遇到笼子中的老虎，在他的综合感觉和记忆中，老虎摆脱不了笼子的束缚，所以他不会逃离反而会近距离观察老虎。"打哈欠"在普通人的知识中意味着困了、要睡觉了，但麻醉师却更关注手术患者是否缺氧。

其实，知行理论的老祖宗是中国的王阳明，再往前追溯就是宋明理学。王阳明的知行合一理论精辟地表述了知行关系："知是行的主意，行是知的工夫；知是行之始，行是知之成。"知中有行，行中有知，二者互为表里，不可分离；以知为行，知决定行。信奉"知行合一"的后人，进一步提出"知行本一"，意思是行为未体现认可的知是不知，比如"吸烟有害健康"看似人人知道，但吸烟者行为上还不认可，所以他本质上为不知。

（六）精神行为的主观能动性

1970 年，霍金就几乎完全瘫痪，医师告诉他，他只有 3 年生存期，霍金却生存了近 50 年。他说：我的整个成人时代都在与疾病做斗争，我不会过多地考虑我的疾病。他是科学界的伟人，他也是精神控制、精神管理的伟人。

能动性指能变动的特性，所有生物都能感知外界或内部的刺激，并做出选择性反应，从而体现出生命现象。比如植物能主动地吸收环境中的水分及二氧化碳，表现出生根发芽、开花结果。植物根植于土地，动物活动于世界，中文从文字上就表述了植物、动物能动性的差别。人主动性则更进一步，马克思用"蜜蜂"与"建筑师"来阐明了动物和人主动性的差别，哲学家用"主观能动性"来表述人的能动性，他能主动地、有目的地反作用于客观世界。

感觉、知识、情绪、欲望的主动能动性常常表现为注意、关注及克制、自律、坚持，其实质是感觉、知识、情绪、欲望四者的选择性用和不用，具有目标性，与场景、行为密不可分。追悼会上，大家选择的知识运用、情绪、欲望是悲哀的，而且必须排除干扰，维持一定的专一性、稳定性、持续性，而不能选择快乐的知识、情绪、欲望。全身包裹、戴着护目镜的护士姑娘在护理危重传染病患者时，需要强忍着怜悯，不能让泪水、泪雾遮蔽了视线。

人的感觉、知识、情绪、欲望四大类非物质性构成都是选择性产生的，含有强烈的主观性，包括片面性、不准确性或错误性，产生之后又反作用于人体，具有能动性。中文的主观、客观就是观察者为主，被观察者为客。"主观"词义上就意味着片面、不准确或错误。人观察、认识客观世界的同时，还会观察、认识自身的心理世界，其主观性、片面性、错误性更明显。

人体和环境具有客观性，与是否被认识、承认无关。主观世界同样具有客观性，包括患者的色盲、耳鸣及梦幻等错觉。日常生活中，我们总会捏自己，感觉是否痛，或者问旁边的人"这是在做梦吗？""这是真的吗？"

《大学》说："心不在焉，视而不见，听而不闻，食而不知其味。"它说的心就是关注心。俄罗斯教育家乌申斯基指出：注意是我们心灵的唯一门户，意识中的一切，必然都要经过它才能进来。注意是指人的心理活动对一定事物的指向和集中，注意力是指人的注意的能力。其核心是选择性。如何选择？思考起了重要作用。动物都对环境的危险信号特别关注，所以它有警觉距离、攻击距离，一旦感觉自己及家人的生命、生存空间受到威胁，便产生攻击、防御行为。任何清醒的动物都会对眼前突然出现的东西产生眨眼反射，这是医师判断患者是否清醒的常用方法。

意识的定向转移是集中注意的一个重要手段，其途径是：注意 – 转移 – 再注意。其方法也很多，会变成下意识，比如学生上课时咬手指、转笔，比如成人的抽烟、喝茶，再如和尚的敲木鱼、念经、转念珠，等等。

注意力障碍时不能专注看、听，缺乏自我克制能力或者行为幼稚、怪僻、无目的，情绪起伏不定，容易分心。生活中会用情迷意乱、心猿意马来表述这种不专注，具体表现在工作、学习易走神、发呆、被无关事情吸引，总是丢三落四。每个人都会觉得自己某些方面缺乏自律。

对于知识获取的主动性，孔子在《论语》中描述道，"知之者不如好之者，好之者不如乐之者"，即知道知识的人不如喜爱知识的人，喜爱知识的人不如以探索知识为乐趣的人。围绕"好之""乐之"的靶心，而发挥知、行主动性最终能够获得靶心效应。

面对未来的不确定性，有些可控，有些不可控。米卢教练对中国足球说："心态决定一切。"围棋第一人柯洁说："职业棋手与人工智能的差距首先是心态。"心态就是主观选择的感觉、知识、情绪、欲望的综合。"相由心生，境由心转。""境随心转则悦，心随境转则烦。"好的心态助人助己，坏的心态害人害己。凡事乐观视之、镇定处之，以中肯、中庸的心态去对待困难、对待疾病、对待喜忧才是人间正道，这也是认识感觉、知识、情绪、欲望的最终目的。

事物的本质与规律透过零散的信息表现出来，人只能感觉、感知其中的部分信息，通过信息的综合，包括综合前人、他人的感觉、感知，才能达到去伪求真的目的，形成真正的知识。当然这只是一厢情愿，求真总在试错的路上，求善、求美更是一个艰难的共识达成的过程，个人、集体的知识模板总在更新的路上。人们在认识世界和改造世界的过程中，必然会遇到种种困难、挫折，这需要情绪的安抚，当新的感觉作用于旧的知识模板时产生情绪反应，情绪产生进一步激发欲望产生。事物不会自动满足人的需要，人通过各种欲望来发挥主观能动性，通过行动，最后实现"活得更久、活得更好"欲望。

感觉、知识、情绪、欲望就像四组大开关，每组里面又有诸多的小开关，开什么、关什么？你有足够的话语权。如果用"积极、好"来在本原上评价、肯定精神的主观能动性，那么就得在本原上承认它的片面性、主观性及错误性，这就是思考的力量。

三、不可能单独存在的人：人的社会性

人的细胞不能单独存活，它们组成群，形成组织、器官，最后组成人，它们分工合作，抱团生存。作为个体的人，如同社会的一个个细胞，同样谁也无法脱离社会。

人类大社会中又有各种小社会。"我为人人，人人为我"，说的就是人的社会性与独立性的结合。人的社会性依靠人际网维系，对于人际联系网，1967 年，美国哈佛大学心理学教授斯坦利·米尔格兰姆发现了"六度分隔现象"，又称为"小世界现象"，即最多通过六个人你就能够认识任何一个陌生人。人的社会性目的在于抱团生存，方法是分工、合作、互利，约束是重要手段。

人类正是因为这种有约束的分工、合作、互利才走到食物链的顶端。放眼整个生物发展史，人类可以骄傲的时间真的不长，区区数千年而已，农业革命之前人和动物几乎一样，都在为下一顿饭发愁，现在不少人还这样。18 世纪中叶，以瓦特改良蒸汽机为标志的工业革命为人类创造了巨大生产力，特别是化肥、农药的发明，使得人类整体上才基本解决了温饱问题。

团结一直是人类生存和发展的主旋律。但人很健忘，他们很快忘了社会的本原，当今出现了大量反社会的自私自利的思潮和行为，总希望社会对他们好，自己又不愿作出相应的付出。在这股浪潮中，患者、医师亦如此，在所有的反社会现象中，有两点值得特别提醒：不受约束的自由和弱智的损人不利己。

（一）以约束为前提的自由

若没有重大变故，你的家庭、单位、国家是固定的，即便你离开了它们，也只是从一个家进入另外一个家。人的基本生活方式、工作方式是相对不变的，包括在哪里吃饭、在哪里工作、和谁在一起吃住等，这些吃喝拉撒行的约定作为生存的前提，都是约

束的结果。而人都有自私自利的个性，都渴望自由自在，不受约束，但是不受约束的自由都是胡扯的自由。佛陀制戒，圣经说约，严明的戒律让佛教、基督教存在 2000 年，"和""合"文化也是一种规矩，它保证了中华文明的延续。任何一种文化、宗教、社会的长期存在，都伴随它们对应的规矩、约束存在。北京语言大学梁晓声教授解读文化时说得更干脆：文化是以约束为前提的自由。

没有规矩不成方圆，人类所有规矩都可归纳为情、理、法，它们是人类的行为准则，任何试图挣脱情理法约束的个人、小集团最终都是快速灭亡，不存在不受情理法约束的自由。情理法是相通的，我们有各种各样的道德、伦理，有各种各样的宗教、民俗约定。中国被称为礼仪之邦，儒释道长期共存，诸子百家思想交融，5000 年的文明自有她金光闪闪的价值。

1776 年 7 月 4 日美国独立，《独立宣言》提出，"人人生而平等，造物者赋予他们若干不可剥夺的权利，其中包括生命权、自由权和追求幸福的权利"，历数了英国压迫人民的条条罪状，"大不列颠国在位国王的历史，是接连不断的伤天害理和强取豪夺的历史，这些暴行的唯一目标，就是想建立专制的暴政。"《美利坚合众国宪法》规定立法、行政、司法三权分立，立法权属于国会，行政权属于总统，司法权属于联邦最高法院，相互制衡。它告诉大家，政府要民主，人民要自由；同时也告诉大家，民主、自由是有约束的，民主本身就是对自由的约束。

英国靠工业革命征服了全世界，让它成为"日不落帝国"，美国利用自由的诱惑力、感召力摆脱了英国的压迫和束缚，另外，大西洋和太平洋的天然屏障，让美国本土避开了一战、二战两次战火，全世界优秀的人、财、物蜂拥而至，美国迅速在经济、军事、文化上走到世界第一，成为最强、最富、最安全、最有话语权的国家。话语权可以让美国和它的跟班兄弟不劳而获。自由是每个人的痒点，不自由（政治上的独裁）是每个人的痛点，美国说得最多的是自由，屡试不爽，自由的诱惑太大，所以响应的人很多。

法国思想家卢梭说：人生而是自由的，但无一不在枷锁中。不道德的是，自由鼓手从来不会告诉人们，自由的本质是有约束的。1886 年 10 月 28 日，法国赠送的"自由女神"正式亮相美国，它向全世界招手而成为美国象征，神像基座上镌刻着爱玛的诗篇《新的巨人》："欢迎你，那些疲乏的和贫困的，挤在一起渴望自由呼吸的大众，那熙熙攘攘的岸上被遗弃的，可怜的民众，把那些无家可归的、饱经风霜的人们，一起送给我。"美国真的欢迎这些人吗？移民局告诉了大家他们欢迎的是资金和人才，美墨边界隔离墙的壮观也不会亚于自由女神像，爱玛的诗篇成为美国最大的谎言。

制度即约束，但为了更多的、持续的不劳而获，于是本应是维持秩序的"世界警察"却不断扰乱世界。美国众议院议长佩洛西看着别人的乱，甚至厚颜无耻说是"一道美丽的风景线"。他们的战略家是钓鱼高手，也是浑水摸鱼、赶鸭子的好手，他们发动一场场"颜色革命",他们的民主、自由标准是两套、多套的,并且选择性使用。单从财富获取来说,美国和它的伙伴们正在从能人、高手向骗子、小偷、强盗演变,滥用的口号只有那些别有用心的人在听、在用。2000年前,苏格拉底就说:凡是人民遵守法律的城邦就最强大、最幸福,但如果没有同心协力,任何城邦也治理不好,任何家庭也管理不好。自由过度了就是对法律、对同心协力的践踏和否定,这种自由是人的妄想,是胡扯的自由。

无规矩不成方圆,规矩即约束。对人类行为的研究产生了博弈论,又称对策论。1994年到今天,诺贝尔经济学奖有7届与博弈论有关。博弈大体上分为合作博弈和非合作博弈,区别在于当事人之间有没有一个具有约束力的协议,有,即合作博弈,没有,即非合作博弈。合作博弈亦称为正和博弈,是指博弈双方的利益都有增加,或者至少是一方的利益增加,因而整体利益增加,能产生合作剩余。如果只讲自由,不讲有约束的分工和合作,人类根本不可能从原始动物世界走到今天。

生物之所以为生物,基因的约定更是不容讨价还价。从人的物质性构成来看,细胞、器官有细胞膜、器官包膜的束缚,人体有皮肤、黏膜的束缚,一旦束缚受到损害,细胞、器官、人体的结构和功能就会受到影响,束缚解除之时就是细胞、器官、人体瓦解之时。细胞膜、皮肤、黏膜等有各种通道、各种连接,这是生物独立性与社会性相统一的结构基础。

从人的细胞分工来看,细胞的各司其职决定了人体的结构和功能。细胞的生生灭灭、新陈代谢决定了生命的延延不息,它们的数量、大小、位置相对恒定,它们既接受细胞生长因子的管控,也接受抑制因子的管控,不受管控的、自由的细胞生长就是一种病态。肿瘤,包括良性肿瘤、恶性肿瘤(癌)。良性肿瘤因为接受包膜的约束、不突破包膜,所以它对人体的影响不是很大,只压迫不浸润、不转移,手术切除就没事了。而癌的可怕之处在于癌细胞生长会追求体积的增大、数量的增加,还会追求位置的自由(侵蚀和转移)。癌细胞相对于正常细胞是自由的,但它占据了其他细胞的生存空间和生存资源,尸位素餐,不干也干不了其他细胞的活。自由的癌细胞必定成为人体细胞社会的公敌,其他细胞对付不了它时,人就会早死,癌细胞的自由最终是"害人也害己"。

从人的非物质性构成感觉、知识、情绪、欲望来看,也是如此,没有束缚的感觉、知识、情绪、欲望同样让人崩溃,用现代医学来诊断,就是各种各样的精神病。

不受约束的行为一定是胡作非为。2016年,《自然》发表一篇《人类残暴性的起源和进化》的文章,作者整理了1024种哺乳动物的杀婴、同类残杀、种间杀戮、战争、大屠杀、死刑等致死性暴力行为,一共400多万个死亡案例,作者得出结论,人之残暴比所有动物的均数要高六倍之多,而且人之残暴源于我们的先祖。

在自由过分宣扬的当今社会,所有行业、所有人的行为都受到影响,整个社会处于浮躁状态，我们真该好好思考自由，再次强调社会性的本原。在强大的自然力面前，单凭个人力量无法生存，每一个人都与其他人相依为命，不受约束的自由是一厢情愿的，是不存在的。

（二）弱智的损人不利己

18 世纪，卢梭在《论人类不平等的起源和基础》中精辟地表述了"社会比较"。人类早期生活得相对独立，只要智力和体力能令他取得足够的食物，获得容身之处，他就不会感觉有什么不足。随着人们接触逐渐频繁，人们逐渐习惯于比较，在不知不觉中获得了才能和美丽的观念，每个人都开始注意别人，也希望别人注意自己。于是，公众产生了比较价值观，最善于歌舞的人、最美的人、最有力量的人、最灵巧的人或最有口才的人变成了最受尊重的人。这促使我们产生了新的欲望——比人优越和被人肯定，由此引发出低人一等时的羞愧与妒忌，高高在上时的自负与藐视。

许多的观察也得出同样的结论，尤其在竞争状态，"比上不足"会降低自尊，"比下有余"则增强自尊。心理学家分析原因时，会把它归集于人的过度自尊和自恋，即自己才是好的、优秀的、幸运的，应被特殊眷顾。

要在比较中获胜，只有两种情况，要么自己更强，要么比较对象更差，要通过提升自己来实现比人强是件困难的事，所以很容易产生一种"希望别人不好、别人比自己差"的龌龊欲望。这种情况已经波及小孩的思维。很多小学生考试后，最愿意、最开心告诉爸妈的是"某某同学考试又得了零分"，言下之意是不管我成绩如何，我还是很厉害的。

现实生活中，"希望别人不好"的事情比比皆是。看到别人的好、别人家的开心事，比如升职、获奖、孩子进步，心里就酸溜溜的，典型的酸葡萄心理；自己得不到的东西，别人也别想得到，损之毁之，宁可玉碎不为瓦全；看到别人的不好，比如生病、被盗，就幸灾乐祸。

人和人之间的诋毁，行业间、集体间以及国家之间的谩骂在当今社会可谓登峰造极，已经成为一种常态。整个社会弥漫着嘲笑、鄙视、冷漠，这是个变态的社会。

1968 年，美国精神病学会《精神疾病诊断和统计手册》首次提出反社会人格。这种精神病态的特征是自私、冷酷、不负责任，没有悔过感，与社会经常发生冲突，不能忠诚任何个人、团体或社会，倾向于抱怨别人、对自己却文过饰非。按照这种诊断标准，这种反社会人格、这种精神病态是何其之多。

对付这种常态，中国传统有些无奈的办法，比如谚语说"喜不外现""财不外露"，还说"家丑不外扬""家家有丑，不露是好手"。鲁迅笔下的阿Q想和吴妈睡觉，遭到拒绝后，他会用"脚还太大了"来安慰自己，事实上他那种"别人再好也有不好"的胜利心态，尽管常被人笑话，还是会被很多人借鉴。

每个人都是感觉主体，自我中心现象是必然，即以自我的感觉来理解他人的感觉，这种感觉一定是偏差甚至错误的，所以"理解万岁"不仅仅是一句口号。众人拾柴火焰高，"你好，我好，大家好"，这种互利思想才是社会分工、合作的基础。损人不利己最终是损人损己，是种反社会人格，每个人、每个团体都这么干，结局是社会的瓦解。《道德经》最核心之处在它最后一句，"天之道，利而不害；圣人之道，为而不争"，大家当谨记。

四、人体的量化、数字化认识

两千多年前，书奇缺，老子很幸运，他做过周朝皇家图书馆管理员，他是个思想家，他集先人之智慧写了《道德经》，以道解释宇宙万物的演变，"道生一，一生二，二生三，三生万物"，最终是一生万物。庄子提出："一尺之捶，日取其半，万世不竭。"捶指短木棍，他说有限的物体可以无限分割，体现有限和无限的辩证统一，庄子喜托寓言表意，他更通俗地表述了一生万物。

很巧，同时期的远在万里之外的古希腊数学家、哲学家毕达哥拉斯提出"万物皆数"，即万物都包含数，万物都是数，上帝通过数来统治宇宙，他说1是万物之母，2是对立和否定。当然1、2只是一个约定符号，用0、1也一样。

道学从万物归集到一，再从一发散到万物，显然这是指"有"的世界。对于"有"和"无"的思考，在中国诞生了伟大的阴阳思想，道生有无，道生阴阳。阴阳思想的应用在两千多年之后的今天发挥到极致，计算机用0和1的不同组合，几乎表述了整个宇宙及其规律。应该说今天的人类能够更好地理解道、阴阳、万物皆数。

人是万物之灵，只有认识了其中的数，才能更好地认识人体和人体疾病。通过尺称，人可以清楚地表述身高体重、高矮胖瘦，这是人的最原始的量化、数字化认识，现在人类的尺称越来越多，越来越精准。

糖尿病的典型症状是多饮、多食、多尿、体重下降（三高一低），中国古代用"消渴"（消瘦、易渴）来诊断。有记载说，隋炀帝每天"口干舌燥，要饮水数升，排尿数升，渐渐形枯骨立"。现在知道，糖尿病出现典型症状时，治疗难度会大很多，如果早期验血，以量化、数字化方法来认识血糖浓度，就能查出偏高的血糖，早期处理或许就不会发展为糖尿病。

感冒的处理，区分病因是细菌还是病毒很重要，由细菌引起的抗生素有用，由病毒引起的用抗生素无效而且有害。常用的鉴别方法是验血，白细胞数量高一般是细菌感染，反之是病毒感染。这就是人体的量化、数字化认识在认识、治疗疾病方面的作用。发热、高血压、各种电解质和维生素缺乏都如此。现代医学离不开人体的量化、数字化认识。

人的大脑对信息有感觉和记忆功能，可以通过交流变独有为共有，而忘记是记忆的杀手，所以人会把所见所闻通过一定的媒介保存、传播。古代，绘画是记录形色世界的主要方法，但再高明的画家，也难以毫不走样地记录物体的原形。1822 年，法国的尼埃普斯制作出世界上第一张照片，由此开启了认识世界的一场革命。1975 年，柯达公司赛尚成功研发了世界第一台数码相机，这为"形色世界万物皆数"给出了最好的解读和应用。所有事物可以通过点、数字再现。

结合 X 线、红外线、超声、电磁波、断层和重建等技术，对人体构成的认识迅速由点到面再到全方位，迅速从一维到二维再到三维。如今的人体构成，从整体到细胞，甚至到分子原子，已经可以清晰地摆在世人面前，无形可遁。这些成就都是量化、数字化认识的结果。

1989 年，美国国立医学图书馆建议系统彻底地调研建立生物医学图像库的技术。随后，美国可视人计划启动，通过 CT、MRI 断层扫描、光学照片和组织切片等技术，获取了一位身高 1.82 米的男子间隔厚度为 1 毫米，共 1878 个断面数码图像，以及一位身高 1.54 米的女性间隔厚度为 0.33 毫米，共 5189 个断面数码图像。1994 年，这整套的正常人体结构数据向世界展示而引起巨大反响。2002 年，中国首例"数字化可视人体"在第三军医大学完成，成为继美国和韩国之后第三个拥有自己人种的可视化人体数据集的国家。可视人的成果让人体量化、数字化认识再上一个台阶。

1990 年，被誉为生命科学的"登月计划"的人类基因组计划正式启动，由美、英、法、德、日和中国等多国科学家共同参与，其宗旨在于测定人类染色体 30 亿个碱基对中的核苷酸序列，从而绘制人类基因组图谱，达到破译人类遗传信息的最终目的。2005 年，人类基因组计划的测序工作完成。

虚拟仿真的信息流如滚滚浪潮冲击着人类，人体量化、数字化认识还在路上，人类各种雄心勃勃的研究计划还在继续，可视人计划、基因组计划进一步深入，虚拟人计划、生理人计划、脑计划、人工智能等已经开启。可视人、物理人、生理人、智能人等多学科和多层次的数字模型最终会实现人体从微观到宏观、从宏观到微观的精确模拟。人体分子、细胞、组织、器官的认识正在颠覆性地进行，世界的颠覆性改造也在同时进行，以前的科幻电影正一步一步走入现实，这一切都归功于世界和人体的量化、数字化认识。

五、黑箱中的故事：新陈代谢

任何生物都必须不断地吃，不断地排泄，吃进有用的，排出没用的。如果把人体看成是一个黑箱，这个黑箱在吃排之间到底发生了什么？变化是肯定的，其中的化学变化就是新陈代谢。

这个黑箱有很多的管道与外界相通，如呼吸道、消化道、泌尿道、生殖道。管道中的物质也会发生化学反应，比如胃酸与食物的酸碱反应，比如肠道中蛋白质变成氨基酸。学者们把这些管道中的化学变化也纳入人体的新陈代谢。

化学反应的特点是有新物质生成和能量转变，所以新陈代谢就是身体中旧物变新物的各种化学反应，并伴随能量转变。身体的这种旧物变新物，不同于用砖头盖房子，吃进的肉不能直接变成自己的肉，能量利用也不同于汽油燃烧，直接从大分子变成二氧化碳和水而获得能量。食物中的蛋白质、淀粉、脂肪等大分子物质必须经过消化，由大分子物质变成小分子物质后才能被身体利用，比如氨基酸、单糖、甘油等。

有学者说人体细胞每分钟发生几百万次的化学反应，其中很多是有酶参与的催化作用。酶能在机体十分温和的条件下，高效催化各种生物化学反应，有点像点燃汽油的火柴、引爆炸药的雷管。如果真能制造出武打小说中的"化骨水"，那它一定是各种酶的组合。一种酶只能催化一种或一类化学反应，呈现高度专一性，就像锁与钥匙的关系。专一性保证了体内化学变化的有序，比如白化病患者，他们的皮肤、毛发都是白的，无黑色素形成，原因就是由于体内缺乏酪氨酸酶。所以，教科书给新陈代谢的定义是体内有序化学变化的总称。

人没一只手能活，没一只脚也能活，但没有了心肺就不能活。人体维持心跳、呼吸等基本生命活动所必需的最低能量代谢称为基础代谢，它用基础代谢率来衡量。基础代谢率指人体在 18～25℃室温中，空腹、平卧并处于清醒、安静的基础状态下的能量代谢率，与人的性别、年龄、身高、体重、健康状况有关。汽车怠速是维持发动机不死火的最小转速，人的基础代谢与它类似。人是恒温动物，体内很多的化学反应需要在一定的体温下进行，包括起重要作用的酶，体温降低在医师眼里很可怕，普通人也知道身体冰凉意味着什么。

新陈代谢可分物质代谢和能量代谢，并由两个过程组成，即同化作用、异化作用。同化作用又叫合成代谢，指把可利用的物质转化为自身物质；异化作用又叫分解代谢，可以将自身物质分解。同化作用储存能量；异化作用释放能量。新陈代谢有三大功能：①将消化道获取的营养物质转变为自身需要的结构元件，总体是大分子变小分子。②将小分子装配成自身的大分子，存储能量，例如蛋白质、核酸、脂质等。③分解有机物质，提供生命活动所需的能量。

在同化作用中，植物能利用环境中氮、二氧化碳和水等无机物转化成自身的淀粉、纤维素等有机物（光合作用），少数细菌如硝化细菌也有类似功能。人、动物和绝大多数的微生物没有这种功能。根据这种功能，新陈代谢可以分为自养型、异养型和兼性营养型三种。绿色植物是自养型。人和动物是异养型，只能利用有机物来进行身体的同化作用。有些生物如红螺菌是兼性营养型，有异养条件时就异养，无则自养。

在异化作用中，根据对氧的需求情况，新陈代谢可以分为需氧型、厌氧型和兼性厌氧型三种。人是需氧型，绝大多数的动物和植物须摄取氧以氧化分解体内的有机物。乳酸菌和寄生虫等是厌氧型，它们在缺氧时仍能够将体内的有机物分解。兼性厌氧型，指酵母菌这一类生物，它们在氧气充足时进行有氧呼吸，把有机物分解为二氧化碳和水，在缺氧时，把有机物不彻底地分解为乳酸或酒精和水。

蛋白质是人体的重要组成成分，其新陈代谢极为重要，总的路径是外来蛋白质→氨基酸→自身蛋白质。有大量科学家从事这方面的研究，很多诺贝尔奖授予了他们。蛋白质如何分解为氨基酸？科学家们已经发现细胞外的（比如消化道中的蛋白质降解酶），还有细胞内的溶酶体，它们能够在细胞内、外分解蛋白质。2004 年，诺贝尔化学奖授予三位科学家，以表彰他们发现泛素（一种多肽）调节的蛋白质降解。细胞对不需要的蛋白质贴上标签，贴上标签的蛋白质很快被细胞中的蛋白质酶分解，贴标签的过程被称为"死亡之吻"。"死亡之吻"很快赢得满堂喝彩，人们很容易想象到，如果生产出各种各样的专门治疗疾病（如癌症）的蛋白质标签该有多好。

细胞内的糖类、脂类等能源物质不能被细胞直接利用，三磷酸腺苷（ATP）分解形成二磷酸腺苷（ADP）过程中释放的能量才是细胞的直接能量来源。ATP 是体内生理活动所需能量的载体，故称为"能量分子"，它的发现获得 1997 年度的诺贝尔化学奖。ADP 磷酸化转变为 ATP，它利用有机物（包括糖、脂、氨基酸等）在分解过程中释放的能量，是个储能过程，ATP 转化为 ADP 是能量使用过程。ATP 是生物体的直接能源，是细胞能量代谢的"通用货币"。氰化物几分钟要人命，其毒理就是阻止了 ATP 的生成。

六、人如何应变：应激性和适应性

含羞草的叶子遇到触碰，会立即合拢，触动力量越大，合得越快，甚至垂下整片叶子，过一会又慢慢恢复，小叶再展开，叶柄也竖立起来，恢复时间一般为 5 ～ 10 分钟，但是如果接连不断地刺激，它就会疲倦，不再发生反应。含羞草的这种本领有它的意义。含羞草的老家在南美洲的巴西，那里常下雨，当第一滴雨打着叶子时，它闭合叶片，下垂叶柄，这样可以躲避暴雨的伤害；另外，含羞草的运动有自卫功能，动物稍一碰它，它就合拢叶子，影响动物吃食。这就是含羞草的应激性、适应性和它们的用途。

蜗牛头有四个触角，走动时头伸出，受惊时头马上缩进甲壳中，还有贝壳的张合、鱼的逃跑等，这些都是应激。应激是生物体的基本特性之一，丧失这种特性，生命活动就随之停止。

狼是肉食动物，它的个头在丛林里算小的，又不具备游泳、飞行的技能，为了适应生存，狼要群居，发挥团队作用。它用速度弥补了力量的弱点；狼还有灵敏的嗅觉，可以尽早发现食物和威胁；有锋利的犬齿作为进攻武器，也便于咬吃难撕裂的肉。狼的这些特征都为了适应生存环境，是狼的适应性。

应激是生物体对刺激的反应，刺激包括光、温度、声音、食物、化学物质、机械运动、地心引力等物理、化学因素。应激是一种动态反应，在比较短的时间内完成。适应性则是通过长期的自然选择形成，生物体的某些适应性特征，可通过遗传传给子代，如植物的根向地生长，还有向水性、向肥性、向光性等，再如变色龙的变色、北极熊的白毛、蚱蜢的绿色等。生物的形态结构、生理功能与它们的生活环境适应。

反射是高等动物通过神经系统对各种刺激发生的反应，分条件反射和非条件反射。反射是应激性的一种表现形式，通过反射弧来完成，它的高级在于有神经系统、内分泌系统、免疫系统的复杂网络参与。

巴甫洛夫是一位伟大的生理学家。他小时候就发现了一个规律，主人养狗怕它乱跑，就用锁链把它锁住，人接近它时，狗会变得异常凶恶，一旦打开锁链，狗会变得温顺。后来他发明了条件反射学说。狗接触食物会分泌唾液，食物是非条件刺激，唾液分泌是反应，两者的关系为非条件反射。如果在提供食物之前规律性地响铃铛，这个声响会变为条件刺激，即便没有食物刺激也可引起唾液分泌反应，两者的关系则被称为条件反射。他向他的学生解释条件反射时说，锁链对那条狗来说是一种刺激、一种条件（束手就擒），这种条件引起了它保护自己的反射，一旦消除了这种条件，便不再引起它保护自己的反射（没条件就没条件反射）。条件反射是高等动物后天获得的一种经验性行为，有经验的狗可以通过关联信号、规律的捕捉，提前知道食物和威胁，它的综合应激、适应能力以及最终的生存机会比低等生物前进了一大步。

人要生存，应激性和适应性比其他动物更胜一筹。

非条件反射是人天生就有的反应，是身体内在刺激与机体反应之间的固定联系，比如，人体缺氧会引起呼吸频率加快，紧张、运动、失血会引起心跳加速。非条件反射也是外界刺激与机体反应之间的固定联系，比如初生婴儿嘴唇碰到奶头就会吮奶，人进食时口舌遇到食物会引起唾液分泌。

非条件反射的形成不需要经过后天学习，不需要大脑记忆中枢参与，是在长时间的进化中形成的本能反射，是人生存的基本反射。它是一种比较原始、低级的神经活动，由大脑皮层以下的神经中枢（如脑干、脊髓）参与即可完成，眨眼反射、缩手反射、排尿反射等都是非条件反射。部分非条件反射在出生后并不发挥作用，它随着机体的生长发育而出现，比如性冲动。

人的条件反射比动物更进一步，作为条件反射基础的大脑更发达。人认识世界、改造世界的能力已经是无与可比，对自身及环境信号刺激的综合感知能力更强，知识、欲望更多，还发明了众多的信息符号，比如钱、文字、数字、语言、各种媒体等，尽管是虚拟的、抽象的，但它们代表了相应的内容，身体同样会产生应激和适应。人的条件反射既是生理性的，也是心理性的，人对美食的各种表述都能产生唾液分泌反应，"望梅止渴""画饼充饥"是人的条件反射，天气预报也能产生条件反射。因此人的生存机会更多，人的高级之处在于它的条件反射。

条件反射还会消退和泛化。听到铃声就分泌唾液的狗，如果听到铃声而不喂食，一段时间后狗对铃声就不再反应，这就是条件反射的消退。泛化，指某种特定条件刺激反应形成后，类似刺激也能激发相同的反应，狗对铃声产生条件反射后，对类似声音也会产生反应，"一朝被蛇咬，十年怕井绳"也是人的一种条件反射的泛化。

应激对身体和健康有正负双重作用，生理反应和心理反应总是同时发生。适当的应激可提高机体的适应能力，以交感 – 肾上腺髓质系统兴奋为主，如感染、烧伤、大手术、创伤等应激时，人的专注、警觉程度升高、心率加快、收缩力增强，体温升高、白细胞数目增多、血糖升高、分解代谢增强，它们有利于机体抵抗损伤和疾病。一旦机体适应了新的环境，应激状态的神经 – 内分泌反应会逐渐恢复正常。过强的或长期的应激而人不能适应时，会导致机体功能障碍，会出现紧张、焦虑、抑郁、厌食，以及胃肠缺血、溃疡、出血，原发性高血压、冠心病、心律失常、月经紊乱，等等。心理情绪应激已被认为是触发急性心肌梗死、脑梗死、猝死的"扳机"。

身体的内外环境的刺激信号都是人体的应激源，其中心理、社会、环境特别要关注。研究表明，丧偶者一年内的死亡率比同龄人高很多。自然环境的恶化、社会关系的紧张、亲友离别、意外事故、严重疾病、失败每天都在发生，我们该如何去感知？如何去应对？首先大家要重视心理应激是可以管控的，管控的第一点就是要学会理解应激，学会识别自己的应激事件和评价自己的应激体验；其次是养成良好习惯，包括饮食、锻炼、社会交往等，习惯成自然，习惯即适应，记住巴菲特的名言"习惯是如此之轻，以至于无法察觉，又是如此之重，以至于无法挣脱"，好知识、好行为、好习惯能更好地适应社会，适者生存。

七、个人的整体变化：生长发育与老化

总体来说，人的生长、发育指从受精卵到成人的成熟过程，衰老指成人到死亡的过程。这两个过程如同中文字"人"，一边是上升，一边是下降。人由物质和精神构成，人的生长发育、衰老包括身、心两方面。

新陈代谢是生命的基本特征，包括合成代谢和分解代谢两方面。人的生长发育阶段，合成代谢高于分解代谢。成人的两个代谢基本平衡。若分解代谢高于合成代谢，人就踏上衰老之路，直到生命停止。

人如何从胚胎生长发育到成人？古希腊哲学家亚里士多德提出两种可能：一是胚胎一开始就是先成的，生长发育过程仅仅是个头的长大；二是胚胎中新的结构是逐渐形成的，这一过程为后成，如同蜘蛛织网，不断织大，他本人倾向于后者。后人将其称为"先成论"和"后成论"，或者叫"预成论"和"渐成论"。先成论者相信一个完整而很小的微型人存在于人类的卵子或精子中，胚胎发育是这个微型人个头的增长。后来的"套装说"更为形象，假如夏娃的卵细胞中含有一个微型人，这个微型人的卵细胞中还包裹着一个更小的微型人，一个套装一个，如此反复直至无穷。

伊利亚·普利高津在《确定性的终结》中说：一个是确定性规律所支配的世界，它没有给新奇性留有位置；另一个则是由掷骰子的上帝支配的世界，在这个世界里，一切都是荒诞的、非因果性的、无法理喻的。多数人，包括科学家倾向于先成论和后成论两种方案的折中，即人的生长发育存在决定性的规律、确定性，同时存在不确定性、偶然性。

人的生长发育在哲学上有"先成论"和"后成论"之说，它们同样可以应用到人的衰老，换个说法即"先老论"和"后老论"。"先老论"类似于定时炸弹，到了那个时候就炸，人就死亡，人的寿命不超过130岁就是这观点，"后老论"即身体细胞数量逐渐减少和功能退化。不论是"先成论"和"后成论"，还是"先老论"和"后老论"，现在的基因学说都为它们增加了说服力。

（一）生长发育：细胞数量增加和功能进化

生长是指身体结构，包括细胞、组织、器官的长大和成熟，表现在细胞从单个到天文数字的量的增长，以及细胞分化成不同的身体结构。发育一般指身体结构、心理的分化完善与功能成熟，是质的改变。生长是发育的物质基础，发育是生长质量的反映，两者密不可分。通过生长发育，人从未成熟变成熟，从未成年变成年，分水岭是青春期。

人体由细胞、组织、器官构成，绝大多数的组织、器官的生长是通过细胞数量的增长来实现，少数通过细胞体积的增大来实现，如神经元细胞，随着个体的生长其轴突不断延长。细胞的生长发育包括三种情况，即细胞数量增加、细胞体积增大和细胞分化。细胞分化指早期细胞逐渐产生出形态结构、功能不同的细胞的过程，即细胞种类的增加。人体的生长发育归根结底是细胞的生长发育。

未成年人生长发育年龄分期：①胎儿期：从受孕到分娩共40周。②新生儿期：从出生到28天。③婴儿期：从28天到1周岁。④幼儿期：从1周岁到3周岁。⑤学龄前期：从3周岁到7周岁。⑥学龄期：从7周岁到青春期来临。⑦青春期：女孩从11～12岁到17～18岁；男孩一般比女孩晚1～3岁。

青春期之前，每年长高 3～5 厘米。青春期，身高、体重快速增长，平均每年长高 6～8 厘米，甚至达到 10～12 厘米，体重平均增长量达 4.5～5.5 千克。肌肉、骨骼及内脏器官的快速增长，使男性肌肉强健，女性身体丰满，体貌、力量、能力开始接近成人。生殖系统在青春期发育迅速，外观上出现第二性征，女性表现为乳房隆起、体毛出现、骨盆变宽和臀部变大等，男性出现胡须、喉结突出、嗓音低沉和体毛明显等。青春期的重要标志是女性出现月经，男性发生遗精，女性比男性约早两年。月经初潮平均年龄为 12 岁左右，男性首次遗精约为 14 岁，约 4 年之后生殖系统才发育成熟，它的成熟标志着人体发育的完成，也就是女性 16 岁，男性 18 岁，这是中国 18 岁成人的生理依据。成人的年龄标准各个国家有些差异，美国 16 岁，日本 20 岁，联合国《儿童权利公约》规定儿童指 18 岁以下的人。

婴儿期是身、心生长发育的第一飞跃期，青春期是第二飞跃期，其内在原因是身体生长激素、性激素分泌量的快速增加。近几十年，生长发育飞跃期有提前的倾向，原因是食物营养充足、大量激素的食用药用。

生长发育期间，人体的感觉、知识、情绪、欲望四个精神因素也得到了快速发展，其物质基础是神经系统的快速生长发育，使自身捕捉、加工信息的能力不断加强，逐渐形成了一定的感觉信息的倾向性。此外，身体内在、外部环境的信息源在不断变化、扩大。内在环境指身体结构，外在环境随着身体能力的增大而扩大，从面向母亲，到面向家庭、幼儿园、小学、中学及社会。生长发育期一个重要特点是身心发展的不平衡、不匹配矛盾，尤其在婴儿期、青春期两个飞跃期更为突出。

身体快速生长让儿童产生巨大的心理变化，包括惊、恐、困惑和不适应的感觉和情绪。心理影响行为，行为结果又反过来影响心理。行为结果与评判关联（包括自我评判和他人评判），又与激励、处罚、自尊心关联。受到肯定和赞赏时，会产生满足感；受到批评和惩罚时，会产生打击、挫折感。他们强烈关注自己的外貌，包括自己无法改变的客观因素以及打扮之类的主观行为，会对某些不太满意的外貌产生焦虑，强烈关注自己的能力和在群体中的地位的被认知。

青春期的身体突变是外显的，很自然让孩子自己产生"成人感"，会说"我的个子和你（父母）一样大了。"但孩子身体、心理都尚未成熟，有"小孩感"，日常经济活动更直白，"身上的每一元钱都是父母给的"，"不能像大人一样独立"。成人感、小孩感不仅存在于青春期，其他时期也不同程度地存在。

成人感容易产生对心理成熟度的过高评价。孩子会认为自己的思想和行为属于、起码部分属于成人水平，渴望得到成人式的信任和尊重，独立意识强烈，渴望有独立的决定权。生长发育过程会产生物质、精神、社交的许多要求，面对复杂的矛盾和困惑，需要得到成人的理解、支持和保护。得不到理解和支持，会产生孤独感和压抑感，长而久之，渐将内心封闭，进而不轻易寻求帮助，导致心理偏差、紊乱、疾病。

　　生长发育期间，儿童体验着孤独、无助和压抑，促使他们愿意与同龄朋友抱团、交流，一起试探成人的底线，甚至团伙犯罪。游戏、网络具有娱乐性、互动性、虚拟性，不受现实生活的诸多限制及惩罚，允许不断试错，这种满足感和成就感对于舒缓压力、躲避现实作用显著。自制力差的未成年人更容易游戏成瘾、网络成瘾，这种瘾又给他们带来心理、生理和社会适应方面的伤害。

　　未成年人的初始间接知识多来自父母、教师及社会的教育，这些充满世界观、人生观、价值观的知识往往存在矛盾，会让他们左右为难，若强制让他们接受某一做法时，内心的对抗是难免的。未成年人对成年人的逆反主要表现在不听话，想独立自主，幼儿期、青春期会更明显。幼儿期因为自身能力的限制，诉求相对简单，比如要求自己拿调羹吃饭、自己穿袜子、自己走路，青春期的诉求则接近于成年人的独立自主，不想被过多约束。大人称听话的孩子为"乖孩子"，不太听话的为"熊孩子"，熊孩子不按成人的常理出牌，会把成人眼里应有的秩序、规矩破坏得一团糟，还表现为捣蛋、顽皮、胡搅蛮缠、屡教不改。

　　乖和熊都是天性使然，调皮不要紧，任性就不行。小孩不懂事，关键是大人不能不懂事，这是成年人的责任，如何理解和保护未成年人，看似既困难又复杂，怎么做？全世界有三条通用法则：尊重、适应、教育与保护相结合。中国针对未成年人的法律有《中华人民共和国未成年人保护法》和《中华人民共和国预防未成年人犯罪法》。《中华人民共和国未成年人保护法》规定：任何组织和个人不得披露未成年人的个人隐私；监护人应当根据未成年人的年龄和智力发展状况，在作出与未成年人权益有关的决定时告知其本人，并听取他们的意见；保证未成年学生的睡眠、娱乐和体育锻炼时间，不得加重其学习负担。这些法律底线成年人做到了吗？主持人孟非说：高铁上很多熊孩子发出的噪声其实远不如哄孩子发出的噪声。

　　成人感、小孩感与身体半成熟状态的矛盾，成人感、小孩感的感觉主体之间的认知矛盾，这两对矛盾是造成未成年人产生种种逆反的根本原因。它们往往反复、交替出现，是未成年人身心成长的规律和认知的关键点，成人必须了解，而且要向小孩解释清楚，否则成人就不知道如何去适应、保护和教育小孩，小孩也会无所适从，不知道如何去理解、把控自己的心理和行为。

　　一棵小草、一棵小树，需要阳光雨露，需要迎接风雨，需要呵护。小孩的生长发育也一样，身体需要养护，心理养护更要重视。每个人的身体、心理、行为成熟，都是从牙牙学语、蹒跚学步到初果青涩、懵懵懂懂，再到瓜熟蒂落、知书达理，是一个漫长的自长和呵护助长的过程，内因、外因缺一不可。

（二）衰老：细胞数量减少和功能退化

衰老首先是一种状态，一个白发苍苍、步履维艰的老人，我们会说他老了；同时，衰老是一个过程，指成人到死亡的过程，它伴随着机体整体能力的进行性下降。

衰老可分为两类：生理性衰老和病理性衰老。生理性衰老指成熟期后的生理性退化，它由人类的基因决定，是内因所致，是一种不可抗拒的自然规律。病理性衰老指外因所致的老化，比如营养、过劳、疾病。两者常难以区分，因为病理性衰老可以人为改变，所以衰老有很多想象和努力的空间。

"三翻六坐七滚八爬十二走"，成人之前还可以分为胚胎期、新生儿期、婴儿期、学龄前期、学龄期和青春期，我们很容易找到生长发育的规律，但对于衰老，我们的先人只能总结出一些时代背景很强、很局限的话，比如"四十强寿""七十古来稀"。我们对衰老的认识还是很少。一个人从不能跑到不能走、不能坐、不能爬、不能翻身，最后不能动，这是典型衰老的过程，但这种失能规律会跳跃性、断崖式地出现，并会反复。

霍金21岁患"渐冻症"，身体不能正常活动，当时医师判断他只能活两三年。他43岁患肺炎，因他的妻子简的不放弃才活了下来，从此完全失语，失能程度更高，只有三根手指和两只眼睛可以活动，身体严重变形。21岁或者43岁的霍金老了吗？毫无疑问，从身体外形、功能来说，身体老了，病理性衰老了。如果撇开身体因素，那时的他智力正成熟，不老。70多岁的他思想更成熟，我们不能说他的心智已经衰老。所以，单纯用外形、身体功能、心智能力来说衰老都不行，只能依据年龄来综合判断，或者直接说：衰老是年老，且精力、体质衰弱。

总体是个别的总和。汽车、机器的老化一定是部件老化的结果，人的衰老也一样，它是器官、组织、细胞老化的结果。眼睛老化平常称"老花眼"。医学上，会用器官功能不全来表述心、肝、脑、肺、肾功能的下降，还会用退行性变来表述器官的老化，比如腰椎退行性变、关节退行性变，最后用"全身多脏器功能衰竭"来表述医学死亡。

一个球队要长期存在，一定会不断淘汰旧球员，补充新球员，一旦它的淘汰、更新机制不起作用就意味着这个球队衰老、灭亡。人能活着也是靠细胞的不断淘汰和更新。细胞衰老死亡与新生细胞更替是新陈代谢的必然规律。细胞衰老死亡不可阻挡，一旦新生细胞补充不足，机体组织、器官的功能必定下降。衰老的实质是机体功能细胞数量的减少和质量的变差，进而出现组织和内脏器官萎缩、重量减轻，外观上出现皮肤松弛、牙齿脱落、驼背、身高缩短，以及机体组织、器官的功能（如心肺功能、消化功能、神经功能）全面下降。

一切生物体都会衰老，衰老具有普遍性、内因性、进行性。整个人类社会需要个体的衰老和更新，就像细胞的新陈代谢一样。作为个体当然会依依不舍，不愿被淘汰。谁先衰老？谁先淘汰？很难回答，因为衰老原因、机制还没有准确答案，我们每个人只能在试错过程中寻找答案。尽管科学家提出了程序衰老学说、体细胞突变学说、自由基学说、衰老免疫学说等不下 20 种学说。我们也从细胞层面、分子层面发现了衰老与干细胞衰退、DNA 退化、衰老基因活跃密切关联，但这些只能说明衰老的微观现象，想进一步还遥遥无期。

"长生不老"太有诱惑，我们总想去寻找某种外力来改变衰老的内因。适度营养、避免过劳、控制疾病以及心理平衡，这些确定的可控因素才是我们应该做的。

八、人的整体变迁：遗传变异与进化退化

"种瓜得瓜，种豆得豆"，"龙生龙，凤生凤，老鼠生的儿子会打洞"，这说的是遗传；"一猪生九崽，连母十个样"，"龙生九种，种种不同"，这说的是变异。变异包括进化、退化，内含人类价值观的倾向。"长江后浪推前浪"，"青出于蓝而胜于蓝"，说的是进化；"一代不如一代"指后代某些能力的退化，其中含有父辈对后辈失望的情愫。我们的先人通过这些俗语说明白了父辈与子辈的异同，即遗传变异、进化退化。

遗传是为了繁衍生存，变异是为了适应环境。遗传和变异是生物的基本特征。

遗传和变异的物质基础是什么？刨根到底，最终会统一到知道的、猜想的"元"，然后通过比对"元"的不同数量、不同秩序的组合来认识，这种认识方法似乎从来没有变过，物理学、化学、生物学等都这样。我们会认为，生物中基本元素的数量和序列决定生物结构，结构决定功能是普遍规律，我们找到的"生物元"有碳、氢、氧、氮等化学元素，有水、二氧化碳、糖、脂肪、核酸、氨基酸和蛋白质等化合物以及细胞。

我们研究遗传变异、进化退化也离不开基本遗传物质的比对。在这个探索过程中，有两条主线交替发展，即蛋白质的研究及遗传因子的研究，它们都被称为遗传因子。我们比对父辈、子辈间蛋白质的异同，比对染色体、DNA、RNA、碱基、基因的异同。

蛋白质从 1838 年发现以来，对它的研究可谓一发不可收拾，生物体间所有不同都可以找到蛋白质的差异。现在估计人体中蛋白质有 10 万种以上，尽管如此繁多，但都是由 20 种氨基酸按不同顺序组合而成。氨基酸指含有氨基的羧酸。自行车的链条由链子连接组成，氨基酸通过肽键连接成肽链。由 2 个氨基酸分子缩合而成的肽称二肽，小于 10 个氨基酸的肽称为小肽，10 个以上则连接成多肽，蛋白质由一条或多条肽链组成，肽链上的氨基酸是不完整的氨基酸。

蛋白质分为简单蛋白质、结合蛋白质。简单蛋白质完全由氨基酸组成；结合蛋白质含有非蛋白质成分，由简单蛋白质和辅基结合而成，包括核蛋白、脂蛋白、糖蛋白、磷蛋白、血红蛋白等。核蛋白的辅基有两类：核糖核酸（RNA）和脱氧核糖核酸（DNA），统称核酸。DNA 主要存在于细胞核内，RNA 主要存在于细胞质内。核酸依次

水解，可得到如下产物：核酸－核苷酸－磷酸、核苷－戊糖、含氮碱类。DNA 水解所得含氮碱类包括腺嘌呤、鸟嘌呤、胞嘧啶、胸腺嘧啶。RNA 水解所得含氮碱类包括腺嘌呤、鸟嘌呤、胞嘧啶、尿嘧啶。DNA 和 RNA 的差别在于胸腺嘧啶和尿嘧啶的不同。

1879 年，德国生物学家弗莱明通过染色观察细胞核中的物质变化（染色体），发现它们平时散漫存在，当细胞分裂时，它们浓缩形成一定数目和形状的条状物，分裂完成时，条状物又变为散漫状。1883 年，美国生物学家沃尔特·萨顿提出"遗传基因在染色体上"的学说。1928 年，摩尔根通过果蝇杂交实验，证实染色体是基因的载体而获得诺贝尔生理学或医学奖。人体细胞的染色体数目为 46 条、23 对，其中二十二对叫常染色体，为男女共有，男女不同的一对为性染色体，雄性为 XY，雌性为 XX。染色体的主要成分是脱氧核糖核酸（DNA）和蛋白质。平时说的 DNA，实质是由多个 DNA 分子组成的分子链，每一条染色单体可看作一条双螺旋的 DNA 分子。

基因开始只是一种假说。沃尔特·萨顿 1903 年在《遗传中的染色体》中将遗传因子改名为基因。1909 年，丹麦遗传学家约翰逊在《精密遗传学原理》书中初步提出"基因"概念。1953 年，美国的沃森和英国的克里克提出的 DNA 双螺旋结构模型，被誉为20 世纪以来生物学最伟大的发现。人们将基因定义为 DNA 片段，脱氧核糖核苷酸的排列顺序（碱基序列）不同决定了基因的不同。自 RNA 病毒发现之后，大家认为基因还存在于 RNA。

人类基因约有 2.5 万个，有遗传效应，人的生、老、病、死与基因有关。每个基因约有 1 万多个碱基对，人类基因共约有 30 亿个碱基对。1990 年，由美国为首的多个国家参与的人类基因组计划启动，号称生命科学的"登月计划"，目的就是要揭开组成人体 2.5 万个基因的 30 亿个碱基对的秘密。人类基因组计划 2005 年基本完成，它标志着人类已经能够从大分子层面破译人类"全部"的遗传信息。当然它只是草图，每个人都不一样，寻找不同区域、不同年龄、不同父子辈的人类以及不同疾病的基因组图谱，并对它们进行静态和动态的比对，会是下一步人类探索遗传变异、进化退化的最大兴趣点。各种基因组计划也由此开展起来，比如"千人基因组计划"（全球一千个人的基因组）、"炎黄计划"（中国南北方人的基因组）、"中国新生儿基因组计划""中国胚胎基因组计划""中国十万人基因组计划"，等等。基因具有双重属性——物质性、信息性。物质性是其存在方式，信息性是其功能属性，对基因的研究意义在于寻找其物质性、信息性的关联。

（一）遗传：龙生龙，凤生凤

任何一种生物的后代与它的亲代总是基本相似，这种现象叫作遗传，通过遗传，生物体的构造和生理功能由上一代传给下一代。没有遗传，生物就不能繁衍、延续，遗传是物种生存的基础。遗传稳定性保持了物种的延续性，是物种稳定的基础，最终也是生物赖以生存的基础。

自古以来，外观上与正常胎儿不一样的胎儿，会被视为怪胎甚至妖孽而遭遗弃。现代人有过之，在娘胎中若发现有先天性疾病，可能他没有机会来到世上。如唐氏综合征，又称先天愚型，1866 年首先由 Down 医师完整描述。唐氏综合征患儿 60% 胎内早期即流产，幸存者有明显愚型，1959 年证实唐氏综合征由染色体异常导致。这病太讨厌，所以现代人的做法是对所有胎儿进行拉网式的筛查，一旦发现就尽可能地阻止他的生命。

生命的本质在于生物体构造和生理功能的稳定，所以遗传的稳定性是人类繁衍的伦理基础，否则就不伦不类。同时，生物种类多种多样，每一种类也各有千秋，世界上没有完全相同的两个个体，即便是看似很简单的指纹，也完全不相同，或许生命的意义就在于生命的多样性。五彩缤纷才是世界的精彩，整齐划一显得不伦不类。

遗传有三大基本定律：分离定律、自由组合定律、连锁与交换定律。前二者由孟德尔通过 8 年的豌豆实验于 1865 年发现，他是遗传学的奠基人。孟德尔第一定律即分离定律，即在生物体的细胞中，控制同一性状的遗传因子成对存在，在形成配子时，成对的遗传因子发生分离，分别进入不同的配子，随配子遗传给后代。第二定律即自由组合定律，指当具有两对或更多相对性状的亲本进行杂交，非同源染色体上的基因表现为自由组合。人的男女比例基本上是 1:1，生的孩子不会是半男半女，在性染色体中，雄性为 XY，雌性为 XX，理论上说 XY 就是半男半女，但它只表现为男，所以遗传有显隐性之分。人的 ABO 血型分为 A、B、AB、O 四型，只有 O 为隐形遗传基因。A 型血的遗传基因可以是来自父母的 A、A 结合，即 AA；也可能是 A、O 结合，即 AO。B 型血则为 BB 或 BO，AB 型为 AB，O 型为 OO。根据分离定律、自由组合定律，父母是 A 和 B 血型，其子女可能是 A、B、AB、O 型；父母都是 O 型，没有 A、B 血型因子，子女血型只会是 O 型；父母都是 AB 型，子女血型不可能是 O 型。

摩尔根，美国第一个诺贝尔生理学或医学奖获得者，他很早就很怀疑孟德尔的两个定律，认为这两个定律可能只适用于豌豆而不适用于其他生物。他疯狂地用果蝇实验，发现很多的遗传基因不是完全地分离，也不是完全地自由组合，摩尔根把这种特点称为基因的连锁和交换，这就是摩尔根发现的遗传第三定律——连锁和交换定律。摩尔根是真正的科学伟人，他的研究成果没有让他否定孟德尔，反而让他从怀疑走到崇拜。孟德尔的遗传学贡献可以说是从源头上找到理论，就像计算机中的 1 和 0，摩尔根在此基础上发扬光大，其关系类似于《道德经》与《易经》。

遗传的三大基本定律很好地解读了生命的稳定性和多样性。

细胞的遗传物质是 DNA，一些病毒的遗传物质是 RNA。克里克 1958 年提出遗传的中心法则，即遗传信息是从 DNA 传递给 RNA，再从 RNA 传递给蛋白质的转录和翻译的过程，以及遗传信息从 DNA 传递给 DNA 的复制过程。遗传的中心法则是细胞生物的法则，DNA 制造 RNA，RNA 制造蛋白质，蛋白质反过来协助前两项流程，并协助 DNA 自我复制。某些病毒的 RNA 自我复制（如烟草花叶病毒）和某些病毒以 RNA 为模板逆转录成 DNA 的过程（某些致癌病毒）是对中心法则的补充。朊病毒是唯一例外。

核酸是控制遗传的分子基础，中心法则构建了一套遗传信息的复制、转录和翻译体系，反映出蛋白质与核酸互为因果的关系，合理地说明了两类大分子的分工，即核酸的信息功能和蛋白质的结构功能，并最终建立了生命的传递机制——遗传。

德国动物学家魏斯曼做过一个实验，将雌、雄老鼠的尾巴切断，再让其交配产生子代，重复实验至第二十一代，发现其子代仍然有尾巴，这就是遗传的力量。

蛋白是生物功能的主要执行者。除了遗传之外，决定生物特征的因素还有环境，以及环境与遗传的交互作用，比如较多晒太阳的白种人皮肤可以变成褐色，黄种人皮肤则变黑。生物属性要严格区分遗传因素与环境因素、内因和外因的作用是困难的。

（二）变异：万物皆变，唯变不变

世界唯一不变的，就是什么都在变，万物皆变，唯变不变。基因也一样，它不可能百分之百遗传，不可能完全按遗传定律进行。迈尔在《生物学思想发展史》中指出，生物学定律中唯一永远正确的一条就是：生物学定律永远都会出错。基因的变异，就是遗传的变异，包括生物结构、功能的进化和退化。化，在甲骨文中，从二人，像二人相倒背之形，一正一反，一人头在上，一人头在下，以示不同。

《易经》建立在阴阳二元论基础上，易就是变，《易经》就是一部变经。《易经》讲了两方面的内容：一是变化的世界万物及其规律；二是人如何应对变化。经中有两个闪亮几千年的观点：一是"生生之谓易"，即新的产生就是变；二是"唯变所适"，即唯有变才是合适。几千年过去了，"变"还是最能打动大众的心。

变，即变异，与前不同，我们人为地分为进化、退化。现代人越来越喜欢用进化来表述生物界的演变，这有偏颇，它弱化了退化的作用。人类文明只有几千年，从茹毛饮血、衣不蔽体的时代，一步步地迈进现代文明，这是人类最为得意的过程，它还暗示着明天会更好，这种过程称为"进化"（evolution），很符合绝大多数人的心理。严复在翻译《天演论》时，他理解到用"进化"一词的缺憾，故创"天演"二字取代"进化"，从源头来看，赫胥黎在《进化论与伦理》导言说"进化兼包退化之义"，达尔文在《物种起源》也说"演变的最后结果，包括了生物体的进步及退步两种现象"。

物种（包括人）的变异指父辈、子辈之间存在结构和功能的差异，可分为可遗传变异和不可遗传变异。可遗传变异指基因发生变异后，变异可以传给后代；反之为不可遗传变异，其变异只限于当代，如果引起变异的环境条件消失，变异也随之消失。

物种的变异从辩证法来看不外乎两种，即量变和质变。量变是质变的准备，质变是量变的结果；质变既完成量变，又开启新的量变；量变中有质变，质变中有量变。割裂量变、质变存在两种形而上学：激变论和庸俗进化论。激变论只承认质变，否认量变；庸俗进化论只承认量变，否认质变。

达尔文在《物种起源》中阐明他的进化论：自然界中生物的物种不是不变的，而是由低级向高级逐渐进化发展的。其主要依据有：①多数变异是微小的。②变异是连续过渡的，从个体差异到轻微的变种、显著的变种、亚种和新种。③自然选择，适者生存。生物都有按几何级数增加个体数目的倾向，但是资源（如空间、食物等）又是有限的，因而，不同物种之间、同一物种的不同个体，为获得生存机会而斗争（竞争），并导致大量个体的死亡，只有适合生存者才能生存。这三点很难证伪，所以不断地溯源导致结论：人类的祖先是猿猴。

问题来了，神创论说人类及万物都是上帝造的，进化论说人类是从低级动物进化而来，进化论与神创论的冲突显现出来。双方相互争论，这种争论和困惑在美国最终上升到法律、宪法层面。

20世纪20年代，美国公立学校刚起步，生物学教不教达尔文的进化论？老师困惑了。当时美国很多州有禁止教授进化论的法律，例如田纳西州州政府起诉了教授进化论的生物老师代表斯科普斯，此案被称为"田纳西州起诉斯科普斯案"，审判被称为"猴子的审判"，斯科普斯一审败诉，二审胜诉，他没有因为教授进化论而坐牢。类似的还有"埃珀森起诉阿肯色州案"，1968年，生物老师埃珀森为教不教学生进化论左右为难，州法律明确反对，是公民投票通过的，他起诉了阿肯色州州政府，最高法院裁决州法律违宪，理由是美国宪法第一修正案禁止"确立国教或妨碍信教自由"，对宗教的态度是不支持、不妨碍。

此类案件还不少，还在继续，但不会发生在中国，因为中国阴阳思想、道家思想根深蒂固。"易系日月之运行，日月即阴阳。""一阴一阳之谓道。"先有鸡还是先有蛋？中国传统式的回答是"鸡和蛋同时有"。道生阴阳，有阴必有阳，有阳必有阴，中国土壤也不会产生达尔文，因为有了经典的《道德经》《易经》，它已经清楚地表述了世界万物的变，包括进化和退化。

如果从遗传变异、进化退化的根本动因上去寻找答案，我们会在不知不觉中走入死胡同。另外关于遗传变异、进化退化的学说、理论太多，如何运用呢？最后我们还是回到两点：一是达尔文的核心思想，即"物竞天择、适者生存"；二是拉马克的"用进废退"。

何为"物竞天择、适者生存"？生物都有巨大的增加后辈数量的先天能力，比如植物的种子，动物的鱼子、鸡蛋，以及人类的精子、卵子，但是生存空间、食物等繁衍资源有限，所以生物竞争是必然的，其结果是只有个别生命得到存在。不适合生存者不生存，存在即合理，这就是"物竞天择、适者生存"。它是种陈述性知识，仅与人类的观察和定义有关，与人类的价值观不直接关联。生物在生存斗争中适者生存、不适者被淘汰的现象，达尔文称之为"自然选择"。目前知道人类基因约有 2.5 万个，包含 30 亿个碱基对，在其遗传信息的复制、转录和翻译过程中，上帝也保证不了完全不错，从内因来看基因的变异是必然，从辩证法的量变质变规律来看，基因变异也是必然。面对这种必然，我们能做的只是适应，适者生存！

何为"用进废退"？ 1809 年拉马克发表的《动物哲学》一书，系统阐述了他的理论，即"拉马克学说"。拉马克提出用进废退与获得性遗传两个法则，并认为这既是生物产生变异的原因，又是适应环境的过程，达尔文在《物种起源》中曾多次引用拉马克的观点。拉马克认为，具有神经的高等动物，后天获得性性状可以传到下一代。比如，以树叶为主食的长颈鹿更容易获取高处食物，长颈的长颈鹿生存机会大于短颈者，其繁衍后代的机会也更大；又如鹭、鹤等长腿禽类，它们长期生活在水边，但不善于游水，为了不使身体陷进淤泥，会尽力伸长腿部，为了吃到水里的鱼虾，会尽力伸长颈部，这样获得的性状，逐代遗传下去，日长月久就成了长颈长腿禽。短颈鹿、水边的短颈短腿禽随着时间的推移、环境的改变，生存、繁衍的机会不断减少，被淘汰的机会则不断加大。

父母外貌特征易遗传给孩子，如肤色、身高、胖瘦、五官和骨盆等。生孩子一直被视为过"鬼门关"，头盆不称是一现代医学用语，指胎儿头部大小和准妈妈盆骨大小、形态不相称（胎头大、骨盆小），胎头不能通过盆骨，在现代剖宫产应用之前，这种情况母子双亡是大概率事件。"屁股大好生养"是一句经验谚语。屁股大，一般来说骨盆也大，胎头顺利通过盆骨机会更大。不适应繁衍的大头基因、小骨盆基因遗传概率会小很多，必然逐渐被淘汰，但现在的剖宫产能挽救它，这就是人类基因的"用进废退"。

有进化必有退化，人类的发展最终进化了大脑的沟回，退化了四肢的肌肉、体毛以及耐寒能力。人类文明的进化最终导致其野外生存结构和能力的全面退化，我们驯养的动物也受波及，全面退化了它们的尖牙利齿和肌肉力量。

九、我从哪里来：细胞生殖与人体生殖

人从哪里来？在中国上古神话中，女娲抟土造人，之后再人生人，繁衍了整个人类。西方圣经故事中，上帝用尘土造出第一人亚当，再从亚当身上取下一根肋骨造了第一个女人夏娃，之后亚当、夏娃繁衍了整个人类。神话故事中孙悟空从身上拔一把毛，

一吹，瞬间一群的孙悟空出来了，有点不可思议，如果我们把孙悟空的毛看成是水稻种子，把这瞬间延长，这个神话就变成现实，一颗水稻种子变成了一串水稻，一串变成了一片。

人从生殖而来。生殖，指生物产生后代的过程和现象，生物借助生殖产生幼小的个体，以繁衍种族和延续生命。繁殖与生殖意思相近，繁有多、繁衍之意，一旦某个物种不再生殖就意味着该物种的灭绝。

（一）生殖的总体社会伦理

代代衍生，生生不息，是所有生物的最高价值观，要实现它，生殖是唯一手段，它依靠于生物个体，每个个体都责无旁贷。中国传统道德中，孝具有独特地位和意义。"孝"字的构成，上为老、下为子，它是一种前辈、后辈的传和承。孟子总结说："不孝有三，无后为大。"这种思想源远流长，中国崇尚多子多福，断子绝孙是最大的诅咒。

人多力量大，为避免弱肉强食，为保家卫国，需要生殖。孔子在《礼记》称"地有余而民不足，君子耻之。"他将人稀地广称为国君的耻辱。孔子、孟子都将"不娶无子，绝先祖祀"视为一种罪恶，认为这种行为不但绝了生者的去处，而且也绝了祖宗的祀食。中国的造字者说得更白，男女结合即为"好"。

人类百万年历史中人口不断发展，人口学家将其分为四个时期：①史前的原始静止时期（公元前 100 万—前 3000 年）。②古代和中世纪的缓慢增长时期（公元前 3000—1650 年）。③近现代的过渡增长时期（1650—1950 年）。④当代的急速增长时期（1950 年以后）。史前时期（旧石器、中石器、新石器时代），公元前 100 万年，世界人口为 1～2 万人，公元前 1 万年为 400 万人，公元前 3000 年为 3000 万人，公元元年为 2.3 亿人。2011 年 10 月 31 日凌晨，全球第 70 亿名成员在菲律宾降生。

战争、自然灾害会给人口带来灾难，国强民富能抵御之，某种意义上人多是象征。国强人多、国弱人少的现象在 200 年之前具有普遍性。越王勾践"十年生聚""十年教训"而成为春秋霸主。商鞅说："人众兵强，此帝王之大资也。"《资治通鉴》说："人口滋多，则赋税自广。"西方观点与中国类似，《道德与政治法则》作者阿奇迪肯·佩利认为：人口是度量一国富裕程度的最佳方式，一国幸福与繁荣的增进，最重要的标志就是人口的增加；一个国家可能遭受的最惨重的灾难就是人口的衰减，人口的增长的目标，在所有国家都应当胜过其他一切政治目标。地球可利用的生存资源有限，总体人口也有限，在人多势众、人多国富的简单逻辑下，人类总是随着各个帝国的兴衰，人口此起彼落。

终于有人对这种逻辑说不，那是马尔萨斯。工业革命使英国快速发展，人口也迅速增加，而广大劳动人民的生活状况恶化，成为严重的社会问题，他不认为那是国富的象征。马尔萨斯 1796 年发表《危机，一个宪法支持者对最近的有趣的大不列颠的状况的看法》：在人口问题上我不能同意阿奇迪肯·佩利的观点，如果说人口总数是富裕程度的标志的话，它所代表的也仅是过去的富裕，他的逻辑是国富是因，人多是果，不能倒多来说，人多不一定就国富。马尔萨斯认为由于人口增长快于人类生存能力的提高，而给人类社会进步造成的障碍。这是他的《人口原理》的核心思想，并提出通过被动型、主动性抑制人口来减少人口。被动型抑制包括战争、瘟疫、饥荒和各种疾病，主动性抑制则包括晚婚、避孕、流产、杀婴和节欲等方式。马尔萨斯被视为现代人口学的奠基人，达尔文是他的粉丝并引用他的观点，他深深地影响后人的生殖观。

近二百年社会快速发展，人口也暴增。1804 年地球人口为 10 亿，1927 年、1960 年、1974 年、1987 年、1999 年、2011 年的人口分别达到 20、30、40、50、60、70 亿。地球人口达到 10 亿花了过百万年，从 10 亿到 20 亿花了 123 年，从 20 亿到 30 亿花了 33 年，而从 30 亿到 70 亿人口，每增加 10 亿人口的时间只需要 12 ～ 14 年。

1987 年 7 月 13 日，世界第五十亿个人在前南斯拉夫诞生，为了使人们认识人口形势的严峻，联合国确定每年的 7 月 13 日为"世界人口日"。马尔萨斯为人类生殖敲响了警钟，还引发了"地球能容纳多少人"的辩论，中国 40 年的计划生育政策与他的观点也不无关系。

（二）细胞生殖

1675 年，列文虎克第一次观察到活细胞，他用显微镜将人类带入了一个崭新的、震撼的显微世界，以往的肉眼世界观被颠覆。在好奇心的驱使下，人类一方面从动态角度观察细胞的变化，另一方面从更显微的角度观察细胞的细节。一个又一个的新发现如雨后春笋般出现，人类不得不创造出新的语言、新的定义来表述它们。

跳蚤、蚂蚁、蚊子或许是古人能够观察到的最小生命，然而在显微世界，它们是庞然大物。生物可分为单细胞生物和多细胞生物。单细胞生物一个细胞就是一条生命，细胞的增加数等同于新繁殖的生命数。无论是单细胞还是多细胞生物，所有的生殖本质都是细胞数量的增加。

细胞生殖到底是如何实现的呢？ 1841 年，雷马克发现鸡胚血细胞的直接分裂现象，一个细胞通过分裂变成了两个，这一过程为细胞分裂。1855 年，德国学者魏尔肖提出"一切细胞来自细胞"的著名论断。1879 年，德国弗莱明观察到蝾螈的细胞分裂中，细胞核中有纺锤丝、染色体变化，此为有丝分裂；1882 年，他将直接分裂称为无丝分裂，将间接分裂称为有丝分裂。精原细胞、卵原细胞裂变为精细胞、卵细胞时，染色体数目要减少一半，此为减数分裂。细胞（或真核细胞）的分裂方式有三种：有丝分裂、减数分裂、无丝分裂。原核细胞的分裂方式主要为二分裂，多数文献将其归为无丝分裂。

成人有 40 万亿～ 60 万亿个细胞，这些细胞寿命各不相同，有的白细胞只能活几小时，而神经细胞的寿命有几十年。有实验发现，人体细胞在培养条件下平均可培养 50 代，每一代约 2.4 年（弗列克系数），据此估算，人的寿命可达 120 岁。整个人体每分钟约有 4000 万个细胞死亡，显微世界中人体的生殖故事已经远远超出我们的神话。

　　人体细胞繁殖有丝分裂、减数分裂、无丝分裂三种方式都有。大多数细胞进行有丝分裂，少数细胞进行无丝分裂，如肝细胞、肾小管上皮细胞、肾上腺皮质细胞等腺体细胞，精原细胞、卵原细胞进行减数分裂。有丝分裂后子细胞染色体数目、形状、大小一样，它保证了细胞的稳定性；而无丝分裂产生的两个细胞则不同，它的特点是速度较快，耗能较少。

　　人体中不是所有细胞都具有繁殖功能，由此可将人体细胞分为干细胞和体细胞。干细胞具有分裂、繁殖功能，体细胞则无。干细胞是具有增殖和分化潜能的细胞，通过干细胞的繁殖和分化可产生各种体细胞，进而形成各种组织、器官。按分化潜能干细胞可分为三种：全能干细胞、多能干细胞和单能干细胞。全能干细胞指受精卵和它最早期分裂形成的胚胎干细胞，它可以增殖并分化成为全身 200 多种细胞类型。多能干细胞具有分化出多种细胞的潜能，如骨髓造血干细胞，它可分化出红细胞、白细胞等各种血细胞。单能干细胞只能向一种类型或密切相关的两种类型的细胞分化，如上皮组织基底层的干细胞、肌肉中的成肌细胞。

　　多能干细胞概念于 1961 年提出。1967 年，多纳尔·托马斯完成第一例干细胞移植，即骨髓移植，后于 1990 年获得诺贝尔奖。干细胞可以制造人体的细胞和组织，假如某位老人能够用上自己的（包括年幼时保存起来的）或他人的干细胞及其衍生组织器官，可想而知，这位老人的寿命就可以明显延长。干细胞的研究从一开始就是一个美丽的梦想，一个人类史上最接近"不死"和"永生"的梦想。1999 年，美国《科学》杂志将干细胞研究列为年度世界十大科学成就之首，排在人类基因组测序之前。

　　从胚胎中提取全能干细胞，受伤胚胎可能发育成怪胎，甚至死亡，所以很多国家禁止破坏胚胎以获取胚胎干细胞，但法律并不阻止多能干细胞的应用，通过脐带血输注、骨髓移植，利用造血干细胞治疗白血病、贫血现在已是成熟手段。克隆组织、器官以及克隆猪、克隆羊的技术原理就是干细胞的增殖和分化。作为生命种子的干细胞生殖其想象和操作空间太大，撒下种子收获的人体组织、器官，可以用来修复、更换老化的、病的、坏的组织、器官。

（三）人体生殖与人工辅助生殖

　　人体的自然生殖是有性生殖、两性生殖、胎生。人类的自然生殖过程是：受精卵→细胞分裂→发育成胚泡→植入子宫→发育成胚胎→成熟胎儿→分娩→婴儿。

精原细胞、卵原细胞经过减数分裂后形成精子、卵子，它们的染色体数目是体细胞中的一半，它们仅占人体细胞的极少数。精子、卵子合二为一形成受精卵细胞，受精卵细胞是人生命的起源。经过两性生殖细胞结合的生殖方式即有性生殖，哺乳动物都是有性生殖，有性生殖还存在于植物的种子生殖，即被称为植物精子的花粉与雌蕊中的生殖细胞结合发育成种子。

有性生殖不同于无性生殖。无性生殖只牵涉一个个体，常见的有营养器官生殖、出芽生殖、断裂生殖、孢子生殖等，低等生物多是无性生殖。营养器官生殖，指植物的根、茎、叶等营养器官发育成新个体的生殖方式，如马铃薯、地瓜，还包括植物的扦插、嫁接、压枝、分根。出芽生殖，指在一定部位长出与母体相似的芽体，脱离母体后独立生活，如珊瑚虫、水螅、酵母菌等。断裂生殖，指生物体断裂成两段或几段，每小段发育成一新个体，如涡虫、海星等。无性生殖是生物进行种族延续最古老、最普遍的生殖方式，特点是效率高，繁殖速度快，基因单一缺乏多样性。低等植物多为无性繁殖，高等植物以有性生殖为主。

人体的生殖是两性生殖，它不同于单性生殖。单性生殖亦称孤雌生殖，属于无性生殖，卵不受精也能发育成新个体，卵细胞通过复制自身的 DNA 进行繁殖。单性生殖方式存在于一些较原始的动物，比如蚂蚁和蜂，它们可以不需要雄性个体就能生出工蚁、工蜂，蚁群、蜂群中雌性占绝大多数，蚂蚁和蜂的世界是典型的"女儿国"，它们只偶尔进行有性生殖。

人体生殖是胎生。胎生，指受精卵在母体子宫里发育成熟并生产的过程和方式，即由母胎而生，人在母胎内完成基本发育之后才出生。特点是生存率高，绝大多数哺乳动物都为胎生，胚胎通过胎盘和脐带从母体获得营养，同时把代谢废物送入母体。胎生生殖不同于卵生、卵胎生。受精卵在母体外独立发育的生殖叫卵生，它用产卵的方式繁殖，一般的家禽、鸟类、爬虫类、大部分的鱼类和昆虫是卵生动物。如鸡、鸭、鱼、青蛙、乌龟、蝴蝶等，卵生动物产下卵后，经过孵化变成动物，其营养来自卵本身。卵胎生（半胎生）指动物的受精卵在母体内发育成新的个体后才产出母体，这点与胎生一样，不同的是胚胎发育所需营养主要靠卵，这点与卵生一样，所以它是介于卵生和胎生之间的一种生殖方式。比如一些鱼类、爬虫类和贝类动物，代表物种有锥齿鲨、星鲨、蝮蛇、蛇蜥、田螺等。鱼有卵生的，如鲤鱼、金鱼、鲫鱼等，还有卵胎生的，如孔雀鱼、红箭、黑马丽等。

植物的开花结果给世界带来精彩，它的本质是植物的有性生殖，是被子植物的重要生殖方式，即种子生殖。植物的花是植物的生殖器，能产生生殖细胞。植物的果实、种子产生包括四个过程：开花、传粉、受精和发育。植物开花后，雄蕊的花粉通过不同途径，包括风、雨、蜂、蝶等媒介，传送到雌蕊上，受精后雌蕊的子房发育成果实。传粉根据是不是在同一朵花上分为两种：自花传粉和异花传粉。大部分水稻是自花传粉，1973 年，袁隆平用异花传粉方法产出世界上首例杂交水稻，因而被称为杂交水稻之父。

如果一朵花同时具有雌蕊和雄蕊即为两性花（雌雄同花、完全花），如小麦、梅、杏、桃、樱、蔷薇、百合等。只有一种即为单性花（雌雄异花），它有雌花与雄花之分，如瓜类、柳树、玉米、葫芦科的花等。雌雄同株是指一株植物的花有雌蕊、也有雄蕊，可分两种：其一，雌雄同花；其二，雌雄不同花，但在同一株，就像玉米。大多数植物都是雌雄同株，如稻谷、玉米、小麦、豆类、苹果、桃李、瓜类、辣椒、茄子等；雌雄异株也不少见，只开雄花的叫雄株，只开雌花的叫雌株。959 个被子植物属中有 14620 个种是雌雄异株，如芦笋、菠菜、银杏、杨梅、猕猴桃等。

开花是植物成熟的表现，只开花不结果还是很常见的，雄性花、雄性植物不结果，未授粉的雌性花、雌性植物不结果，缺肥、虫病、过旱、过涝等因素也引起植物不结果。人的不孕亦如此。

10% ～ 15% 的育龄夫妇出现不孕。女性不孕主要以排卵障碍、输卵管因素、子宫内膜容受性异常为主，男性不育主要是生精、排精障碍。男性每次排精量 2 ～ 6mL，每毫升精液中的精子数一般在 6000 万至 2 亿个。1990 年，WHO 将每毫升 6600 万个精子定为正常，之后调低，1999 年标准则从每毫升 2000 万个降低到了 1500 万。

辅助生殖技术指采用医疗手段让女性妊娠的技术，包括人工授精、体外受精 – 胚胎移植及其衍生技术两大类。涉及促排卵、精卵的获得和储存、体外受精、胞浆内单精子注射、受精卵体外培养等技术，它们用人工方法辅助自然过程的某一环节来完成生育，不包括剖宫产手术及代孕等技术。

人工授精是以非性交方式将精子置入女性子宫，使精子与卵子自然结合实现受孕的方法，主要针对男性不育的生精、排精障碍。女性年龄是影响人工授精成功率的重要因素。女性 35 岁后生育能力开始下降，40 岁后的妇女进行人工授精妊娠率为 5% 以下。有统计，正常夫妇每个排卵周期仅有 22% ～ 27% 的受孕机会，所以未经过 5 个人工授精治疗周期的患者，不应轻易放弃。

体外受精 – 胚胎移植，又叫"试管婴儿"技术。其方法是用人工方法取出卵细胞，在体外条件下，加入处理过的精子，待卵子受精后，将胚胎植到母体子宫内，经妊娠后分娩婴儿。1978 年英国诞生了世界上第一例试管婴儿，1988 年中国第一例试管婴儿出生于北京大学第三医院。目前欧洲有接近 4% 的新生儿借助该技术。

精液质量不达标时，精子无法自行钻进卵子内，在显微镜下，人工用一根很细的针在卵壁扎一孔，再将一个精子注射到卵子内，帮助卵子受精，这就是卵细胞浆内单精子注射技术。1992 年，布鲁塞尔自由大学的 Palermo 等通过该技术获得世界上首例卵细胞浆内单精子注射婴儿。

正常怀孕多数只有一个胚胎，通过试管婴儿技术能产生多个胚胎。它可用于遗传性疾病的筛选，以地中海贫血为例，夫妻双方如果都是地中海贫血基因携带者，那么只有 1/4 的概率生出健康的孩子，那么在胚胎发育的第三天，从每个胚胎中都挑出一个细胞进行检测，选出健康的那个胚胎移植到女性的体内，通过该技术手段可以挑出健康的 1/4。

卵细胞核移植技术，即三亲试管婴儿，孩子有一个父亲和二个母亲。用夫妻的精子、卵子的细胞核和别人的无细胞核的优质卵细胞组成胚胎，即"借营养，怀亲子"。有学者称卵细胞核移植技术为卵细胞胞浆置换、细胞质移植，这个说法不准确，它还置换了细胞壁，它置换的是除了细胞核之外的整个卵细胞。1997 年，世界上第一例卵细胞核移植试管婴儿诞生。线粒体是细胞内产生能量的细胞器，除红血细胞外，它存在于人体内的每一个细胞，移植的线粒体能规避有线粒体疾病的遗传风险，比如慢性进行性眼外肌麻痹，同时该技术有可能使新生儿携带第三方基因，目前在中国、美国等国家禁用。

人们将试管婴儿技术分为四代：第一代卵子和精子在培养皿内自然结合形成受精卵；第二代采用了卵细胞浆内单精子注射；第三代采用了胚胎植入前遗传学诊断；第四代用了别人的无核卵细胞。这四代试管婴儿技术不完全代表技术的进步，只说明人为干预的程度。

常温下离体的精子、卵子、胚胎存活时间很短，只能用天、小时计算，但在零下 196℃的液氮中可以长时间存活。精子冷冻、卵子冷冻、胚胎冷冻成为试管婴儿的三种特色技术。这些冷冻技术可爱又可怕，类似于植物的"种子银行"，意味着人能像银行存钱那样储存生育力，能让大家选择时机生育。2004 年，意大利学者使用了精子冷冻、卵子冷冻、胚胎冷冻三种方法，并成功得到一健康女婴。这个女婴三度冷暖，成为世界首例"3 冻"试管婴儿。2006 年，北京大学第三医院成功分娩世界第二例。《人民日报》报道了这例中国"3 冻"婴儿：一位丈夫因精子稀少致不孕，2003 年 11 月 2 日取出卵子后，未能按预期发现精子，于是冻存卵细胞，17 个月后，解冻卵细胞，用精子库冷冻精子进行人工授精，移植胚胎时，由于患者宫腔突发少量出血，只得冻存胚胎，一个月后解冻胚胎，植入子宫并获成功。

"少壮不努力，老大徒伤悲"对于生育来说是普遍的，可现代医学开始对它说"不"了。2016 年 6 月 27 日一名特殊女婴诞生，她曾在复旦大学附属妇产科医院度过了漫长的 18 年胚胎期。2017 年 3 月 13 日，中山大学附属第一医院，一位 48 岁的妈妈生下了一个很特殊的"冰宝宝"，他是 1999 年冻存医院的，本应和他同龄的姐姐 17 年前已经出生于世，医学让双胞胎姐弟出生相隔 17 年。自古助孕、代孕的故事很多，现代生殖医学让"老来得子"变得更加简单。现在的助孕、代孕已经超乎前人的想象，

1994 年上映的科幻喜剧片《小家伙》中施瓦辛格成为世界上第一个"怀孕"的男人，不远的将来或许会成为现实。

1996 年 7 月 5 日，在英国出生的"多利羊"被称为世界上最著名的动物，它是世界第一个成功克隆的人工动物。它有三个母亲：一是基因母亲，即提供细胞核的羊；二是提供去核卵细胞的羊；三是提供怀孕子宫的羊，即生育母亲。多利羊最特别之处在于其基因母亲的细胞核不是生殖细胞核，而是体细胞（乳腺细胞）核，由此颠覆了哺乳动物的生殖常规。成功通过体细胞进行的无性繁殖使多利羊和基因母亲具有完全相同的遗传物质，让它们更像是一对隔了 6 年的双胞胎。之后牛、鼠、猪、猫、狗、猴等多种动物被克隆，这也意味着理论上"克隆人"成为可能。美国卫生和福利部 1998 年 12 月决定：美国国会关于禁止人胚胎研究的法案不适用于胚胎干细胞研究，因为按目前的定义胚胎干细胞不等于胚胎。对此决定，美国 73 位科学家马上联名支持。以后的人类会怎样？这引发很多人的深深思考。

维系百万年的人类关系最重要的是家族关系，而今父母、夫妻、兄弟姐妹、祖孙等基本称谓和实质正在被颠覆，人类新的社会关系、家庭关系概念正在被更新，一些诸如优生、准生理念在帮助人类的时候，也在困惑着人类。话语权、解释权的斗争是必然的，对于个人而言只能是适应，或者在边缘地带打擦边球，不管人类的繁衍怎么变，可以肯定的是，世界还是那个五彩缤纷的世界。

第三章
疾病的最终来去：何为生死

孔子说："未知生，焉知死？"话也可以倒过来，"未知死，焉知生？"

植物世界中，春生夏长、秋收冬藏，有生机勃勃的绿叶葱葱，也有残酷无情的秋风扫落叶，由此我们会有"一寸光阴，一寸萌芽"，"落叶归根，入土为安"的启发。生生死死，死死生生，生中有死，死中有生。出生、长大、结婚生孩子、老去，这是绝大多数人的人生轨迹，代代相传、辈辈繁衍。

从无机到有机，从低级到高级，这是生的过程，是合的过程；反之，从高级到低级，从有机到无机，这是死的过程，是分的过程。撇开人类的生死观，穷尽所有知识去想象、去分析整个无机界、有机界，不论是宏观还是微观，整个世界的万事万物又何尝不是分分合合，合合分分，循环往复，以致无穷。

生生不已、生生不息。《周易》说："生生之谓易。"易是变、是动，生生是新生命、新事物的不断产生。物质不断重组、不断分离，生命不过是其中的一种，而人的精神是肉体附属物，当我们去世时，身体的组成元素将快速瓦解，精神也随之消失。

一、生命的起点

生命的时间一般从出生开始算。胎儿算不算人？算不算生命？有说算的，有说不算的，还有说看具体情况而定的。关于生命的起点，答案一般有三个：一是受精卵；二是出生那一刻；三是在它们之间找一个点，比如胎儿不再是一堆细胞，已经初成人形，或者已经有心跳，或者采取非自然手段生下来能独立成活。

生命只有一次，对于谁都是宝贵的，国家的宪法、法律会对人的生命进行保护。1948 年，联合国大会通过的《世界人权宣言》：人人生而自由，在尊严和权利上一律平等。

如果生命的起点是从受精卵算起，那么胎儿就已经是生命了，不论胎儿是否有严重缺陷，它理所当然可以受到法律的保护。假设孕妇患有严重疾病，继续妊娠会严重危害孕妇的健康，甚至危及生命，孕妇该怎么办？问题来了，堕胎是对胎儿生命的结束，也是孕妇的权利选项，但信奉基督教、天主教、伊斯兰教的国家及教徒认为：生命是神赐的，只有神才有权取回人的性命。

美国著名的"罗伊诉韦德案"既严肃又有趣。1969年，原告罗伊遭强奸怀孕，她付不起到其他州做堕胎手术的钱，不得不继续怀孕，因为德州法律禁止堕胎，她起诉德州法律侵犯了她的选择权。韦德代表德州政府应诉，主张生命始于受孕，法律对"人"的保护包含胎儿。经过漫长讼战，四年之后的1973年，"罗伊诉韦德案"终于在美国联邦最高法院判决，罗伊胜诉。

大法官布莱克门非常智慧地解读了判决意见：生命始于何时，不但不是一个可以由法院决断的问题，即使在哲学界、医学界、神学界，也从来没有形成过一致的意见，人类的知识还不足以完全揭示生命的全部奥秘，由法院来回答这个问题是冒昧和不适当的，同样，德州法律根据他们认定的某种生命理论而禁止堕胎，也是不恰当的。借用布莱克门的话，同样也可以说：生命始于何时？人类的知识还不足以完全揭示生命的全部奥秘，由医学来回答这个问题是冒昧和不适当的。人类的权利不是绝对的！个人的生存权同样不是。胎儿的生存权就遭到了孕妇生命健康权、自由权、选择权的挑战，同样，孕妇的生命权也遭到了胎儿的生命权的挑战。

美国堕胎诉讼案件会随着总统、大法官的更换而有不同的判决。奥巴马倾向于妇女的权利，特朗普却宣称人工流产无异于谋杀，堕胎妇女应接受惩罚。生命起点之争还有很长的路。

解决争论的办法就是规定。有的国家明确禁止妇女堕胎。英国1803年通过的《妇女堕胎法》将堕胎视为非法，最高可以判处死刑；1929年通过的《婴儿保护法》认定堕胎行为相当于杀害婴儿。美国南达科他州2006年通过一项法案，禁止该州内的堕胎行为，但孕妇生命受到威胁时允许。堕胎合法的国家也不少。日本于1948年将堕胎合法化，韩国于1973年立法允许一定条件下的堕胎行为，法国于1975年将堕胎合法化，意大利法律规定妇女在妊娠90天内可无条件进行人工流产，瑞士也于2002年经全民公决通过了堕胎合法化提案。

《中华人民共和国民法通则》第九条规定：公民从出生时起到死亡时止，具有民事权利能力。出生前的胎儿的生命权、健康权并没有被确定，但在特殊情况下我国法律承认胎儿的权利。比如《中华人民共和国继承法》第二十八条规定：遗产分割时，应当保留胎儿的继承份额。《中华人民共和国刑法》第四十九条规定：审判的时候怀孕的妇女，不适用死刑。

十月怀胎，撇开胎龄，我们不会说出生后2个月大的孩子已经是1周岁，也不会认为冷冻5年的胚胎出生时就5岁。似乎生命从出生之日算起更合理，更不容易引起混乱。既然现代医学将脑电图成一条直线视为生命的结束，那么根本没有大脑活动的受精卵又怎么能算生命呢？把受精卵作为生命的开始，与生命结束的脑死亡标准相矛盾。

生命从何时算起，在不同地方、不同时候有不同的说法，它常常表现在堕胎权之争。争论又会上升到是否对造物主、对神的尊重，信仰问题往往很难妥协。争论也很容易变为女权之争，堕胎权能让女性保护自己的健康，能让女性自主安排生活，能让女性有纠错机会。

每年全球堕胎数多达千万。允许堕胎的地方，就会成为堕胎输出地，比如日本就被称为"堕胎天堂"。在巨大的需求面前，宗教、法律似乎也有点迁就，你只要不在我这"犯罪"，我就视你为无罪，也有点"民不举，官不究"的味道。如果一定要追究，诉讼也会拖上几年。

目前的优生学似乎达成了全球共识，其目的是控制人类的先天性缺陷，其重要操作就是阻止重度缺陷的人来到世上。婚前监测、产前监测形成两张巨大的优生过滤网，网眼越来越密。

二、生命的终点

有开始必有结束，生命的结束怎么算？

一栋房子从一块木头、一片砖瓦开始建起，建成之后，哪里坏了，就修复哪里，反反复复，现在千年的房子都还有。始建于唐朝的滕王阁屡毁屡建，先后达 28 次，期间房子的位置、外形、结构都变了，但我们还是叫它滕王阁。同样的，一个球队有球员、教练、老板和球场，比如曼联队，尽管曼联队的成员已经变了很多茬，名字、主场也变过，因为传承在，我们还是叫它曼联队。

人的建成也是从小砖头开始，只是我们叫它细胞，最开始是一个受精卵，之后慢慢发育成了人。人体时时刻刻还发生着数以千万计细胞的毁损与重建，它们是那么的有序，我们称之为细胞的新陈代谢。同样，身体的新陈代谢也在进行，今天的我和昨天的我完全不同，但在共识中，我还是我。只是突然有个时刻，新陈代谢的指挥系统、动力系统不运作了，我们会认为他的生命已经结束。

（一）死亡的误判

中国明代名医、《本草纲目》的作者李时珍，有"死人诊活"的美谈。有一天，李时珍和徒弟外出，看到一帮人抬着一副棺材走过，他从棺材中滴出的血迹判断棺材中的人没死，死人不可能有新鲜的血流出，所以他叫停了抬棺材的人，原来棺材里是一位临产的孕妇，摔伤致大出血而被误认为"死"了，李时珍用针灸救活了母子二人。

2010 年 1 月 8 日，四川内江市发生一起交通事故，因为伤者张厚明"两次死亡"而轰动，调查显示：16 时 31 分，出诊医师现场宣布张厚明已经死亡；18 时 50 分，死者尸体在殡仪馆冷冻存放,家属发现张厚明有生命迹象而报警;另家医院出诊,19时19分发现伤者有呼吸、脉搏和血压而予抢救,19时37分呼吸心跳停止,20点14分宣布死亡。人不可能两次死亡,总有人误判。法医尸体鉴定显示,张厚明因第2颈椎骨折并脱位、颈髓损伤和严重颅脑损伤及心脏破裂等复合伤,导致车祸后快速死亡。第2颈椎骨折并脱位又称"吊死鬼骨折",会马上引起死亡;骨折处仅有少量出血,说明伤后心脏迅即停止搏动;心脏未发现急救药物,说明用药时血液循环已经停止。由此推断第二家医院存在误诊,第二位接诊医师受家属情绪的影响,产生感觉异常而误诊死者。

2002年5月10日,英国一列火车突然脱轨,造成7人死亡,70多人受伤,当时香港主持人刘海若"死而复生"的跨国救治引起了广泛关注,不少媒体报道说"伦敦判死北京救活"。其实这是一个误会,刘海若深度昏迷,家属拒绝对她进行脑死亡判定,医院并没有说刘海若死亡,刘海若的"死而复生"只是大家的误解。

家属在依依不舍、痛苦悲伤的心情影响下,很容易产生"死者还能动,还有气,甚至还有心跳、脉搏"的误判,这种"死人"误判为"活人"案例不少见,特别是在殡仪馆。当然,"活人"误判为"死人"也不少见,常见地方是事故现场。

（二）死亡的标准

目前世界上死亡标准有三个:心肺死亡、脑死亡和脑心综合死亡。

"身体不能动"是人类长期以来的死亡判断标准,为防止误判,尸体还会放置几天才下葬,此标准沿袭了千年。之后又将心跳、呼吸停止作为死亡的定义和标准。美国《布莱克法律辞典》定义死亡为:生命之终结,人之不存;即在医师确定血液循环全部停止以及由此导致的呼吸脉搏等生物生命活动终止之时。《道兰氏图解医学辞典》的死亡定义为:死亡是由心跳和呼吸停止所显示的外在生命的消失。中国医学现在以呼吸、心跳停止为死亡标准,呼吸、心跳停止不可逆转即宣布死亡。

"断气了",就是说他死了。在20世纪中叶以前,人们从未对此产生疑问。直至1937年,美国工程师德林克发明了"铁肺",它可以让患者不用自主呼吸,其原理是将患者放入一个密闭的铁盒子,只有头部露出,像拉风箱那样通过交替施予正负压而实现患者的呼吸。当时的"铁肺"救了很多不能自主呼吸的小儿麻痹症患者的命。现在的呼吸机更为简便和有效,如果有必要,我们可以用呼吸机让死人有呼吸,这意味着呼吸停止已经不能作为通用的死亡标准了。

"他的心脏永远停止了跳动",这话意味着这人死了,心脏还在跳动也意味着这人没死。世界上第一例心脏移植手术1967年12月4日在南非开普敦获得成功,伯纳德医师将一名因车祸"丧生"的25岁女性的心脏移植给了一位53岁的波兰男性。这一手术后,心脏移植手术大量开展,心脏移植的应用质疑着心跳停止的通用死亡标准。没有自主呼吸、心跳，可以通过仪器、器官移植的方法解决，人依然不死，这对传统死亡概念提出了挑战，迫使人们必须重新思考死亡的标准问题。

心脏移植手术的成功给了世人喜悦，也有很多非议，人尚未死亡就取其心脏，这等于故意杀人！由此开启了对死亡标准的大讨论。1968年，美国哈佛大学医学院提出的死亡新标准，即不可逆转的昏迷或脑死亡，指征为：无应答的昏迷；呼吸停止；各种神经反射消失；呈现等电位脑电图。新的脑死亡标准得到很多认同。此标准最大的好处有两方面：一是可以减少很多的无效抢救，减少患者临终前的痛苦，让逝者走得更安详，节约医疗资源和费用；二是能让死者发挥余热，即器官移植，更高尚的说法是让死者的部分生命得到延续，让需要更换器官的患者得到救治。正因为如此，所以现在的遗嘱范本变了，除了个人财产安排之外，还加了一条"是否自愿尸体捐献和器官移植"。

呼吸、心跳停止的死亡标准受到质疑，脑死亡标准呢？

大脑是人体的认知中心、指挥中心。全脑移植是一系统工程。20世纪50年代，苏联科学家德密可夫成功制造了一只双头狗。1970年，美国怀特医师为猕猴进行头部移植手术，猕猴术后存活了8天。现在人体器官移植除大脑外，所有的器官移植都已在临床应用。人们对未来的脑移植不怀疑，个体需求也存在，有人称头移植为"天堂手术"，其实质是"身首异处"，它会让最经典的极刑死亡变为非死亡。

人脑移植还可以被视为无头的身体移植，即此人的脑移植就是彼人的身体移植，这涉及主客体的定义。如果开展人脑移植，即用A的大脑与B的身体重新组装一个新人，我们该叫此人C，还是A或B？是不是A的思想完全变成B的？是不是B的身体完全变成A的？他们的权利该如何定位？人的主体在动摇，不论怎么定义，世界混乱是必然的。大家担心这种混乱，伦理还没有做好准备迎接这种混乱。脑移植的全面铺开，记忆消除剂的发明是必须，它既可以擦除供体大脑的内容又不伤大脑，让大脑重新变为白板。遗憾的是，发明像橡皮擦、黑板擦那样的只擦字、不伤底的记忆消除剂还遥遥无期。

心脏有节律的收缩和舒张，才能起到血液循环的发动机作用，它有赖于窦房结的指挥。"窦性心律"中的"窦"就是指窦房结，它是心脏搏动的最高"司令部"，外形为扁平长形，大小约18mm×5mm×2mm，由Keith和Flack于19世纪初首先发现。窦房结的作用重要而又简单，类似于乐器中的节拍器，1958年第一台心脏起搏器发明以来挽救了大量的生命，心脏起搏器的作用就是取代窦房结。脑干是人体的生命中枢，它指挥着人的呼吸、心跳。未来"脑干起搏器"的发明或许也是必然，能让没思想的大脑启动，未来"精神（知识）输入器""精神清洗器""精神过滤器""精神净化器"的发明也可期待，人的精神会更加不可预测。

生命的终点即死亡，不论用心跳、呼吸停止作为标准，还是脑死亡作为标准，我们都必须给个标准，我们也承认任何标准都会有它的缺陷。简单的标准容易操作，复杂的标准会更准确、适用范围会更广，但它带来的困惑不会比简单标准少。任何的死亡标准都会在"错误地过早确定死亡（漠视生命）"和"错误地对死亡躯体进行无效救治（浪费资源、对死者不尊重）"两者中找到缺陷。

既然现在同时存在心跳、呼吸停止和脑死亡两种标准，那么合理的标准应该是它们的融合。要承认，现在的死亡是一种医师对照死亡标准的"医学宣布死亡"，它缺了一种容错机制。法律的"宣告死亡"很值得参考，它具有讨价还价的功能。比如《中华人民共和国民法通则》第二十三条规定：利害关系人可以向人民法院申请宣告死亡。第二十四条规定：被宣告死亡的人重新出现或者确知他没有死亡，经本人或者利害关系人申请，人民法院应当撤销对他的死亡宣告。未来的死亡标准，或许没有现在的单纯。

生命起点、终点每个人都会经历。2016 年，物理学家彼得斯和夸克理论的创始人盖尔曼在一篇论文中说，几百年以来，社会科学的学者们都搞错了"遍历性"问题，他们错在混淆了集合的概率和时间的概率。事实上，人类说普遍性时都会受到感知的限制，永远的绝对是不存在的，包括生命起点和生命终点，只有人为的定义。

三、死亡过程：生命的终末期

人从一出生就迈向死亡，生命的过程就是死亡的过程，所以人生观和人死观不可分隔，甚至可以等同。生命的终末期是死亡过程的集中表现，它涵盖身体的凋亡和精神的巨变。

德国哲学家海德格尔在《存在与时间》中将死亡分为死和亡两种存在概念。死，即人从出生到死亡的过程，包括我们活的每一时刻；亡，指是一个人生理意义上真正的消亡，是一个人走向死的过程的结束。由此引出他的哲学观点——"向死而生"。他还敏锐精准地描述了人性的最大弱点：只有死亡的鼻尖才能让我们感受到生的紧迫，一旦死亡的阴影稍稍放下他的爪子，我们立刻恢复自己的败家子本性。有点遗憾，知行者寥寥无几，或许只有"死过者""死过几回者"才知道。"认识你自己"，古希腊哲学家苏格拉底最爱引用这句话，可是有几人能做到？

在这个向死的过程中，人具有强烈的存在感，强烈到让人会忘记自己从哪来、到哪去，忘记自己会死而漠视死亡，这种漠视也让人少了些对死亡的恐惧。不管老人怎么对年轻人说"莫等闲白了少年头"，多数人内心却在说"等我长大后、等我退休后如何如何"，这一晃就过了一生。

医学上，死亡是一种生命终结的现象，同时还是一个短暂的过程，一般分为三期：①濒死期。濒死期又称临终状态，是生命的最后阶段。人体主要生命器官（脑、心等）功能趋于衰竭，特点是神经、循环、呼吸等系统功能急剧降低，表现为意识模糊或丧失，心跳、呼吸微弱，血压下降，此期若得到有效救治，生命仍可延续。②临床死亡期。延髓处于深度抑制或停止状态，临床表现为心跳、呼吸停止，各种反射消失，瞳孔散大，但部分器官、组织尚有功能，是器官捐献的关键时刻。③生物学死亡期。生物学死亡期是死亡过程的最后阶段，机体的新陈代谢相继终止，出现不可逆变化，出现尸冷、尸斑、尸僵、尸体腐败等。

有学者还将死亡分为生理性死亡和病理性死亡。生理性死亡是衰老的结果，是生命过程发展的自然结局，即所谓的老死，亦称自然死亡。《德意志大百科全书》定义自然死亡为：自然死亡是非正常死亡的反义，因为非正常死亡乃是疾病、暴力或机械性周期干扰的结果。《哲学百科辞典》观点类似：自然死亡，就是在无自然疾病、无特定原因状态下的死亡。然而，这种自然死亡经不起现代医学的拷问，或者说现代医学已经打破了自然死亡进程。现代医学告诉大家，人都是病死的，即病理性死亡，所有死亡诊断书都会写上一串的疾病名称，"多器官功能衰竭"就是死亡的代名词。

现代医学将治愈无望、估计在 2～6 个月内将要死亡的人称为临终患者，包括各种急、慢性病导致的多器官功能衰竭、失代偿患者，恶性肿瘤晚期患者是其中的重要人群。临终患者是最接近死亡的人，他们能体会到濒死感。没有人真正知道死的感觉如何，死人不会说话，死亡的经验无法分享，但濒死的体验可以分享。美国雷蒙德·穆迪博士研究过 150 个经历过"濒死期"后复生的人，于 1975 年出版的《死后的世界：生命不息》（《Life after Life》）首次提出"濒死体验"概念，他试图从濒死者的种种体验中，为人们揭开死亡真相。他发现濒死体验各种各样：有的感觉到生理的衰竭到达极限，有的感觉有一种从未体验过的舒服；有的感觉坠入了黑暗，有的感觉在天空遨游；还有的会出现强烈的孤独感；有的会回顾一生；很多人还会感觉遇到障碍，阻隔你到某个地方去，比如一摊水、一团雾、一扇门、一条线，或者是一道篱笆。

视觉产生需要光源，黑暗能将它关闭，将视觉世界变为不可知。无知的猜测是恐惧的来源，人从儿童开始就自然将价值观中的种种不好与黑暗关联，包括死亡和地狱。儿童不知黑暗中会发生什么，老人也没有死亡的经验，都只能靠传言去体会，所以说"儿童怕黑，老人怕死"。培根《论死亡》中也说：成人畏惧死亡犹如儿童怕黑暗，惧怕都因妄言传闻而增长。

现代医院的产生，让医师、护士成为与死神打交道最多的人，近距离接触各种临终患者，使他们更熟悉这一时间段的人的心理。

威斯曼医师创造了临终心理发展 4 阶段理论：①可怕境况阶段。患者一旦发现自己遭受威胁生命的疾病，马上就会感觉到生命末日的来临，从而感到震惊和害怕，这种状况笼罩整个生活。②缓和顺应阶段。患者知道要想继续生存就必须依靠自己和环境，心态好转，会关心自己的工作和家庭，会努力配合治疗。③衰退恶化阶段。随着疾病的恶化和体质的衰弱，意识到死亡即将到来，此时意识尚清楚的患者可以根据意愿安排后事。④濒死阶段。患者感到治愈无望，显示出绝望情绪，唯求解脱，等待死亡的到来。

　　帕蒂森将临终心理发展分为3期。第一期：急性危机期。患者发现自己面临死亡，心理反应以焦虑为主，能感知死亡的情境压力和危机压力，但又无能为力。第二期：慢性生存濒死期。患者焦虑逐渐降低，并且学习面对各种恐惧，渐渐接受死亡的事实。第三期：末期。患者已准备好离开世界，直到死亡。帕蒂森称上述过程为"死亡之轨"。患者从恐惧过渡到平静、正视死亡，最终接受死亡。这个过程可以受一些因素的影响而有所改变，例如患者的适应能力、获得的支持、疾病的种类及所患绝症时间的长短等。

　　库伯勒·罗斯从1964年开始，观察研究了200多个临终患者，1969年出版了《论死亡和濒死》一书。罗斯将临终患者的心理过程分为5个阶段：否认、愤怒、协商、抑郁和接纳。

　　第一阶段：否认阶段。多数患者得知患了不治之症时，最初的反应为否认和怀疑，反复找不同的医师看病，希望得到不同的结论，希望医师错了，这个医师说不能治，就希望找到能治的医师。对疾病和死亡的否定和怀疑，是一种暂时的心理防卫反应，能缓冲、屏蔽令人震惊的坏消息。

　　第二阶段：愤怒阶段。临终患者对死亡的否定和怀疑一旦无法保持下去，其心理反应是气愤、暴怒和嫉妒，患者往往怨天尤人。一方面"怨天"的不公：想不通为什么会是自己、而不是别人。比如肺癌的患者会想，别人也抽烟甚至抽更多而不得肺癌，为何我会得？也会怪医学、医师的不公平，为什么能救别人而不救自己。另一方面"尤人"的不厚：患者常常迁怒于家属、同事和医师，怪家属没有好好照顾自己、怪同事让自己干了太多的活，怪医师的过错。

　　第三阶段：协商阶段，又称讨价还价阶段。讨价还价的对象可能是上帝、神、佛、命运，或者是家人朋友、医务人员。患者希望得到命运之神的幸临，希望得到家人、朋友更好的照顾，得到医务人员更好的医治。这时不仅是讨价还价，而且是一种渴望、一种请求，目的是摆脱现状、延长生命，哪怕是多几个月，即便以前做过要"放弃无效的抢救"的承诺此时也会失效。

　　第四阶段：抑郁阶段。当否认、愤怒、协商都不起作用时，临终患者会感到一种巨大的失落感和无奈，这时的他对一切不感兴趣，陷入深深的抑郁状态。

　　第五阶段：接纳阶段。坦然接受现实，接受无能为力、无可奈何，不再抱怨，喜欢睡眠，心平气静，最后在安详和宁静中死去。

　　相对于其他死亡心理理论，罗斯的理论得到了更广泛的认同和引用。《时代》杂志曾称她为"20世纪最伟大的思想家之一"，民间称她为"生死学大师"。罗斯将"接纳阶段"安排在了生命的最后，意味着死亡心理中的否认、愤怒、协商、抑郁都是暂时的，她试图告诉大家，人最终会接受各种无奈，包括疾病的恶化、功能的丧失以及尊严、地位的失去等，这也是大家最愿意看到的结局。事实怎样只有死人知道。

美国学者卡斯腾鲍姆 1981 年批评了罗斯的理论，认为每个人的临终心理是不同的，与个人认知有关，提出人一般按照活着时的方式来选择死亡方式。例如，一个性格外向、平日好胜的人，喜欢争论，爱打抱不平，当他面临死亡时，其主要心境可能表现为愤怒和诅咒，诅咒自己、医师、配偶和上帝；而一个性格内向、平日处处被动、长期受人支配的人，临终心境主要是绝望和抑郁。这种观点无疑如同一瓢冷水泼向了罗斯，也泼向了大众。他否定了每个人都能接受死亡的美好愿望，因为多数人都承认平时会在这两种角色间摇摆。

诚然，我们不能按某些观察去编制临终心理的普遍程序，那是以偏概全；更不能按自己的愿望去编制，那是一厢情愿。罗斯晚年也对自己的程序作了修正，她在她的最后一本书《当绿叶缓缓落下》中说道：并不是每个人都会经历所有的阶段或依序发生。她认为五个阶段或全或缺，还往往交替出现，这也说明"接受死亡是死亡的最后阶段"是最美的愿望和谎言。

怀疑、否认、愤怒、挣扎、抑郁和接纳是临终常见的心态，它们夹杂在一起，产生更多的复杂心理。事实上，临终脆弱的身体导致患者脆弱的心理。由于个人对生死本质的理解不同，对如何才能更好地维持最后的生命的认知亦不同，由此产生的各种心态都有其正面作用，我们可以将其理解为避免死亡的最后努力，即便效果不如意，它也陪伴人走完最后一程。

从结果来看，不论你害不害怕，一旦死亡的枪口对准了临终患者，它就会开枪；不论你想不想，时间列车总是载着一批又一批的人离去，它会在你的生命终点把你放下。要想最终接受死亡，要想坦然离去，有境界的长年训练是必须的，宗教在这方面的作用无与伦比、无可厚非。

四、自杀：有急性、慢性之分

西西弗斯是古希腊《荷马史诗》中科林斯的国王，人间最足智多谋的人。因触犯众神而受惩罚，神罚他把一块巨石推上山顶，而那巨石太重，未上山顶就会滚下山去，即使到了山顶，巨石也会从山的另一边滚下，如此反反复复，西西弗斯的生命在这样的无效又无望的惩罚中慢慢消耗殆尽，这也是神的惩罚目的。有人称这种惩罚为慢性自杀。有些人看到这故事会产生一种联系：自己也像西西弗斯一样，每天都在背负着生活巨石，砥砺前行，日复一日，没完没了，要想结束如此厄运，必须用生命作为代价，即自杀。

尽管生活很苦、很痛，多数人的态度还是永不放弃，甚至乐在其中。我们总可以看到这样的场面：炎热夏天的夜晚，在城市的某个角落，三五个工人光着膀子在露天喝着啤酒，将一天劳作的疲倦丢到一边；老父亲数着一天挣来的钱，想着远方读书的孩子生活费有了着落，而流露出甜蜜的笑容。医院熙熙攘攘的人群中，尽管很多人的步伐是那么沉重，秩序却是那么有序；躺在病床上的患者尽管那么痛苦，但喊叫声却是出奇的少。加缪 1942 年在《西西弗斯的神话》中解读了"西西弗斯推石上山"的画面，"人一定要想象西西弗斯的快乐"，因为"向着高处挣扎本身足以填满一个人的心灵"。这样的解读打动了很多人，他们甚至将西西弗斯的画像挂在家中。我们要承认，"宁可站着死，决不跪着生"是一种活法，"好死不如赖活着"也是一种活法。

自杀，形式上是自己主动了结自己的生命，是个体出现生存意义的危机，是对"人生是否值得过、生活是否继续"的极端回答。个别情况例外，比如黄继光、董存瑞等英雄，他们为了大义而英勇就义。

WHO 2016 年自杀调查报告显示，世界上每年有 80 多万人自杀身亡，年度死亡总人数是 5600 万，自杀人数占死亡总人数的 1.4%。自杀未遂人数是自杀死亡人数的许多倍，有人估算超过 1000 万，而且大多数人都有过自杀的想法，有的人还有过多次。自杀死亡人数已经超过战争和自然灾害致死人数之和，自杀是一重大公共卫生问题。

自杀属于全球现象。WHO 2014 年的报告显示：2012 年低收入和中等收入国家自杀人数约占全球自杀人数的 75%，主要原因是低收入和中等收入国家人口基数大，欧洲的估算自杀率略高于全球每 10 万人平均 11.4 例的自杀率，有 6 个欧洲国家位于全球前 20 名自杀率最高的国家之列。在富裕国家，男性自杀数量多于女性，是女性的三倍，50 岁以上男性尤高。在低收入和中等收入国家，年轻人和老龄妇女自杀率比高收入国家高，70 岁以上的妇女自杀率比 15 ～ 29 岁的女性要高出一倍以上，自杀是 15 ～ 29 岁人员的第二大死因。

自杀的原因很多，包括逃避、报复、惩罚、警告等，还与精神疾患存在联系，特别是抑郁症和酒精使用不当。抑郁症是发病率最高的疾病，有人称它为"心理感冒"。抑郁症大部分可控、可自愈、可治愈，只有小部分严重患者需要借助于专业人员。自杀与心理承受能力有关，绝大多数人"没有迈不过去的坎"，而自杀死亡者就是有一道坎迈不过去，这道坎可以是经济问题，也可以是爱情和工作、歧视和尊重问题。

唐代诗人杜甫自谓"语不惊人死不休"，颇有争议的弗洛伊德更是如此。关于死亡原因，65 岁的弗洛伊德在《超越愉快原则》给了另类说法：在我们明显的求生驱力背后，存在一种难以察觉的求死驱力。他是从人的起床惰性受到启发，为什么很多人总有起床惰性，究竟我们身体内部的什么东西让我们不想早起？弗洛伊德的大胆猜测是一切生物驱力都是保守的，都是从历史中获得的，而且是以回归某个更早期状态为方向，能推算的"更早期状态"的最后结果必定是无生命状态，它先于生命出现，并在死亡中被恢复。弗洛伊德在他晚年提出"生本能"和"死本能"一对概念。"生本能"包括人的自卫本能和性本能，"死本能"指每个人都有的一种趋向毁灭和侵略的冲动。如果人的"死本能"真的存在，人的自杀就变成了无解。

"早死早转生"是藏传佛教的教义之一，它能慰藉人心，让人坦然面对疾病和痛苦，也让人消极，还成为自杀者的自杀理由，但它实际说的是："早死都不可怕，还怕苦难？"《孝经·开宗明义》中说"身体发肤，受之父母，不敢毁伤"，发肤不敢毁伤，自杀更不可。

苏格拉底借助于神告诉我们，自杀是不可以的。《裴多》记录了苏格拉底死亡前对自杀的看法。齐贝说："苏格拉底，你告诉我，为什么自杀是不容许的？一个人到了生不如死的境地，善待一下自己（自杀）就不行？"苏格拉底反问说："神灵是我们的主子，我们是神的财产，你相信吗？"齐贝说："对，我相信。"苏格拉底说："那么，假如属你的财产，未经允许就自我毁灭了，你不生气吗？假如可以的话，你不就要惩罚它吗？一个聪明的人，不会离开自己的好主子，傻瓜才会没头没脑地逃走，只有神的召唤才能离世。"

自杀问题的解决只能靠预防，我们应该"图之于未萌，虑之于未有"。9月10日是教师节，同时它于2003年被WHO定为"世界预防自杀日"，首个世界预防自杀日的口号为"自杀一个都太多"，旨在提高公众对自杀问题的关注以及降低自杀率的意识。

自杀也是可以预防的，这是全球专业机构的共识。所以，在2013—2020年精神卫生行动计划中，WHO多数成员国承诺，到2020年努力将自杀率降低10%，WHO为各成员国提供以证据为基础的技术指导。2014年9月4日，WHO发布关于预防自杀的首份报告《预防自杀：一项全球要务》，呼吁大家采取行动，减少自杀。该报告认为，社会、心理、文化和其他因素相互作用导致自杀，对精神障碍以及对自杀的歧视导致许多人不敢为此寻求帮助。它把提高对自杀的认识摆在第一位，而每个地方的社会、心理、文化存在不同，所以鼓励和支持各国通过各自的公共卫生途径，发展及加强预防自杀的措施和策略。

阻止自杀是技术活。跳楼自杀是自杀的一种方式，他们一方面表现出无所畏惧，另一方面内心渴望得到关注和帮助，同时又怕由此带来的歧视。大部分当事人会有意无意地发出求助讯号，如突然的人格、情绪变化，对神的突然关注，留意自杀报道和方式，自杀工具的准备等。有些讯号比较隐蔽，比如中国台湾作家三毛对生命意义的寻找，如果周围人能够识别这些讯号，并给予恰当的干预和支持，许多悲剧就能够避免。社会的闲言碎语、媒体对自杀不适当的关注和传播会引发自杀的连锁反应。

面对压力和挑战，面对挫折和委屈，有人认为死亡是解决问题的唯一或最佳办法而选择自杀，这是懦弱和无知，是对自己的不负责任，也是对家人、对社会的不负责。德国哲学家海德格尔说："死亡是人生最后的挑战。"选择自杀的人，可以说他最后的人生考试即死亡考试不及格。

五、安乐死：有消极、积极两种方式

医院最开始的设立，只是诊治疾病的场所，最近200年，它多了两项功能，即迎生和送死。目前大多数临终患者是在医院走完最后的历程，这似乎成为一种固定思想、一种制度安排。制度之下个人意愿的作用微乎其微，不论你愿不愿意，就像孕妇生孩子要被安排到医院，也如同小孩上学要安排到学校一样。

以前只要一个人无法吃喝拉撒，生命就难以维持，现在不一样，现代医学解决了以前的许多不可能。比如，插胃管、静脉输液解决了不能吃的问题，尿管解决了小便问题，止痛药解决了疼痛问题，呼吸机解决了不能自主呼吸的问题，器官移植似乎还在根本上解决了所有的器官问题，等等。这一系列的技术都是渐进式发展的，但它们最终还是改变不了人死亡的命运。

罗点点在《我的死亡谁做主》中提到了巴金的临终经历。巴金从1999年病重入院，住院时间长达六年，先是切开气管，后来靠胃管和呼吸机维持生命。每个爱他的人都希望他活，但巨大的病痛让巴金多次提到安乐死。他说：我是为你们而活。2005年10月17日，101岁的巴金已是弥留之际，巴金的家属坚决要求放弃抢救，经相关部门同意，医师终于放弃最后的抢救。

把患者安排到医院，其目的主要是让患者获得更好的康复，以及不让疾病在社会传播，医院只是过渡性场所。如果我们把毫无希望的临终患者安排在医院，让医院成为生命终结的场所，让临终患者在告别生命之时，隔离于家庭，隔离于社会，这样的制度安排是更好还是更坏？是更具人性还是更没人性？这样的问题在失去亲人时特别尖锐，进一步延伸出价值观、生死观的思考，医学无法回答它们。

自古以来，人们都想"活得自在，死得安乐"，不希望"不得好死"。现在地球人口达78亿，平均每天约有十万人离世，如何能让他们走得更安乐、更宁静、更尊严，这就是安乐死的探讨。

仁者见仁，智者见智。对安乐死的探讨永远不会有统一标准。生命的意义，无论是宗教、法律、社会伦理都无法完全解读。对于临终患者，社会很无奈地赋予医学一对矛盾的诉求：一方面要求医师解除患者的痛苦，另一方面又要求延长患者的生命。这对矛盾永远存在，在这种矛盾诉求之下，个人、医学只能按规定执行，这种规定会因时、因地而改变，共识只是暂时的。

安乐死（Euthanasia）源于希腊文，原义指善终，安静的、快乐的、尊严的死亡。《中国大百科全书·法学卷》定义安乐死：对于现代医学无可挽救的逼近死亡的患者，医师在患者本人真诚委托的前提下，为减少患者难以忍受的剧烈痛苦，可以采取措施提前结束患者的生命。《辞海》定义：因现代医学无法挽救而面临死亡的患者的主动真诚要求，医师为解除其不堪忍受的痛苦而采取无痛苦的措施，提前结束其生命。

安乐死有两种分类。一是根据终止生命的行为方式的分类，分为：①积极的（主动的）安乐死，指采取促使患者死亡的措施，结束其生命。②消极的（被动的）安乐死，即对垂危患者不给予或撤除治疗措施，任其死亡。消极安乐死接近于自然死亡，而积极安乐死接近于故意杀人。二是根据终止生命的对象的分类，分为：①垂危患者的安乐死。②非垂危患者的安乐死，如晚期癌症患者、植物人。

《宪法》规定：公民在年老、疾病或者丧失劳动能力的情况下，有从国家和社会获得物质帮助的权利。有专家认为，这一条款体现了国家有帮助公民延续生命的责任，但不意味着可以强制公民延续自己的生命，也不意味着不能帮助公民结束自己的生命。《中华人民共和国刑法》中的危害公共卫生罪规定：医务人员由于严重不负责任，造成就诊人死亡或者严重损害就诊人身体健康的，处三年以下有期徒刑或者拘役。《中华人民共和国侵权责任法》规定：医务人员在诊疗活动中未尽到与当时的医疗水平相应的诊疗义务，造成患者损害的，医疗机构应当承担赔偿责任。所以，在现有的法律条件下，医师对临终患者即便采取消极的安乐死也涉嫌违法，积极安乐死更不可以。

自古以来，既然死亡已经是不可避免，剩下的问题就是如何让临终者死得舒服些，即便是对坏人亦如此。安乐死不是一个新问题，最早人类就有加速死亡的做法，那也是一种无奈，比如，在发生天灾和战争时，部落常常把病弱者、老人留下来任其自生自灭（消极安乐死）。

回到现实，许多安乐死在悄悄地实施，每个国家都大量存在实施安乐死而未受到法律追究的事例，政府对此采取默认、不追究的态度，即民不举，官不究。

2001年4月1日，荷兰议会正式通过"安乐死"法案，这个法案让安乐死合法化。继荷兰之后，比利时成为第二个安乐死合法化的国家。2009年6月10日，韩国首次实施"尊严死"，为一名患者拔除呼吸机。截至2012年，美国大部分的州已制定自然死法或类似之尊严死法。中国台湾的"安宁缓和病房"也是很好的范例，末期患者在放弃治疗之后，可以在其中得到基本处理，它体现的不是治疗疾病，而是关心、尊重和不痛。

现在越来越多的人认为，温柔的、消极的加速死亡，比那种靠人工方式勉强维持生命，同时也延长患者痛苦的做法更符合现代人的道德伦理。越来越多的人赞同安乐死，但谁去充当这种杀人者？医师肯定是重要角色。

要让最尊重生命的医师去实施安乐死，他们内心肯定不愿意。1996年11月12日，美国医学会、护士协会和精神病协会等30多个医疗卫生组织向最高法院递交一份请愿书，敦促最高法院继续维持各州的安乐死禁令，理由有二：医师的职责是给患者治病，如果参与安乐死则是不道德的；患者一般是在暂时绝望的情况下才提出安乐死，如果痛苦和沮丧情绪经治疗得以缓解，求死的愿望就会消退，因此医师不能参与安乐死。医师不能参与，谁能参与？正是医学技术的发展，才给了大家新的生死观的困惑，解铃还须系铃人，这个时候，医师想躲是躲不开的。法国哲学家培根说，长寿是生物医学最崇高的目的，安乐死也是医学技术的必要领域。这观点现在、未来都不会过时。

宗教认为人的生命是神赐予的，死亡也由天神来决定，只有其代言人比如君主、教主，才有权主宰臣民的死生。随着人类文明的发展，生命价值论和生命质量论被越来越多的人所接受，强调生命对社会、对人类的意义，强调人有生的权利，也有死的自由。美国法学家罗纳德·德沃金在《自由的法》书中讨论了大量的宪法争议，他说：一旦生命不再被视为上帝的神圣赐物，一个社会便不可避免地以各种形式拥抱死亡。这种年代正在向我们逼近。

中国自 1994 年始，全国人民代表大会每年都会收到要求为安乐死立法的提案，但安乐死问题非常复杂，它涉及医学、心理学、社会学、伦理学、法律等诸多方面，目前中国立法时机尚不成熟。

对于一个社会、一个个人，在安乐死达成共识之前，任何的态度都可以理解，包括支持和反对，也包括在两者之间的犹豫不决。当生命不再有尊严和价值，剩下的只是痛苦和屈辱时，在"尊重生命，接受死亡"这种貌似悖论的伦理基础上，有技巧的、消极的安乐死是不错的选择。

六、如何迎接死亡

死对于生者和死者都不相干。伊壁鸠鲁说：因为当我们存在时，死亡对于我们还没有来，而当死亡时，我们已经不存在了。这个观点得到很多认可，但要承认，这是哲学家的境界。现实生活中，一般人不会认为死亡离自己很近，只有老人、身患绝症以及九死一生的逃亡者会去好好思考，那时候往往措手不及。

有人说："如果我不知道有死亡这件事那简直太幸福了。"显然，这是典型的无知而无畏，它只存在于还没有认知能力的婴儿和失去认知能力的老人、患者。对于生命的未来，唯一确定的是会死亡，我们不能假装无知而假装无畏。

人的身体从无机到有机，再从有机回归无机，人的精神从白板到白板上的各种花样，再回归白板，这是生命的自然过程，其中还夹杂着身体的从无能→多能→少能→无能的过程，更夹杂着各种价值观的从零→有→零的过程。人的身体、精神、能力都是一个从无到有，再从有到无的总体归零过程。这三者总体同步，但又不是直线同步，不同步是恐惧死亡的主要原因。

个体生命在历史长河中很短暂。我们在良好生存之时，对死亡时间没有未卜先知的能力；而到死亡之前，大多数人已处于昏迷状态，已经无法决定死亡方式，是否不计效果、不顾尊严地延长生命，只能听之任之。机会只给有准备的人，那我们就做好准备，迎接死亡。

（一）牢牢记着我会死：我们都是过客

人终归一死，人向死而生。如果说生的过程就是死的过程，那么生好就是死好，可绝大多数人不会有死亡的紧迫感，只会有恐惧感。紧迫感产生的结果总比恐惧感更好，所以要牢牢记住，我是会死的！

德国哲学家黑格尔指出：生命本身即具有死亡的种子，生命的活动就在于加速生命的死亡。死亡是自然对人执行的"绝对的法律"。黑格尔还指出"死亡的根据是个体性转化为普遍性的必然性"。他把死亡的必然性及生死辩证关系说到了极致。

"'记住你即将死去'是我一生中遇到的最重要的箴言"，这是 2005 年乔布斯在斯坦福大学的毕业典礼上说的一句演讲词，说这话时，这位几度改变世界的男人刚做完胰腺癌手术不久，他正在接受死亡的考验。他的理由是：因为几乎所有的事情，包括所有的荣誉、所有的骄傲、所有对难堪和失败的恐惧，这些在死亡面前都会消失。他还说，当我 17 岁的时候，我读到了一句话：如果你把每一天都当作生命中最后一天去生活的话，那么总有一天你会发现自己是正确的。从那时开始，他每天早晨都会对着镜子问自己：如果今天是我生命中的最后一天，你会不会完成你今天想做的事情？当答案连续被否定的时候，乔布斯知道自己需要改变某些事情了，他 17 岁敢为兴趣而退学，他在演讲中说自己退学是一生中最棒的决定。

牢牢地记住，我是会死的。它能让你在向死而生的过程中，干些想干的事，兴趣是最好的老师，它也更能让你干成你想干的事。

牢牢地记住，我是会死的。它也能让你面对死亡时减少无谓的、乱来的挣扎，这些挣扎还加速了死亡。中国很多皇帝、术士为了追求长生不死，吃了大量的含重金属的仙药、丹药，最后反而害了自己的性命。

牢牢地记住，我是会死的。这是一种对世事变迁和生死轮回的真正豁达，这是一种对"天人合一"的真正理解。

（二）掌握怕死的阴阳

人自然而然会想到，人死后去了哪里？基督教、佛教、伊斯兰教等宗教，都在本源上构建了两个世界——现实世界和现实外世界（天堂、地狱），不论是天堂，还是地狱，它都给了现实生命一条出路，这就是宗教最大的魅力。

希腊神话中掌管时间和生命的农神说，假如不给人类规定寿命，让他们永生不死，那会更难过，更痛苦。还有一种说法，不死是虔诚教徒的最大不幸和绝望，因为他永远不能升天。真正的宗教信仰者不会有"死后有无去处"的困惑和恐惧，只有去处不确定的困惑和恐惧，他们会对神的最后判决而忐忑不安，会检讨、忏悔过去对神、神旨的种种亵渎。

"人固有一死，或重于泰山，或轻于鸿毛。"所以在人类价值伦理中，生命从来就不是完全通用的最高价值，有人会舍身求仁、舍身就义，有人会"士可杀，不可辱"，有人会"不自由，毋宁死"，还有人会"生命诚可贵，爱情价更高，若为自由故，两者皆可抛"。培根在《论死亡》中说：复仇之心可征服死亡，爱恋之心会蔑视死亡，荣誉之心会渴求死亡，悲痛之心、厌倦之心会扑向死亡，既然人有这么多可战胜死亡的随从，那么死亡就并非如此可怕。培根试图告诉大家有很多方法对付死亡，所以别怕。

战场上两敌相斗，怕死者往往先死，所以战士们会说，"头落地不过碗大疤"，"二十年老子又是一条好汉"。人生战场有时亦如此。

真正的、有效的怕死是好事，它产生对死亡的警觉，有时会让他绕着死亡走开。遗憾的是，更多怕死的人总是先死，甚至直接被死亡吓死，因此我们不能迷信我们的警觉能力，也不能太怕死。

现代医学在延长生命方面能起一定作用，但面对死亡，它的作用往往很渺小，我们不能迷信医学。大多数的专科医师不是心理医师，他们在对待死亡恐惧方面和普通人没有区别，即便是心理医师，也只有少部分医师专门研究死亡心理。所以要记住，绝大多数医师只看生，不看死。

怕死是人的本能，不需要通过训练就能获取，所以我们要训练的是不怕死的能力。比如，走路可能跌倒、飞机可能从天上掉下来，我们不能不走路、不能不乘机；食物可能梗住气管、药物有副作用、手术有生命风险、治病可能把人治死，但我们不能因噎废食，不能一味拒绝吃药、手术和治病。

训练不怕死的过程中，切记不能进入"作死"的误区。过马路不避让汽车，认为汽车一定会让你，这就是"作死"的节奏。有些医师过于相信自己的能力而缺乏对死亡的敬畏，导致不应该的早死。

总之，我们不能不怕死，又不能太怕死，这就是怕死的阴阳。

（三）我能够以自己喜欢的方式告别

临终时，我想怎么离世？

有人说了他的想法：在我意识清醒时，会要求医师告诉我全部情况，之后由自己决定选项，随后的进程则由医师结合病情和意愿，根据大概率的利弊专业判断来决定。

"寿终正寝"是古人的理想死法，即死在家里的主卧室。"英勇就义"是另外一种推崇，他们选择死在群体大义的战场中、工作中。在"寿终正寝"场景中，还会有"交代后事"，临终前子孙妻女环列榻前，交代后事后安睡而去，体现了对死者最后的尊敬。

人具有生物性、心理性、社会性三重属性。在他的生物性、社会性不能满足临终最重要的心理欲望时，会出现可怕的离世方式，俗称"死不瞑目"。在他丧失生物性、心理性属性之时，其社会性还可以表现得淋漓尽致，比如捐献器官、葬礼、死后的各种悼念等。

我将以我自己喜欢的方式告别，什么是喜欢的方式？这确实难以回答。正如好坏一样，很多智者在回答这类问题时，往往采用逆向思维、底线思维，比如苏格拉底的底线思维是我不自杀。

对付痛苦，先要知道如何能痛苦？美国有个"卡森药方"，还有个"芒格药方"。如果我们想以我们不愿意的方式离世，如果我们坚持服用妒忌、怨恨、消沉、反复无常和不学习这些药方中的一种，以我们不愿意的方式离世是大概率事件，反之亦然。

（四）学习死亡

两千年前古罗马哲学家塞内说：人生不断学习生存，人生也不断学习死亡，每个人都需要一次次看透生活的本质，一次次学习死亡，才能好好的生存下去。如何迎接死亡，首先我们需要学习死亡。

《2015 年度死亡质量指数》报告称，死亡质量指数英国位居首，中国排名第 71 位。英国何能排第一？有人解释：当面对不可逆转的绝症时，英国医师一般建议和采取缓和治疗，缓和治疗有三条原则：①承认死亡是一种正常过程。②既不加速也不延后死亡。③解除临终痛苦和不适；患者家属陪护和倾听。中国为什么排名靠后？也有专家解释：一是治疗不足，生病后缺钱就医；二是过度治疗，医师往往被要求"有 1% 的希望，要用 100% 的努力"。可以看出，死亡质量与认知相关，与大众心态、人性、习俗相关，心态又和学习、教育、训练相关。

"人之将死，其言也善。"朱熹在《论语集注》中解释这句话说，"人穷反本，故言善"，即人到了生命的尽头，会返归人善的本质，所以说话是善的，即人本善。人之初性本善，人之终性本善，善始善终的人本善是人间人性中的最美画面。荀子则认为人本恶，认为人性只限于食色、喜怒，不论君子、小人都一样，所以说"人之生固小人"，至于仁义，是由后天所学、所为而获得。

人性善恶之争已经数千年，很多人愿意接受"善有善报，恶有恶报"的因果观点。所以有的人开心地离去，有的人淡定地离去，有的人愤怒、郁闷地离去。性恶论认为人性本恶，性善论认为人性向善，他们最终异路同归，都强调抑恶扬善的教、学、行。

《三字经》是一部高度浓缩的中国文化经，是中国流传最广的教材。我更看重第二句，"性相近，习相远"，即人出生之初，禀性都差不多，只是后天环境和经历不同，才形成习性的巨大差别，才有善恶之分。"性本善"的善应该是不恶、中，人到生命的尽头，一切的争斗、计较、执着、荣耀、耻辱都将成为过去，一切的善恶也将成为过去，这就是对死亡的中性判断。

人从一张白纸来，也向一张白纸去。死亡教育的意义在于不要让白纸中恶的内容、恐惧的内容那么突显，或者说别恶死。故事容易打动人，容易教育人，葬礼中有大量的死亡故事，参加葬礼是最生动的死亡教育捷径。

通过死亡学习，我们要达到一个目标：我们不拥抱死亡，我们也不害怕死亡；我们接受死亡，离去时我们释然、放下。如果不以它为目标，就强迫自己选择视而不见，到时再说吧，像孔子那样选择避而不谈，"未知生，焉知死"。当然也可像英国现代心理学家哈夫洛克·埃利斯说的那样，别抵触痛苦和死亡，痛苦和死亡是生命的一部分，抛弃它们就是抛弃生命本身。对于这个年代，正如爱因斯坦所说，手段日臻完善，目标日趋紊乱。这是个五彩缤纷的世界，死也是。

第四章
如何治疗疾病：认识医学

中文"医"字的繁体有"醫""毉"等多种写法。什么是医？《说文解字》说医："从匸从矢，盛弓弩矢器也。"从它的象形字源看，是装箭的匸（装物之器），即最早的医与伤器有关。殳，夏、商、周三朝，与弓矢、戈、戟、矛一起称为五兵；殹，击中声也。瘝者，病甚呻吟之声，《说文解字注》说："殹，恶姿也。"《说文解字句读》还说殹为"瘝之省，醫，治病工也，从殹从酉，酉通酒"，古时治病需酒作药引子。毉，上殹下巫，《说文解字》说："巫，祝也。女能事无形，以舞降神者也。"古代医巫不分，借鬼神以治病，很多的医疗行为就是巫术。

对于医，我们先人还有很多具体解读。

"医者意也。"意，《黄帝内经》说"心有所忆谓之意"，意是意识、知识，还说"谨察五脏六腑，一逆一从，阴阳表里，雌雄之纪，藏之心意，合心于精"，所以"医者意也"原意指医学是一种意识、知识，这种知识"精详则得之"，所以说"医者理也"。意，还指医者的态度，指医师要用心、要严谨，唐孙思邈在《千金翼方》中说"医者意也，善于用意，即为良医"，"省病诊疾，至意深心，详察形候，纤毫勿失，处判针药，无得参差"。

"医者易也"由孙思邈提出，明朝医学家张景岳也说"易具医之理，医得易之用"。中国古代医学和易学在世界观、方法论上共通，医易同源，都讲阴阳消长、五行运动、气象升降，易学宏观到万事万物，医学具体到人，易者变也，知常（道）达变，最后都说"天人合一"。

"医乃仁术"。医师治病救人，自古就被认为是仁心仁术，清朝医学家钱潢在《伤寒溯源集》中指出"圣贤立训之规矩有限，病情变幻之伎俩无穷。"医不仁，其后果必然是劳财伤命，所以孙思邈在《千金药方》中指出："凡大医治病，必当安神定志，无欲无求，先发大慈恻隐之心，誓愿普救含灵之苦。"明陶华《伤寒琐言》也说："医者，君子之道也。"

对于医，我们现在更多的解读是科学，既是自然科学，又是社会科学，是在实证研究基础上的救死扶伤，治病救人。也有人说它是违反自然规律的学科，医学的本质应该回归自然。毫无疑问，人类除了能适应自然，还能改造自然。为了休养，小鸟能筑巢，人却能盖高楼大厦；为了果腹，狮子能猎杀动物，而人类能驯养几乎所有的植物、动物。医学也和其他知识一样，能被人类用来认识自然、适应自然、改造自然。

多数人说"医学既是科学又是艺术"，既然是科学，它的金科玉律应该是严谨；说它是艺术，除了精益求精之外，那当然会有随心所欲、天马行空。

一、医学模式的变迁与交融

医学是人们观察和处理疾病问题的基本思想和主要方法，医学生来就与疾病的发生、发展、结局密切相关。在特定的时期、特定的区域、特定的人群会形成一种相对固定的思维和行为模式，这种模式一旦形成，不论是医师还是患者，人们在总体上就会不知不觉地服从于这种模式，同时它也会反过来指导人们如何认识和对待疾病，这时它就上升为一种哲学思想，即医学观。

医学模式是认识和解决疾病、健康问题的思想、行为方式在医学中的集中体现，它包括医学认识论和方法论。人类一直有溯源、问终的喜好，所以广义的医学模式会包括疾病观、诊断观、治疗观、健康观和生死观。

医学随着人类社会的发展而发展，随着人类认识世界、改造世界能力的进步而进步，医学模式也随着社会模式的变迁而变迁。它具有时代特点，也具有明显的人群地域的倾向性和习惯性风格。

现在的医学和古代、近代的有何不同？

医学自古至今历经五种模式变迁，这是西方专业人士的总结，它成为现代医学教科书的说法：即神灵主义医学模式、自然哲学医学模式、机械论医学模式、生物医学模式和生物-心理-社会医学模式。医学模式分类总体勾画出人类医学的变迁，让人们理解医学的产生、发展过程，这是伟大的，但也有瑕疵，给人困惑和难以理解，原因有三：①因为它已经上升到哲学，哲学从来都是没有对错，从来没有体现过进步，如果有进步也只是更适应当时人们的心灵需要。②神灵主义医学模式、自然哲学医学模式的提法更多地强调了自然、超自然的作用，医学的作用、存在意义弱化。③机械论医学模式、生物医学模式和生物-心理-社会医学模式这三者的内容本来有清晰的不同，含有内容上的递增，但表述上较混乱。

我们愿意将医学模式重新表述为：自然医学模式、神灵医学模式、生物医学模式、生物-心理医学模式和生物-心理-社会医学模式等五种。还可表述为：自然医学模式、神灵医学模式、身体医学模式、身体-心理医学模式、身体-心理-社会医学模式五种。它既是一种变迁，更是一种交融。

（一）自然医学模式

我不认为神灵早于自然，所以将自然医学模式排在第一。远古时代，人类的力量在自然面前极为渺小，但不是无所作为，治疗疾病也不是！

胎儿靠脐带从母体获得养分。现代人出生时，医师用消毒剪刀将脐带剪断并结扎止血。以前的人、动物怎么办？怎么对付感染和出血？别担心，几乎所有的动物妈妈都会自己咬断脐带，然后舔干净，舔的时候就是在消毒，唾液里面生物酶能起止血作用，脐带咬断后血管会回缩而自然止血。黑猩猩妈妈会直接忽视这个问题，它们不咬断脐带，而是守护着小宝宝，等着胎盘和脐带自己干枯、脱落。野生动物都知道，原始人能不知道吗？这就是最原始的自然医学。

弱肉强食的原始丛林中，野生动物、原始人必定会受伤出血，它们怎么办？我们可以从现在的动物世界中找到答案，它们也知道压迫止血，也知道用嚼碎的树叶外敷伤口。更严重的受伤会发生骨折，难道都会被自然淘汰？我想肯定不是，骨折后活动能力马上下降，一动就会痛，它们会自然而然地制动，不痛时它们会逐渐活动，即动与制动相结合，这符合现代医学的骨折治疗原则，这也是自然医学。

随着社会的发展，人类逐渐认识自然，并用自然主义的观点解释疾病的病因病机。比如古希腊医学认为，自然界由土、气、火、水四种元素组成，人的组成也应如此，四元素与冷、热、干、湿配合成四种体液，即血液、黄胆汁、黑胆汁和黏液（痰），四种体液的协调与平衡决定人体的疾病和健康。传统中医认为世界由金、木、水、火、土五种元素构成，人体的构成和功能也与这五种元素相对应，它们相生相克，相互协调，保证人体健康。表述致病原因和人体体质时，中医学也与自然高度吻合，防治疾病的世界观和方法论亦与自然高度吻合。在长期的实践中，由此也积累了大量有药理作用的动植物、矿物治疗疾病的经验。

古罗马时期最著名的医师盖伦就说：大自然不做徒劳无功的事情。顺其自然、适应自然，利用自然来改变自然，这是自然医学的核心思想。

即便医学发达的今天，人类治疗疾病还是有众多的无奈，比如癌症、艾滋病及SARS等病毒感染。面对这些问题，很多患者又会想起已经不是"主流"的自然医学模式，借助于自然力去面对疾病，这也是传统中医长期存在的原因，其中的阴阳理论作为一种哲学思想永远也不会过时。当今西方社会的"替代医学"中仍含有大量的自然医学。

（二）神灵医学模式

神灵（主义）医学模式，起源于远古时代，主要存在于远古时代，现代社会也并不罕见。

　　人在自然面前力量太小，又依赖于自然而生存，所以对自然的有形之物的敬畏是必然，久之，太阳神、月亮神、土地神、海神、火神等神的产生也是必然，有文明必然就有崇拜。原始宗教产生很古远，神灵医学的产生也很古远。火的应用让人类迈入初始文明，在百万年前的旧石器时代早期，采集和狩猎的人类已经学会用火，由此推测原始神灵医学存在的时间已经在百万年以上。

　　在神灵医学模式时期，人们认为世间的一切都由超自然的神主宰，疾病的本质是神的惩罚或是病魔附身，对待疾病则祈求神的惩罚少些、轻些、短些，或者依赖巫术驱魔祛邪。人类的健康与疾病、生与死都取决于神灵，疾病的本质、结局也都取决于神。这就是这一时期的疾病观，由此产生的医学模式即神灵医学模式。

　　在神灵医学模式中，巫医、僧侣医师起到了重要作用，他们治病的思维和方法的核心是祈祷、驱魔。相对于顺其自然的自然医学，神灵医学具有明显的神秘性、怪异性、荒诞性，难以想象是其特点。神灵医学还特别关注人的灵魂因素、心理因素，认为人的灵魂就是人生命的主宰，魂没了命就没了，魂会被魔、鬼带走，还会被吓跑，所以招魂也是神灵医学的重要手段。

　　在神灵医学模式中，神是主宰。自然的力量太大，神、魔、妖、仙、佛、菩萨等也拥有翻天覆地、排山倒海的能力。如果神是自然的主宰，自然界的风、雨、雷、电就应该是神的漫天飞舞，那我们祈求它不要太任性，如果不是，我们祈求神阻止它的任性。

　　今天，信众心中的上帝、佛等众神仍然存在，尽管传统的巫医手段越来越被诟病，神灵医学模式发生了变化，但求神拜佛、求菩萨保佑的思想从来没缺位。我们生病之后，只要成本低、风险少，即便不是信众，在寺庙前拜一拜又何妨？在贵州山区，游客会听到在层石下面插一条小树枝能防治腰痛，这么诱人，信者插一条又有何事？什么时候信心都是治疗疾病的重要因素，面对某些无奈的疾病和患者的郁闷、恐惧，万般无奈的你又何必酸溜溜地、自作聪明地指责别人的"安慰剂""兴奋剂"，这样就真的科学吗？当然，给出安慰剂的人要有自知之明，不能将自己神化。

　　一旦认为世界万事万物是神创造时，人、人的生命、人的健康都是神赐的，自然而然地，人间所有灾祸包括疾病也是神赐的，疾病是天谴神罚，治疗疾病，人类只能祈祷、只能求神拜佛，或者听从神的"使者"的安排。

　　非坚定的信仰者总会有困惑：万能的神是不是万能到安排了世间的万事万物？一切皆定数？谁能来到世上，什么时候离世、怎么离世都已经安排好？如果是，我信它何用。如果万能的神是随心所欲或者视情而定的？你不按我的旨意行为，我就惩罚你，让你病痛，最后让你下地狱，有那么多的神，我该听谁的？遇到具体问题，各种经典教义的解读又千差万别，他们毕竟达不到神的高度，我又该听谁的？医药也是神赐的，为何要赐它于人类？它替天行道？算命先生改变人的命运会折寿，因为他们动了神的奶酪，那么医师通过治病改变患者命运，他们会折寿吗？他们折过寿吗？

1772 年，霍尔巴赫说，儿童生来即是无神论者，1976 年，安东尼·弗鲁等人将无神论分为强（积极）与弱（消极）两类。史密斯创造了"隐无神论"一词来表示"缺乏信仰但并非有意抵制"，他在 1979 年进一步说"对神概念不熟悉的人即为无神论者"，有多少人能熟悉遥不可测的神？我想大多数人都是俗人，对神灵医学的态度应该敬而远之。

霍金在《大设计》中说：宇宙创造过程中，上帝没有位置，没必要借助上帝为宇宙按下启动键。现在神的位置已经受到冲击，神灵医学模式的主流位置也就不保。

（三）身体医学模式

身体医学模式指机械生物医学模式或生物医学模式。

11 世纪后，随着生产力的发展、城市的兴起与由此体现出来的生活水平的提高，人们逐渐认识到人类在自然面前、在神面前可以有所作为，可以对自然、对神说不。在这个"说不"的过程中，诞生了很多伟人，他们总能用老百姓能听得懂的话说事。开启于 14 世纪的文艺复兴运动、宗教改革和启蒙运动被称为西欧近代三大思想解放运动，它们让万能的神以及神罩住的传统势力发生了动摇，神灵医学模式的主流地位也发生了动摇。

恩格斯评价说：封建的中世纪的终结和现代资本主义纪元的开端，是以一位大人物为标志的，这位人物就是意大利人但丁。但丁的《神曲》充满着对教皇揶揄嘲笑。莎士比亚在《十四行诗》中说：人人都认为自己的快乐为万乐之王。被认为是近代生理解剖学始祖的达·芬奇解剖了几十具尸体，对人体骨骼、肌肉、关节以及脑、心、肺等内脏器官进行了精确绘制，他的作品给了大众震撼，给了大众对自己结构的崭新的认识。到了 19 世纪后期，德国哲学家尼采在《快乐的科学》《查拉图斯特拉如是说》书中更直接地提出"上帝已死"的哲学论断。这时，"科学"作为另外一个上帝闪亮登场。

"科学"指引人们以机械论和还原论来认识世界、改变世界，它最重要的手段就是对事物进行拆分、复原和重组。对身体结构、功能和疾病进行拆分、复原和重组的结果，导致了现代医学的人体解剖学、组织学、生物学、病理学、分子生物学、基因医学等基础学科以及各种临床学科的产生和发展，这种医学就叫身体医学（生物医学），它成为现今世界最普遍的医学模式。

法国机械唯物主义哲学家霍尔巴赫也断然否定上帝的存在，认为只有物质才是唯一的真实存在，人是"一个由不同物质组织而成的有机整体"，是"一部非常复杂、由大量物质配合而成、随着各种性质、比例、活动方式而变化的机器。"

人体是一部精密机器，疾病则是由于某一部件出现故障。这种观念为人类对人体结构、功能的认识以及对疾病的认识开启了一扇大门。医学的研究从宏观世界进入微观世界，直接催生了生命科学体系，加上外科方面包括消毒、止血和麻醉等技术的出现，让人体的活体结构拆分、修复、替代成为可能，让医学获得了人类史上前所未有的成功。许许多多的疾病（比如天花、鼠疫、结核、各种炎症）原形毕露，人类最可怕的传染病发病率、病死率大幅度下降。细菌致病学说、微生物致病学说、抗生素的发明等让人类攻克了一个又一个的致命性疾病，取得了空前的辉煌。

人类不免有些得意扬扬，人类不再怀疑自己治疗疾病的能力，甚至有些蔑视自然的力量，在生物医学模式中，没有自然医学、神灵医学的位置。

（四）身体 - 心理医学模式

身体 - 心理医学模式亦称生物 - 心理医学模式。

身体医学模式取得了辉煌成就，它让人活得更久，但并没有让人活得更幸福。生物医学、身体医学模式忽视了患者的心理、行为，它只注重人的生物学指标，认为任何疾病（包括精神病）都能用生物机制的紊乱来解释，都可以在器官、组织、细胞和生物大分子上找到形态、结构和功能的特定变化，是"还原论"在医学的表现。人由物质和非物质两方面组成，身体医学模式只注重身体方面的诊治，没有给心理方面的空间，这是主要缺陷。生物医学、身体医学模式注定是蹩脚的。

患者肚子疼，医师不由分说便开出了一长串的检验单和超声、X 线、CT、MR 检查单，有点机器看机器的味道。中国外科泰斗裘法祖院士曾多次讲到一个故事：一位老妇人看裘教授的门诊，说肚子不适，裘教授详细询问她的病史，仔细按摸了她的腹部，检查完后，患者久久拉着裘教授的手说："你真是一个好医师，我去了六七家医院，从来没有一个医师摸过我的肚子！"医师摸了患者一下肚子，患者居然感激不尽，实在让人感慨万千，这是机械生物医学模式的耻辱。

身体医学模式在精神疾病和心因性、身体功能性紊乱以及亚健康方面不能予以科学解释。在现代社会，传染病、寄生虫病、营养缺乏症等已经不再是人类健康的主要威胁，而心理、行为因素起很大作用的心脑血管病、癌症、吸毒和酗酒、饮食过度等已成为人类健康的主要挑战者，用生物医学模式诊断、治疗和预防往往无效。

中国传统的就医行为叫"看病"。这个说法通俗易懂，但医师只看身体，不看心理，不看人，它必然使患者与疾病分离，结果就是：只有病，没有人！只有标本，没有人文！如果"人是机器"，这样的身体医学必然是冷冰冰的，医学必定会失去它的最大作用——关怀和安慰。

患者要承受身体痛苦，其心理恐惧更应关注，这方面冰冷的身体医学是无能为力的。在生物医学、身体医学模式中注入心理医学因素，这就是身体－心理医学模式，或叫生物－心理医学模式。

（五）身体－心理－社会医学模式

身体－心理－社会医学模式，也叫生物－心理－社会医学模式。1948年，世界医学会制定了《日内瓦宣言》，它的誓言文本说：我一定把患者的健康和生命放在一切的首位，我决不让我对患者的义务，受到种族、宗教、国籍、政党和政治或社会地位等方面的考虑的干扰。显然，它是2000多年前《希波克拉底誓言》的现代翻版。今日，许多医学院要求医学生"对病患负责，不因任何宗教、国籍、种族、政治或地位不同而有所差别"。

医师真的能做到这样的誓言吗？很多时候都做不到！医师、患者都是社会一员，他们脱离不了社会。比如救命的输血，它不可能在宗教信仰者中无干扰地实施。

1948年，WHO在其成立宣言中，把人的健康定义为"身体、心理和社会适应上的完满状况"，所以医学模式必定要注入社会因素。1977年，美国精神病学和内科教授恩格尔批评了生物医学模式的局限性，为此，他提出了一个新的医学模式，即生物－心理－社会医学模式，从生物、心理、社会三方面研究健康与疾病有关的问题。

恩格尔指出：为了理解疾病的决定因素，以及达到合理的治疗和卫生保健模式，医学模式必须考虑患者、患者生活的环境以及有社会设计的治疗疾病的系统，即医师的作用和卫生保健制度。也就是说，医学要考虑患者的身体、心理、社会因素，社会因素包括患者所处的环境（自然和社会因素）和帮助诊治疾病的医疗保障体系和制度（社会体系）。

人类在合作基础上的分工对社会的发展起了重要作用，不同的社会赋予了医学不同的具体职能和要求，医学模式随着社会模式的变迁而变迁。在汉字中，社会的"会"，有"会合、汇总"多重含义，它有时代、时间因素，比如原始社会、封建社会；又有区域含义，比如社会主义国家、资本主义国家；还有人群因素，比如穷人社会、富人社会。医学从来没有、也不可能脱离它的社会性。

身体－心理－社会医学模式，就是一种包含人的身体、心理的医学，同时包括不同的时间、不同的区域、不同的人群等社会因素。身体－心理－社会医学模式的特点在于体现医学的社会实用性和社会适应性。

人是自然个体，又是社会人。患病的人，不单是一种生物学状态，也是一种社会状态。人类史上，传染病无数次肆虐人类，从它的发生、发展以及最后的结果，无一不体现疾病、人的社会状态，覆巢之下焉有完卵，个体人在社会面前显得微不足道。现在的地球人口有70多亿，10多年增长了10亿，可以想象，随着人口的进一步增长，以病毒发作为代表的疾病会来得越来越猛烈。

不论是自然医学模式，还是神灵医学模式，也不论是身体医学模式，还是身体 – 心理医学模式、身体 – 心理 – 社会医学模式，主流模式的变迁是肯定的，但它们不是截然的对立，只是侧重不同，更存在着交融。鞋子合不合脚，只有自己才知道，有些人认为肥肉是美食，有些人感觉却相反，医学亦如此。每个患者、医师、社会人心目中的医学模式会有不同。未来的"理想国"一定会是大合作的人类命运共同体，疾病、人的社会性决定了医学的社会性，医学应该是包括人的心身，包括全社会的整体医学，即中国先人说的"天人合一"。

二、面临挑战与机遇的中国传统医药：兼论中医

（一）中医是什么

中医是什么？会这么问就是在肯定它是一种概念。从"概念"的解读看，中国国家标准 GB/T 中表述"概念"是"对特征的独特组合而形成的知识单元"，德国将"概念"定义为"通过使用抽象化的方式，从一群事物中提取出来的反映其共同特性的思维单位"。由此，中医概念可理解为医学的一种知识单元、一种思维单位。

1. 中医，首先是一个地域概念

有足够话语权的西方医学流入中国以前，"中医"这词没有存在的意义，它就是主流医学，就是医学，就像现在的西方医学，直接就叫医学，经典的中医书籍没有中医一词。在很少的时候，为区别于蒙医、苗医、藏医等会出现"汉医""中医"的表述。早先中国称外来的事物，会冠以"胡"，如汉唐引进的胡椒、胡麻，会冠以"番"，如宋明引进的番茄、番薯，近代中国对外来事物多冠以"洋"，比如洋人、洋车、洋楼等。所以，"中医"一词的出现源于西医的引进。

地域概念往往在民众中产生价值判断，会有仰视、俯视之分，俯视视野中，中国称外来事物为"胡""番""夷"，还如，有的上海人称外地人为"乡下人"，有的广东人称外地人为"北佬"。而西医、洋医的叫法多少有些现代、时髦、先进的意思，那是仰视的说法，西医、洋医叫多了，看多了，变主流了，中国原有的、传统的医学就只有叫"中医"了。

现在的中国人用英语告诉外国人"中医"是什么，有两种说法：中国医学和中国传统医学，即 Chinese Medicine 和 Traditional Chinese Medicine，差别在于要不要"传统"（Traditional），要的有中国中医药管理局等，不要的有中国中医科学院等。在这些权威机构中，要不要突显"传统"存在分歧。

现在的官方行文常见"发展中医药""中西医结合"的提法，但《宪法》的提法是

"发展我国传统医学与现代医学"。平时说的中医是什么？其本质就是中国传统医学。

2. 中医是一种文化、一种非物质文化

非物质文化遗产，指各族人民世代相传，并视为其文化遗产组成部分的各种传统文化表现形式，以及与传统文化表现形式相关的实物和场所。中国医学必定以它特有的传统文化表现它的医学文化，再西化也有它的特点。

中医为中华民族的生息繁衍作出了不朽贡献，在现代医学发达的今天，仍然在维护人类健康。中国在 2008 年报送联合国教科文组织 "非物质文化遗产" 35 个项目中，"中医" 是首选项，当时出于 "为保持中医药体系的完整性，有利于中国传统医药全方位走向世界" 两个目的，而将中医的生命观与疾病认知方法、中医诊法、中药炮制技术、针灸等 9 个项目 "打包" 申请，结果未成功，原因是联合国教科文组织只认 "单个项目" 申请，所以 2010 年中国以 "中医针灸" 单项申请就取得了成功。没关系，文化的认同就是存在差距。

东西方的文化不同是肯定的。西方文化注重理性、逻辑、推理、微观和精确，而东方文化注重感性、经验、直觉、宏观和模糊。当身体不适时，中医说 "上火了"，或说 "有点虚"，这些语言中国人一听就明白，西方人听起来就会云里雾里。又如，中医用针灸治病，西方很难理解，认为这会伤害身体，会增加感染机会。1972 年，尼克松访华目睹了针刺麻醉的神奇效果，再加上美国专家的风险评估，美国最终才接受针灸。

我们很想发展千年的中医文化，但不得不承认现代文化的强大。1949 年，全国中医人员为 27.6 万，1999 年为 33.7 万，增加了 22.1%；而同期西医人员从 8.7 万人增加到了 169.6 万人，增幅是 18 倍。

3. 中医是科学

日本人首先将 science 翻译成 "科学"，他们取了其 "分科之学" 之意。中国开始将 science 译为 "格物致知"，直到严复先生翻译《原富》一书时，才将 "格物致知" 改为 "科学"。严复对科学和技术的解释说：学者，考自然之理，立必然之例，术者据已知之理，求可成之功，故学主知，术主行。基于这样的解释，可以将 "科学" 定义为：分门别类地研究各种不同的事物，所获取的确切、系统化的知识体系。基于这样的逻辑，毫无疑问，中医就是科学。

如果把科学视同真理，中国传统医学不会是科学，任何理论、学科都不是。当然，科学的概念多种多样，在特指的概念中，中国传统医学可以是不科学的，中科院院士、数学家吴文俊就说：阴阳五行没有科学的影子，连伪科学都谈不上，简直是反科学。中医学含有大量的糟粕，其实任何传统的学科、理论都一样。爱因斯坦的相对论可以与上帝相连，也有不少自相矛盾，我们也可以说它不科学。我们最好不要以科学的名义来指责中医，很容易产生误解，因为科学说得太多了，它几乎与 "正确" 等同。

2005 年 12 月，"中国中医研究院"举行五十周年院庆时，更名为"中国中医科学院"，旨在正名"中医是科学"，它既是自然科学，又是社会科学。

（二）伟大的中医思想，厚积而渐发

中医在整体观、天人合一、阴阳、辨证施治、标本兼治等思想的指导下，对中华民族的繁衍生息贡献巨大，在现代医学发达的今天，仍然发挥着重要作用。

对于高血压、糖尿病、慢性阻塞性肺疾病（COPD）、烟草依赖、血脂异常等现今普遍存在的慢性病，胡大一教授针对高血压给出了 5 个相结合的大处方——药物处方、心理处方、运动处方、营养处方、戒烟限酒处方。药物处方：降压药物多种多样，需要根据患者血压变化调整。心理处方：很多高血压病因就是孤独、焦虑、抑郁、睡眠不好，心理障碍只能用心理处方，心病心治。运动处方：日行一万步。其他慢性病也可以参考这大处方。有一患者曾经有 13 种慢性病，一天要吃 21 片药物，经过药物、心理、运动、营养、戒烟限酒处方处理后，每天只需服半片降压药，血糖和血脂正常了，脂肪肝没了，体重减了 40 千克，胃舒服了，呼吸、睡眠好了，整个人的精神也好了。这就是中国传统医学的"整体观"在现代医学中的应用，作为一种战略思想，它有着不可比拟的生命力。

凡事皆阴阳，在整体观之下产生了"阴阳"理论。《黄帝内经》说："阴阳者，天地之道也，万物之纲纪，变化之父母，生杀之本始，神明之府也。""阴阳者，数之可十，推之可百，数之可千，推之可万，万之大，不可胜数，然其要一也。"比如，关于运动有两种说法：①生命在于运动，运动增进能力，运动能力体现生命能力，我们要多运动。②运动是生命资源的消耗，会造成组织器官的损伤，我们要悠着点。这两种不同说法用"阴阳"理论能很好解读——各人有各人的阴阳，但"科学"很难在实验条件下找到"标准"，即便找到，大、小环境又会发生变化，标准没有现实意义。

传统中国医学中原本最讲究整体观、天人合一、阴阳的战略思想，但某些民间剑走偏锋的偏方、单方、三指诊天下的战术思想却总想越位到战略地位。有人总结，20 世纪医学的发现和进步比之前的总和还要多，这是个日新月异的时代，但有些中医还在顽固地、不思进取地抱残守旧，强调原汁原味应用传统中医药。

中医在长期的医疗实践中，总结出四种诊断疾病的方法，即望闻问切。老祖宗告诉我们，可以通过望外形、步态、神志神情、望舌苔、掌纹来了解病情，那是因为当时只有那个条件，他们从来没有说过不能怎么望，不能通过工具望！老鼠能灵活地穿行于黑暗空间，它都知道用胡须探路来弥补视力的不足。X 光、超声、CT、MR 都是新技术下的一系列新的"望"，现代检验技术、分子技术、病理技术、影像技术、腔镜技术已经为"望闻问切"注入了新的元素。生命至上，难道我们这些现代的、职业的中医人不应该掌握和使用它们吗？

学经典、用经典，但绝对不是生搬硬套。中药的熬制从来就是药品有效成分的提炼和加工。自古以来，没有医师会叫患者吃药渣，现在的科技已经让药品的提炼、加工和制作到了分子水平。中国人自己从超万种中药中筛选、提炼出来青蒿素，为世界做出了贡献，我想老祖宗选接班人的时候，一定会选屠呦呦这种得到中药制作精髓的"中药人"，这是新时代的"神农尝百药"。

伟大的中医思想永远闪亮着光芒，我们需要的是批判地继承，需要的是不断去伪存真的实践，需要在实践中不断注入时代的特色、科技的养分，这才是真正的发扬光大，绝不可以生搬硬套，那是不肖子孙的做法。

（三）中医药的百年兴废

辛亥革命结束了中国两千多年的封建统治。1912 年，北洋政府颁布的《医学教育规程》，中医药教育被拒之门外，引起了中医药界人事的强烈反对。1929 年，又发生了"废止中医案"。

中华人民共和国成立后，"中国医药学是一个伟大的宝库，应当努力发掘，加以提高"成为中国制定中医药政策的出发点，歧视中医药的现象得到了根本扭转。此后，全国各个省市创办了大量独立建制的中医院，并组建了一批中医药大学和中医药研究院所。二十世纪八十年代，在时任卫生部部长崔月犁的力争下，全国各县市都组建了中医院。

数十年过去了，政府想兴中医，可民间兴不了。

上海市教委于 2007 年公布的 2003—2006 年度 38 个就业率低的专业中，中医学排在最后几位。如今西医大行其道，而中医则相形见绌，很多的市、县级中医院要么勉强度日，要么名为中医实为西医。有人总结中医院的现状有三个"难见"——难见中医特色、难见中医特长、难见中医人才，总之中医院不姓中。

2004 年，国务院政策研究室与科技部等共同完成的《当代中医药发展与管理改革研究》表明：目前全国有 2800 多所等级中医院，但没有一家是真正传统的中医院，2001 年，全国中医院的药品收入中，中药只占 40%，西药则占 60%，可以说，目前多数中医院已经不姓中了。国家中医药管理局对全国中医院医疗质量监测的结果表明，中医院普遍存在"三低"现象，即中医治疗率低、危急重症就诊率低、中草药使用量低。2004 年，全国中医院住院患者的西药费用占整个住院费用的 37.4%，中成药费用占 6.57%，中草药仅占 1.5%。中医院的中医治疗率在下降，2000 年中医治疗病案仅占全部病案的 28%，2003 年仅占 18%。另有资料表明，全国县级中医院的床位使用率刚刚过半，就是说有近一半的病床资源浪费。

政府通过制订卫生政策、配置卫生资源来发展中医药事业，特别在中医药大学、中医院的设置，以及中药研制、使用的激励等方面做了不少努力，但不得不承认离理想值还有距离。

（四）中医如何定位，如何发展

如果"中医"指"中国的医学"（Chinese Medicine），而"西医"指"西方的医学"，那么引进中国的西方医学算不算"中国的医学"？中国现在主流的现代医学是"中国的医学"还是"西医"？如果"中医"指"中国传统的医学"（Traditional Chinese Medicine），那么哪个国家没有自己的传统医学，是不是它们也叫"英医""美医""德医""印医"？如何引导中国的老百姓享受"中国传统的医学"？青蒿素是中药还是西药？困惑是必然的。

有这么多的困惑，中医该如何定位？中国要走什么路？这些问题的争论非常激烈。中医的发展应该是，看好病就好，别去争论中医存留、科学性等问题，中医就是中国特色的医学，中国的医学要有自己的特色。

中国近40年取得了前所未有的成绩，其经验有两条：一是坚持中国特色、独立自主，二是坚持改革开放。中国医学的发展也应坚持这两条。

2017年，中国门诊量最大的广东省中医院在官方网站上公布了他们的使命：中医水平站在前沿，现代医学跟踪得上，管理能力匹配到位，为患者提供最佳的诊疗方案，探索构建人类完美的医学。这就是他们对中医的理解。广东省中医院原院长吕玉波说：现在已经不再是光靠"三个指头一个枕头"就能解决问题的时代，患者也已不再满足于"气滞血瘀、肝阳上亢"之类的诊断，他需要明白自己得的是什么病，以及为什么要采取这样的检查和治疗，因此，现在的中医院不仅检查、治疗设备要跟上，医师还要具备中、西两套医学技术。吕院长反复强调：引进现代科学不能替代中医，引进现代科学不能缩小中医的服务范围，而要在更高的技术平台上扩张和发展中医。

早在1998年，吕院长即率先在广东省中医院引进了最先进的心脏搭桥手术，全院职工都不理解。这一新技术治好了大量患者，医院同时组织专家研究和开展手术前、手术中和手术后的中医药治疗，解决了搭桥患者心脏供血不足、术后再灌注损伤、血管再堵塞以及患者生活质量降低等难题。现在，该院心脏中心的技术水平、技术特色已得到了众多的认可。

全国首批示范中医院——辽宁省血栓病中西医结合医疗中心的院长池明宇对中医如何发展也作出了自己的解读：中西医结合治疗血栓病就是我院的核心竞争力，两条腿并用才能跑得快嘛！疾病的病原学诊断、影像学诊断、理化学诊断、免疫学诊断等，对于疾病的定位、定性、严重程度分析都越来越准确，不承认这一点就是自欺欺人。血栓堵在哪儿了？堵了几处？严重程度如何？再高明的中医靠号脉、靠望闻问切也诊断不出来。但这些对西医来说却很简单，一个检查就能明白究竟。而且，诊断清楚了才能指导临床治疗，是适合吃中药还是手术？是需要开颅还是介入？假如颅内出血量大还非要坚持以中药解决，就会造成无可挽回的损失。池院长瞄上了中西医结合治疗血栓病这一方向，总结出了治疗血栓病的十大方法，他们研制和开发的中药多次获国家科技奖，300张病床常年使用率达100%。

全国优秀院长、深圳市中医院院长杨卓欣的解读是：看问题不能只看形式、看表象，中医院引进现代设备、提高诊断及抢救等综合服务能力是不可缺少的，手段现代化不等于就是"西化"，关键是要看内涵，中医药人员的思维模式不能西化，要根据患者情况和中医优势选择最适合的治疗方法，并做到能中不西、先中后西、中西医结合。杨院长介绍，深圳是个高效率、快节奏的城市，患者对医疗效果的要求很高，都希望今天看病，明天上班。"西化"并非贬义词，因为中医已不再处在走街串巷的"土郎中"时代，从设备、手段到疗效都要与时俱进。杨院长用三句话对中医院的发展做了总结：急诊要强，诊断要明，治疗要突出中医特色和优势。

今天的中国医疗呈现出市场化，医院院长是医疗市场的把脉人，他们了解政策、医师和患者。中医要生存，要发展，现代化基础上保持传统特色是必然的，这就是中国特色的医学。但发展中切勿进入两个误区：一是全面复古，二是全盘否定。

有些国家，传统医学、非常规医学被称为补充医学、替代医学。2013年，WHO表述了它对传统医学的态度：传统医学是卫生服务中一个重要并常被低估的组成部分。《WHO 2014—2023年传统医学战略》表明其战略目标是支持会员国：掌握利用传统医学对健康、福祉和以人为本的卫生保健的潜在贡献；对传统医学产品、技术服务提供者和实践进行监管和研究，并酌情将其纳入卫生系统，从而促进安全和有效地使用传统和补充医学。

学问之道，本无中西，但有特色。"求木之长者，必固其根本，欲流之远者，必浚其泉源。"这也是医学的未来之路。2020年，中国特色的抗疫成功彰显着中国特色医学的未来，即中国医学、中医的未来。

三、医学的诊断：寻找健康的敌人

恺撒大帝说：找到你的敌人，你才能安全。这句话医学也适用，即找到健康的敌人，身体才能安全。健康的敌人是疾病，发现疾病的过程就是诊断。诊是过程，断是结论，这是门学科，叫诊断学。

身体有没有病？它一定是身体状态与标准状态比较的结果。回答之前需要具备一些医学知识：①什么是疾病？什么是健康？②广义的"生理学"，即正常人不同层面的身体结构和功能，包括人体解剖学、组织胚胎学、细胞生物学、分子生物学、生理学、生物化学、免疫学、精神学，等等。③广义的"病理学"，即疾病状态的身体结构、功能及其转归，包括病理学、病理生理学、精神病学、微生物学、寄生虫学、毒理学、药理学、流行病学，等等。因此，完整的诊断广义上包括病因诊断、结构异常诊断（病理诊断）和功能诊断（病理生理诊断），比如风湿性心脏病、二尖瓣狭窄、心功能不全Ⅳ级。

对病变部位性质、细微结构的诊断称为病理诊断。它通过观测器官的大体改变、镜下观察组织结构和细胞病变特征完成，比临床上根据病史、症状和体征等做出的分析性诊断以及各种影像诊断（如超声波、X射线等）更具客观性和准确性。对疾病引起的机体功能变化的诊断称为病理生理诊断，如心功能不全、肝肾功能衰竭。

在诊断中我们常加入病因因素，即病因诊断。比如先天性心脏病、冠状动脉粥样硬化性心脏病、风湿性心脏病、高血压性心脏病，这对治疗有指导意义。有时还含有疾病程度的判断，比如轻度近视、高度近视，癌前病变、原位癌、癌症早期、晚期，心功能Ⅰ～Ⅳ期，心衰Ⅰ～Ⅲ期等疾病的分期。疾病诊断还包括并发症的诊断，疾病的并发症指原发疾病发生、发展过程中并发的疾病或原发疾病的进一步损害，比如慢性肺炎并发肺性脑病、癌症并发贫血等。

相对于内因诊断，我们对找外因、找病原体更感兴趣。显微镜的发明和抗生素的相互促进让细菌学诊断灿烂了一百年，电子显微镜的发明让接近大分子大小的最小微生物——病毒也无以遁形。1985年，美国人Mullis发明的，能使微量的DNA、RNA大幅扩增的聚合酶链式反应（PCR）技术（即核酸检测、基因测序技术），让我们可以从分子水平诊断病原菌，甚至可以从残留的蛛丝马迹诊断百年前的"西班牙流感病毒"。尽管艾滋病、SARS、MERS、COVID-19等病毒传染病一次次肆虐，尽管人类还没有针对病毒的特效药，但有了确定的外因诊断就会给我们提供治疗思路，最起码我们可以早诊断、早隔离。

一般来说，人有不舒服才找医师，都是怀疑或者怕自己病了，到底是不是？是什么病？让医师判断。诊断疾病是医师最重要、最基本的临床实践活动，也是医师认识疾病的逻辑思维过程及结果。诊断疾病有四个步骤：搜集患者临床资料；整理、分析、评价资料；初步诊断；确立及修正诊断。能否正确、及时诊断疾病，反映了医师的能力和素质。

诊断疾病，首先要获取患者的诉求和身体信息，然后去粗取精、去伪存真地综合、分析，对照疾病诊断标准从而得出诊断。《黄帝内经》说"有诸内必形诸外"，从疾病的外象推测内脏的情况即脏象学说，传统中医用的是"望闻问切"。现在，医师获取患者信息包括四个方面：①病史采集。通过问诊了解疾病发生、发展的过程，以获取症状为主要目的，包括主诉、现病史，还包括既往史和家族史。②体格检查。通过视触叩听进行体格检查，以获取体征为目的，如肝脾肿大、心脏杂音和肺部啰音等。③实验室检查。通过实验室方法对患者的血液、体液、分泌物、排泄物、细胞取样和组织标本等进行检查，从而获得病原学、病理形态学或器官功能状态等资料。④辅助检查。如 X 光、超声、心电图、肺功能、CT、核磁共振、数字减影检查和各种内镜检查、诊断操作技术等。

西瓜好不好，用手拍一拍就会知道。东西找不到，有人会翻箱倒柜。机器坏了，闹钟不走了，也可以拆开看看问题出在哪里，而人不能随便拍，更不能乱拆。尽管我们通过"望闻问切""视触叩听"能初步判断疾病，比如，从吐的血中发现黑色血凝块可以推测是消化道出血（呕血），但我们还是会借助辅助检查进一步诊断疾病的详情。

实验室检查及其他检查，对于诊断仅起辅助作用，还存在误差及假阴性、假阳性，因此，实验室检查及其他检查的结论一般"仅供临床参考"。患者难以估量自己不舒服的严重性，比如脑卒中的头痛；也难以估计对别人、对社会的影响，比如艾滋病等传染病。所以，医师建议检查时，应为患者考虑检查的意义、时机，检查的敏感性、特异性、安全性以及成本。

身体检查根据是否有创伤，分为侵入性检查和非侵入性检查。在心脏检查中，心导管检查、心血管造影、心血管内镜检查等侵入性检查是有创检查，但诊断价值较大。而心电图、超声心动图等非侵入性检查无创伤性，易被接受，但得到的资料较间接。穿刺技术基本能用于全身，它能直接从体内获取组织、细胞、体液用于检查，比如肿块、淋巴结的穿刺，还有肾穿、肝穿、骨髓穿刺、心包穿刺、脑室穿刺等，活体穿刺检查为疾病诊断开辟了广阔的天空。

选择检查方法时，应尽量遵循"能无创不有创、能微创不大创"的原则以及费用 – 效益原则、风险 – 收益原则。尽管近数十年，医学检查设备的性能、技术得到不断的更新和提高，特别是各种微创技术、管道腔镜技术、数字化技术、3D 技术、基因工程技术越来越广泛使用，其诊断价值迅速提高，但我们还是要考虑成本，包括公共成本和个人成本。每种辅助检查都有优缺点，选择的检查应该是简单准确快捷，费用、风险低。

医师特别重视诊断威胁生命及重要器官功能的症状、疾病，甚至不惜用手术探查的方式去诊断，比如有腹腔出血、胃肠穿孔的急腹症，会采取"剖腹探查"的方式去发现到底是哪里出血、哪里穿孔，然后再止血、修补穿孔。对于急危重患者，医师的关注焦点是患者的生命，他们往往不计成本地以最快捷有效的手段诊断；而对于慢性病，医师的诊断就不急。

以前更多的看法是，没发现疾病就是没病，是"无病推定"；现在变了，没去检查就不能说没病。比如痛风，以前是关节不痛就默认为不是痛风，现在是关节痛了，检查发现血尿酸高即诊断，没痛也没去检查，就不能说不是，别人问你有没有痛风，你只能说不知道。现在的诊断多了一项任务，没病的发现，多见的做法是"健康体检"，这有点"有病推定"之味。

人害怕疾病，现代人正在撒网式地检查身体，从孕检、胎监，到新生儿出生缺陷监测、儿童保健检查，再到成人、老人的健康体检，发现疾病已经成为必须。我们哪个人没有过咳嗽、发热，哪个老人没有劳损、退化，平时说的"风湿"包括了身体所有的酸酸痛痛。医院的诊断也已经成为必须，不论你多健康，只要不舒服看了医师，医师就会给诊断，实在没有准确的疾病诊断，就万金油地诊断为"××查因"，比如头痛查因、发热查因。死亡诊断书上不再写"死亡"，写的是"全身多器官功能衰竭"。

诊断身体是否有问题，一般按身体的结构和功能来判断，包括人的整体、系统、器官、组织细胞、分子等不同层次。健康标准虽然含有身体健康、心理健康、社会适应健康，我们平时也会说某某身体很好、很健康，或者某某身体很差，但它只存在于口头，专业的健康体检书面报告不会出现整体判断，没有"健康"的医学诊断。

在诊断过程中，医师收集、整理、分析、归纳、评价患者的临床资料，都可能会出现错误，医学诊断含有大量的试错、容错机制。患者提供的病历资料的不完整、不确定、不动态，辅助检查本身的假阳性、假阴性，医师的观察不仔细、知识经验的缺乏，甚至主观武断、先入为主，以及人类对疾病认知的不足，这些因素都会导致疾病的误诊、漏诊。误诊、漏诊的直接后果是误治、漏治，所以我们诊断疾病时要结合风险、成本、收益因素，把握好现象与本质、主要与次要、局部与全身的关系。

诊断疾病，医师的经验很重要。在疾病的诊断方面，人工智能正以令我们惊讶的速度发展。2017年12月，《美国医学杂志》发表的一篇文章表明，深度学习算法比人类放射学家更能诊断出转移性乳腺癌。牛津大学开发的一种人工智能诊断系统，比医师对心脏病的诊断准确率更高。哈佛大学发明的一种智能显微镜，可以检测出潜在致命的血液感染，准确率达到95%。中山大学眼科中心2017年推出的眼科人工智能机器人CC-Cruiser，能对先天性白内障患者进行诊断，判断患者是继续观察还是手术的3000个病例中，机器人诊断与顶级专家诊断的吻合率达到93.7%，而基层专科医师与顶级专家诊断的吻合率是70%。

诊断学，研究诊断疾病的理论与知识、原则与规律、技能与方法，尽管现代科技为它添加了很多手段，但诊断疾病的基本手段和方法仍然是首选，诊断的各项技术各有所长、相互弥补。总的来说，疾病的诊断是一种思维、一种过程，也是一门艺术。

四、医学的治疗：用药和手术

治疗，作为动词它是一种行为，作为名词它是一个过程。治疗是试图干预、改变身体特定状态的行为和过程。治疗需着眼疾病的"源"和"远"，即源头和结局，其过程漫长。现在也可以看到，疾病的治疗要从病因入手，很多疾病比如高血压、糖尿病的治疗是终身的。

对于如何治疗疾病，中国传统医学有许多光辉的思想。《黄帝内经》奠定了中医治则治法的理论基础，提出"治病必求于本""调整阴阳""三因制宜"的基本准则。中国传统医学完美地将世界观与方法论相结合，认为人体是一个整体，人和自然也是一个整体，此为"天人合一"。疾病的产生是人体内部、人与自然之间的统一遭到破坏，治疗就是要使人体内部、人与自然之间重新达到平衡。疾病的发生、发展与转归因人、因时、因地而异，如年龄大小、体质强弱、时令气候、地理环境等，因而在治疗上须因人、因时、因地制定相适宜的方法，此为"三因制宜"。

传统中医的光辉思想体现着中华文明的哲学精髓。在"天人合一"的整体思想以及"道"的思想指导下，才有治病求本、三因制宜的治则；在"道生阴阳""中庸""和"的思想指导下，才有调整阴阳、以平为期，标本兼治、既病防变的治则。在治则之下还有治法，治则与治法如同战略和战术。治则抽象程度高，能指导治法的选择与应用；治法针对性强，通常指治病的具体方法，如"虚者补之""实者泻之"。中国明代医学家张景岳，在《景岳全书》借助兵法列出了八大用药法则"补、和、攻、散、寒、热、固、因"，之后清代名医程钟龄在《医学心悟》中，将中医的治法归纳为"汗、吐、下、和、温、清、消、补"八法。

治病要因人而异、因人制宜。小儿生机旺盛，但未成熟，所以疾病发生快、治愈快、变化快，故小儿用药剂量要小；老人生机减退，多用补，猛药须慎用；青壮年气血旺盛，发育成熟，治疗禁忌相对少些。体质强壮者，承受风险的能力强，用药剂量可相对重些，手术风险也小；体质瘦弱者，承受风险的能力也弱，用药剂量应减轻，手术风险大。

治病要因时而异、因时制宜。四季气候不同，各季节的常见病、多发病的原因和表现各有其特点，比如腹泻，春天、夏天、秋天差别很大，治疗方法亦不同。夏天的手术感染率明显更高，择期手术应尽量安排在天气凉的时候。候鸟迁移时要注意禽流感的防控。

治病还要因地而异、因地制宜。不同地区的自然环境、社会环境不同，医疗环境、人文环境、饮食习惯也存在差异，因此会有不同的地方病。疾病的治疗须因地制宜，比如在艾滋病高发的地区，疾病治疗时要特别重视艾滋病的传播。

2018 年 12 月，瑞士日内瓦大学舍尔曼教授团队在《免疫》杂志发文分析了白细胞迁移的昼夜节律。白细胞就像血管这条"高速公路"上飞奔的"清道夫"，血管内皮上的黏附因子类似"减速带""路障"。白天，黏附因子少，白细胞跑得快，数量多；晚上，黏附因子多，白细胞跑得慢，还会穿过血管迁徙到各个组织器官（肝、脾、肺和骨髓等），这些组织器官类似于"休息站"，血液中的白细胞减少。这就意味着晚上白细胞也会休息，病原会趁机发作。2019 年 5 月，舍尔曼又在《免疫学趋势》杂志综述总结了白细胞周期运动的分子机制与疾病的关系，他们发现：心肌梗死常发生在清晨，并且病情更加严重；病原感染引起的免疫反应有昼夜节律，并影响感染结局；一些过敏症状在午夜至清晨时间会加重，比如过敏性鼻炎和支气管哮喘等。白细胞是人体的重要免疫力量，其生理病理的周期规律要求疾病治疗须因人、因时、因地制宜。

现代医学源于西方，科技与医学的结合让临床医学走向辉煌。"临床"原意有二：一是患者疾病重到一定程度，需要卧床；二是医师诊治疾病要亲临病床。自古以来，临床医学主要依靠两种手段：药物和手法手术操作，由此诞生了内科学和外科学，在此基础上衍生出更多的治疗方法。另外还有言语治疗，精神致病、行为致病，它们需要用语言去引导和治疗。

病理生理学认为，疾病是由于致病原因作用于机体，使机体内环境的稳定受到破坏，引起的损害与抗损害斗争的异常生命过程。由此，我们可以得出消除病因、减轻损害和增加抗损害的能力是治疗疾病的三个基本原则。具体方法有药物治疗（包括化学治疗、免疫治疗）、手术治疗、介入治疗、放射治疗和替代治疗等。

（一）药物治疗

药物按给药途径可分内服、外用、注射三类。

19 世纪以前，医药不分家，药物治疗处于经验主义阶段，现存大量的文字记载。所记载的药物品种巨多，几乎涵盖了所有的自然物质，但这些药物的功效良莠不齐，证伪、淘汰机制难以建立。19 世纪，人类开始了药物实验研究，开始了系统化研究药物的理化性质及对机体功能影响，许多传统药物的药理作用相继被证实、证伪，由此大量旧药被淘汰，大量新药被研发。

人类长期、大规模的尝试积累了大量有药用价值的自然药物，它们起作用的部分是什么？中药的熬制、去渣本身就是药物的去伪存真和提炼。"百草"之外还有"千草"，药汁之中还有药渣，这就是药物新一轮的"神农尝百草"，即药物的再发现和再提炼，比如青霉素、青蒿素的发明。它们还有什么作用？这就是药物的旧药新用。比如"伟哥"，1989 年前它作为降压药应用于临床，在使用过程中发现"伟哥"存在刺激男性性功能的作用而被重新定位。现代医学的产生和发展，新药的使用功不可没，人们对医药的期待起了催化剂作用，而且越来越期待。

药物的误用不仅不能治病，还能致病，那么数以万计的药物如何选择和使用呢？1977 年，WHO 提出"基本药物"概念。1982 年，WHO 成立基本药物应用专家委员会，人为确定基本药物。基本药物的主要特征是安全、必需、有效、价廉，能够满足基本用药需求而得到广泛使用，具有指导性作用。同时它也动态变化，各国、各地区都会根据自己的区域特点制定相应的基本药物制度。中国 2009 年正式公布《关于建立国家基本药物制度的实施意见》《国家基本药物目录管理办法（暂行）》，之后不断修订。

为更好地管理和使用药物，根据药物作用可分为解热镇痛类药、抗风湿类药、高血压用药、糖尿病用药、抗生素类药、激素类药、抗肿瘤用药、抗精神病药、抗过敏药、滋补类药、维生素，等等；根据药物作用对象可分为精神类用药、心血管循环系统用药、消化系统用药、呼吸系统用药、泌尿系统用药、血液系统用药、五官科用药、皮肤科用药、妇科用药，等等。

有一点非常肯定，对于药物，任何的包括肿瘤在内的疾病组织、细胞都有它的固有屏障，都有它的感应、反应和效应等获得性、适应性反应，这就是疾病的耐药。未来人新药的发明是绝对，他们也会发现"旧药无用""旧药毒人"，也会出现"旧药新用"。

（二）化学治疗

化疗是化学药物治疗的简称。广义化疗几乎包括所有的药物治疗，狭义化疗指杀灭癌细胞的化疗药物治疗。平时说的化疗指狭义化疗。化学药物隐约指向药物的化学提炼、合成，传统的中草药被排除在外。化疗和手术、放疗一起并称癌症的三大治疗手段。癌症之所以为癌症，在于它具有全身转移的趋向，针对它的化疗通常是一种全身治疗，给药方式包括口服和静脉，比较简便和常用。化疗也可以是一种局部治疗，包括局部注射、动脉灌注、腔内注射等，许多学者将其划归介入治疗范畴。

化疗药物为细胞毒药物，随着血液循环遍布全身，在肿瘤细胞生长繁殖的不同环节上，抑制或杀死肿瘤细胞，它们同时也杀伤正常细胞，尤其是生长发育旺盛的白细胞、淋巴细胞等，破坏人体的免疫系统。所以，化疗药物通常是把不分敌我的双刃剑，杀敌一万自损八千，或多或少有毒副作用，常见的有消化系统反应，如恶心、呕吐等，还有骨髓抑制，如白细胞和血小板减少等，身体差的晚期癌症患者常常经受不住。

能不能只杀肿瘤细胞、不杀或少杀正常细胞呢？这就是靶向药的作用。靶向药在细胞、分子水平上，选择性、靶向性地与肿瘤细胞的致癌位点相结合，该位点可以是一个蛋白分子（比如酶），也可以是一个基因片段，从而阻断肿瘤细胞生长、繁殖的信号传导，使肿瘤细胞特异性死亡。它不波及正常细胞，可以理解为一种肿瘤细胞的"生物分子导弹"。使用靶向药的治疗，即药物的靶向治疗，或叫分子靶向治疗。靶向药可分为两类，即肿瘤细胞靶向治疗药物和肿瘤血管靶向治疗药物。前者靶向肿瘤细胞表面的特异性抗原或受体，后者靶向肿瘤区域新生毛细血管内皮细胞。

表皮细胞突变引起的肿瘤很多，细胞表面的表皮生长因子受体（EGFR）是由 EGFR 基因表达出来的一种蛋白，与表皮生长因子（EGF）结合而参与细胞的生长和分裂。当 EGFR 基因发生突变，它的疯狂表达导致受体过多，EGF 可以与大量受体结合，从而促进细胞异常生长和分裂，最终导致肿瘤的发生，这就是 EGFR 突变肺癌的发生机制，靶向药物直接靶向 EGFR 突变基因而起效。我们正在将肺癌分得越来越细，EGFR 突变肺癌、ALK 阳性肺癌、ROS1 阳性肺癌、BRAF 阳性肺癌，等等。这是按新发现的突变基因及靶向药的新分类方法。

药物靶向治疗是理想的治疗模式，它靶向肿瘤细胞生长繁殖、新陈代谢的某个节点，它靶向肿瘤细胞生长繁殖、新陈代谢闭环的过程，所以它给肿瘤治疗带来无限遐想。以后的基因治疗可以通过"基因刀"（酶），将外源正常基因导入致病的靶细胞，以治疗因基因缺陷和异常引起的疾病，它从 DNA 分子水平治疗疾病。

针对肿瘤细胞产生、发展、转归的共性，我们可以发明各种各样的共性靶向药，针对成千上万种的肿瘤各自特性，我们可以发明成千上万种的特定靶向药，这幅蓝图已经展现给世人，它指向肿瘤的同时也指向了其他疾病。但是要记住，那是细胞、分子层面的东西，这方面研究的高费用必然导致靶向药的高费用。"靶向"本身的含义就决定了非普通性药的特定高成本；另外，肿瘤细胞和任何细胞一样，具有适应性，靶向药的耐药和失效是必然，靶向药的试错也是必然。凡药皆毒，最终我们还是要"怀有最美的想象，做好最坏的准备。"

人体是一种稳态系统，对任何的入侵者，比如细菌、病毒，以及任何的叛变者，比如肿瘤细胞，都会进行识别和反应，所以疾病可以定义为损害与抗损害斗争的异常生命过程。在增加抗损害的能力方面，免疫治疗又是一个大方向，它的理念类似于传统中医的"扶正以祛邪"，它针对机体低下或亢进的免疫状态，通过增强、抑制机体的免疫功能以治疗疾病。免疫抑制剂能抑制机体的免疫功能，常用于自身免疫病及移植排斥，比如抗过敏药、肾移植患者的抗排斥药的使用。肿瘤的免疫治疗直接针对的不是肿瘤细胞，而是旨在激活人体自身的免疫系统，依靠自身免疫机能杀灭肿瘤细胞，其他疾病的免疫治疗亦如此，特别是人类目前很无奈的乙肝、艾滋病等病毒感染性疾病。免疫治疗具有时效性，有的时间很短，有的终身有效（比如百白破疫苗）。

免疫治疗可分为分子治疗和细胞治疗，指给机体输入分子制剂或细胞制剂，使机体产生或增强获得性免疫能力。它的重要原则是输入制剂的无毒、减毒。分子制剂包括抗体、分子疫苗、细胞因子。抗体包括多克隆抗体、单克隆抗体和基因工程抗体等；分子疫苗包括重组肽疫苗、合成肽疫苗和 RNA、DNA 疫苗等；细胞因子包括拮抗疗法、增进疗法。拮抗疗法通过抑制细胞因子的产生、阻止细胞因子与相应受体结合或阻断结合后的信号转导，来阻止细胞因子的效应。增进疗法指直接输入外源性细胞因子，以增进免疫细胞的效应。

细胞制剂包括细胞疫苗、干细胞、过继免疫细胞。细胞疫苗包括肿瘤细胞疫苗（如灭活瘤苗、异构瘤苗等）、基因修饰的瘤苗和树突状细胞疫苗等；干细胞（如脐带血、外周血、骨髓等）具有自我分裂繁殖及分化潜能，可被诱导分化为多种细胞组织；过继免疫细胞治疗，指将自体淋巴细胞经体外激活、增殖后回输给患者，直接杀伤肿瘤或激发机体抗肿瘤免疫效应。

宏观地说，针对营养因素致病的我们用了"营养药物"，针对细菌感染的我们用了"抗菌素"，尽管目前还没有对付病毒感染的特效药，对于一些起零星作用的药物，我们还是叫"抗病毒药"。微观地说，只针对肿瘤细胞生长繁殖的各种节点，现代医学用了靶向药、单抗药，这是一轮医学新发现。可以想象，随着各种疾病的细胞学、基因学、分子学研究的深入，未来会有各种疾病的、不限于肿瘤的靶向药、单抗药的产生，未来人或许会叫它们"基向药""元向药"，会叫它们"基抗药""元抗药"，这又是一轮医学新发现。

（三）手术治疗

在古代，外科学的范畴仅限于一些体表的疾病和外伤，对于严重的损伤几乎是束手无策，一条肢体的损伤往往是致命的，人们只有让它像树枝那样慢慢枯去，或把它截去。

手术治疗的广泛认可和应用，它包含了许许多多生命的代价、许许多多英雄的努力。手术治疗的四大障碍包括人体解剖知识、控制伤口出血、麻醉保证无痛、感染的防治。这四大障碍的突破是必备条件，前两项在16世纪基本解决，后两项19世纪才解决。

意大利的维萨里，近代人体解剖学的创始人，1543年发表《人体构造》一书，该书总结了当时人体解剖学的成就，他让大家对人体的认识，从动物解剖知识转到人体（之前不允许解剖人体尸体）。正如维萨里在书的序言中所说：盖仑是一位伟大的解剖学家，他解剖过很多动物，限于条件，就是没有解剖过人体，以致造成很多错误，在一门简单的解剖学课程中，我能指出他二百种错误。

16世纪，欧洲战事连绵不断，当时对伤口的处理是用烧红的烙铁烫、用煮沸的油浇淋，以达到止血和防止化脓的目的。法国军医巴累一次处理伤员时沸油用完了，他用了其他油膏，发现效果更好。巴累处理一个下肢被炮弹炸烂的伤员，还首次应用了血管结扎止血法，效果同样比烙铁好，这是最初的外科手术止血，之后产生了更多更好的止血技术。

1842年3月30日，美国麻醉医师劳福德·朗成功实施了第一例乙醚全麻。3月30日后来成为美国的医师节，理由是：因为他（劳福德·朗），手术的疼痛被攻克；因为他，手术变为文明。此前的手术非常可怕，要将患者绑住，再加几名壮汉按住，医师以最快速度完成，有的干脆用一根木棒猛击患者头部，使患者失去知觉，其力度完全不可控。那个年代诞生了很多的手术最快纪录，比如英国医师李斯顿 28 秒截肢，俄国医师皮罗果夫 30 秒削了乳房，法国医师拉里 24 小时为 200 个患者做完截肢手术。

列文虎克是第一个用放大镜看到细菌的人，他开启了崭新的显微世界。匈牙利医师塞麦尔维斯发现 1846 年维也纳总医院 206 位产妇中，有 36 位因产褥热而离开人世，他用漂白粉水洗手能使他的产妇死亡率自 10% 以上降至 1%。1867 年，英国人 Lister 采用石炭酸溶液冲洗手术器械，并用石炭酸浸湿的纱布覆盖伤口，使他所施行的截肢手术的死亡率自 40% 降至 15%。1877 年，德国人 Bergmann 采用了蒸汽灭菌，并研究了手术布单、敷料、器械等的灭菌措施。1890 年，美国人 Halsted 倡议戴橡皮手套手术。现代无菌技术臻于完善，可怕的、要命的手术感染基本得到了控制。

人体结构的了解，疼痛、出血和感染难题的解决使外科学迅速发展，另外手术工具、修复材料、替代材料（包括器官移植）的助推作用也是功不可没。最早的胃镜是德国医师库斯莫尔 1868 年借鉴"江湖吞剑术"发明的长金属管，它让直接看到身体内部成为可能。1870 年，英国物理学家丁达尔发现光的全反射原理，之后催生的光纤的发明让看得见身体内部成为可能。两者的结合导致了硬式胃镜的产生。1950 年，日本医师宇治达郎发明了内含光纤的软式胃镜，它让各种管镜、腔镜能轻松通过身体内部管道的弯弯曲曲，这些里程碑体现了现代胃镜发展史。几乎是同步，肠镜、胆道镜、膀胱镜、输尿管镜、支气管镜等内窥镜也相继发明。它们原本为检查用途，各种微创手术器械、材料的发明让内镜用途扩大到治疗，原先精神病患者吞食牙刷后需开腹取出，现在在胃镜下就能取，内窥镜下的各种手术雨后春笋般地开展。

微创外科即以最小的创伤达到快速康复的目的。2007 年 4 月，法国医师采用曲式内镜经阴道为一位女性胆石症患者成功施行胆囊切除术，这是例无瘢痕手术——经自然孔腔内窥镜手术，之后各种腔镜手术迅速发展，如腹腔镜、胸腔镜、关节镜、脑室镜手术等。很多的腹腔、胸腔、关节、开颅等传统手术被淘汰，很多的传统外科医师也被淘汰，以前牛了几十年的外科医师如果没有掌握腔镜手术会变得灰溜溜的，原有的学科划分也渐渐模糊，原先与手术无关的内科医师、医技科室医师做的手术可能比外科医师还多。"外科微创化，内科外科化，医技临床化"变为方向。

内科、医技科室医师抢了外科医师的饭碗，这是一种颠覆，颠覆还在继续，现在机器人手术正从幕后走向台前。1999 年，美国研制的机器人辅助微创外科手术系统（达芬奇）获得 FDA 批准，并于 1999 年完成了首例胆囊切除，2001 年完成了首例前列腺切除，后来复杂的心脏搭桥手术也能做。今天，全世界医院成功开展的机器人手术已经超百万，它的精确性、稳定性、三维视野是人类无法相比的。5G 技术让通讯变成了几乎没有延时的直播，它与机器人手术相结合让远程手术变成了现实。如今更进一步的虚拟手术、分子手术、人工智能手术也正在悄悄地发展，惊讶还在后面。

（四）介入治疗

眼疾手快、手到病除是外科医师的特征，只能用眼看、用手做吗？介入医学在对他们说不。介入治疗是一门融合影像诊断和临床治疗于一体的新兴学科，通过影像设备（包括 X 线、超声、DSA、CT 和磁共振等）的引导和监视，利用穿刺针、导管、腔镜及其他介入器材，经过人体自然孔道、腔道或微小的创口和通道，将特定的器械导入病变部位进行治疗的一系列技术的总称。

介入技术可以分为血管性介入技术和非血管介入技术。血管性介入指通过血管通道进到病变部位的诊断治疗，包括血管狭窄和闭塞的腔内血管成形术和血管支架置入术、溶栓、出血的控制、脏器的血管畸形与血管瘤的栓塞治疗、预防肺栓塞的下腔静脉滤器、肿瘤的供血动脉栓塞与药物灌注等。非血管介入指通过血管以外的通道进到病变部位的诊断治疗，包括各种腔道的成形术（如泌尿道、消化道、呼吸道、胆道等狭窄的扩张和支架）、实体瘤局部灭能术（如经皮穿刺瘤内注药、射频消融、氩氦刀的冷冻消融、放射性粒子植入）、囊肿脓肿引流术、造瘘术、胆道结石和肾结石的碎石取石术、椎体成形术等。

介入治疗能够直接到达病变局部，具有准确、微创、高效、并发症少、恢复快等优点。通过介入治疗，肿瘤的化疗药、血栓的溶栓药直接作用于病变部位，可大幅度提高病变部位药物浓度，提高疗效，还可大幅度减少药物用量，减少副作用。微创大幅度降低麻醉危险和手术损伤，大幅度提高患者的手术耐受性，由此，介入治疗给了需要手术但无手术条件的患者机会，特别是不能耐受大手术的高龄、危重患者。以前，晚期肿瘤引起的食道、肠道、胆道梗阻只能姑息治疗，现在的介入支架手术延长了大量患者的生命。

介入治疗现已成为一些疾病的首选治疗方法，其适应证越来越多，几乎包括了全身各个器官的主要疾病。介入治疗和介入诊断融合在一起，逐渐成为与传统的内科、外科并列的临床三大支柱性学科。

（五）放射治疗

放射治疗是利用放射线照射肿瘤，以抑制、杀灭肿瘤细胞的一种治疗方法。放射线包括放射性同位素产生的 α、β、γ 射线，包括各类 X 射线治疗机、加速器产生的 X 射线、电子线、质子束及其他粒子束等。其疗效取决于肿瘤的放射敏感性。一般而言，细胞增殖活跃的比不活跃的敏感，细胞分化程度越低的放射敏感性越高。如淋巴类肿瘤、精原细胞瘤、肾母细胞瘤等放疗效果好，而纤维肉瘤、骨肉瘤、黑色素瘤等效果不好。

在计算机技术引领的影像技术帮助下，现在的放疗技术由二维放疗发展到三维放疗、四维放疗技术，主流技术包括立体定向放射治疗和立体定向放射外科。立体定向放射治疗包括三维适形放疗及调强放疗；立体定向放射外科包括 X 刀、伽马刀和高能超声刀。一颗子弹打出去，它能造成一条线的弹道损伤，射线聚焦技术能让线性损伤变为点性损伤。三维放疗加射线聚焦技术能实现"指哪打哪"，它能打"静止的鸟"。四维放疗技术即三维放疗加实时影像引导，它是一种动态放疗，它能打"飞动的鸟"。比如，多源的低能量的超声波，经超声聚焦刀准确聚焦于靶组织，能量得到几何倍数的放大，所产生的高温能使肿瘤组织凝固性坏死，瞬间失活，而病变区域外的组织没有损伤，这就是现代超声消融手术，它已经治疗了数以万计的各类实体良恶性肿瘤，如子宫肌瘤、肝癌、乳腺癌。传统中可怕的放疗，越来越成为医师手中的一件精准武器。

（六）替代治疗

替代治疗包括人体结构、功能的替代，即什么功能不行就替代、辅助什么功能，哪里结构坏了换哪里。如用近视眼镜、老花眼镜替代眼睛的聚光功能，还如义肢（功能手、美观手）、义眼，还包括人工晶体、人工心、人工肺、人工肝、人工肾、人工皮、人工骨、人工关节、人工血管等，也包括同种、异种的器官移植。

治疗疾病，不论是化学方法，还是物理方法都在以惊人的速度发展。药物治疗、手术治疗、放射治疗、介入治疗、替代治疗，它们与现代科技发展相互交融、相互促进，医学领域之外的专家站到医学领域的最高领奖台已经不再是意外。

治疗疾病，人们喜欢将其比喻为一场场的战争。东、西方存在明显不同的思维，这点从双方"兵圣"的观点可以看出。西方战略家克劳塞维茨的《战争论》将弱肉强食的丛林法则表现得淋漓尽致：在战争中手段只有一种，那就是战斗；用流血方式解决危机，即消灭敌人军队，这一企图是战争的长子；只有在大规模的会战中才能决定重大的胜负。强者行其所能，弱者忍其所须受。而中国的孙子则不同，"慎战"是孙子的基本主张，"不战而屈人之兵，善之善者也"是孙子心目中的最高境界，它是"道""和""阴阳"的体现。

显微镜的发明开启了人类对物质结构、物质本源的新探索，基本力学原理的发现又让人类了解到物质之间的关系，由此促进了现代科学技术的产生。现代医学产生于西方，以"一神论"为哲学指导，以规范、以在神指定范围内争取自由为原则，以我为中心。规范确实是好东西，比如由顶尖专家制定的专科疾病的诊治指南，它能迅速让不同地方、不同水平医师的诊治能力同质化，而且规范是动态的、纠错的，体现着持续改进。

但规范更多体现的是法性医疗，它要求医师看病不能越雷池，有没有违反规范有时还需要医师举证，其结果是让医师的诊治行为倾向于"不求有功，但求无过"。法性医疗很难体现人性中最有魅力的情和理，很难体现医学中最重要的人文，这种医疗往往也是冷冰冰的。

我们该选择怎样的医学治疗，是针对病因的治本、治愈？还是针对症状的治标、姑息治疗、对症治疗、预防复发？谁都知道"临渊羡鱼，不如退而结网；扬汤止沸，不如釜底抽薪"，谁都想彻底干掉疾病，但条件、目标的可及性是应首要考虑的，它决定了我们选择的结局。终极的"本""因"，我们还在思考、还在争论、还在寻找，所以终极的"治本"不会有答案。有一点要记着，医学永远是有缺陷的，美国纽约撒拉纳克湖畔，特鲁多医师的墓志铭刻着他对医学的理解：有时去治愈，常常去帮助，总是去安慰。一百多年后的今天它还熠熠闪光。

在人的生老病死的过程中，一个个平衡点不断在破、在立。这个过程最终是一个逐渐恶化、逐渐失能的过程，疾病在其中起了助推作用。健康的平衡被打破，需要放缓恶化速度，需要中断恶性循环。治疗疾病，或许避免、中断疾病带来的不应有的恶性循环是治疗的本，即平衡是本。

五、医疗何时结束：康复医学

疾病往往与失能、残疾相提并论。医学的发展让急、危、重患者的救治成功率有了明显的提高，然而，虽然大部分患者能够渡过难关、能够存活，但常遗留着身体功能障碍及认知障碍，遗留着残疾。比如我们治愈了骨折，肢体却出现废用性萎缩、肢体乏力、行走困难，甚至容易再骨折以及终身的"风湿痛"。

第一次世界大战期间，英国骨科专家 Robert Jones 首先开展了对批量伤员的早期恢复训练，以使他们能尽早重返战场，减少战斗减员，后期再进行职业训练，以便战后能重返工作岗位。他成功了，他开启了现代康复医学的大门。

（一）康复医学的前生今世

康复（rehabilitation），原意是重新获得能力、重返社会，最开始用于宗教和法律，指教徒得到赦免重新获得教籍、囚徒脱离监狱重返社会。20世纪初，英美等国家将其用于残疾人，含义是使残疾者重新恢复身心功能、职业能力和参与社会生活的能力。1917年，美国陆军成立身体功能重建部和康复部，这是最早的医学康复机构。

人的能力包括身心功能、社会适应能力（职业能力、为人处世等），包括生活、学习、工作能力。有罪的教徒、囚徒通过帮助得到康复、回归，患者的失能亦应如此。

康复应用到医学，从开始就一直重视从定义上把握医学康复的目标和方向。1942年，在美国纽约召开的全美康复会上诞生了医学康复第一个著名的定义：康复就是使残疾者最大限度地恢复其身体的、精神的、社会的、职业的和经济的能力。1969 年，WHO 康复专家委员会对康复作出说明：康复是指综合、协调地应用医学、社会、教育和职业的措施，对患者进行训练和再训练，使其能力达到尽可能高的水平。1981 年，WHO 把"重返社会"视为康复医学的重点，康复是应用各种有用的措施以减轻残疾的影响和使残疾人重返社会。1993 年，WHO 进一步将康复的目标细化，提出：康复是一个帮助病员或残疾人在其生理或解剖缺陷的限度内和环境条件许可的范围内，根据其愿望和生活计划，促进其在身体上、心理上、社会生活上、职业上、业余消遣上和教育上的潜能得到最充分发展的过程。

2011 年，WHO 发布《世界残疾问题报告》。该报告将康复定义为：帮助经历或可能经历残疾的个人在所处环境中实现和保持最佳功能的一套措施。康复的目标是实现身体功能、结构、活动、参与以及环境和个人因素的相互统一，这一定义与《国际功能、残疾和健康分类》一致，其中残疾被认为是损伤与环境因素相互作用的结果。

正确理解康复和残疾概念，不仅对康复人员重要，对患者、患者家人同样重要，因为实现、保持患者的最佳功能和重返社会，需要患者的自救和他助，需要一套机制来保障。

疾病治疗早期的康复医疗对躯体功能恢复的重要性已有大量文献记载。在安全前提下，应尽早动员患者积极参与身体结构、功能的保护，防止并发症发生，其中培育、增强患者的自我康复管理尤为重要。平时疾病的康复大家好理解，对于突发事件，特别是突发性灾难，更容易导致灾难受害者遗留终身残疾。康复医疗已被纳入 WHO 的官方文件《突发性灾难外国医疗队分类和最低标准》，康复医疗已日益成为医疗应急工作和以患者为中心的医疗服务中的重要环节。

将康复理念引入医学就产生康复医学。康复医学成为 20 世纪中期出现的一门新兴学科。康复医学和预防医学、保健医学、临床医学并称为"四大医学"，也有人说康复医学是第三医学（临床医学是第一医学，预防医学是第二医学），它是一门以消除和减轻人的功能障碍为目标的医学学科。

（二）现代康复医学的内涵

现代康复医学目标直指患者的功能障碍，所以康复医学包括患者功能障碍的评估、诊断、预防、治疗、训练和处理。

针对疾病的现代康复医学的推动，美国腊斯克医师功不可没，他被称为现代康复医学鼻祖。1946 年，腊斯克医师开始在综合医院设立康复医学科，推行康复治疗；1952 年，以他为主席的世界康复基金会成立，目的为推动康复医学学科人才培养；1958 年，腊斯克主编的《康复医学》面世，这本书成为康复医学科第一本权威性的经典著作。腊斯克认为：直到患者被训练到，能用他身体残留部分的功能生活和工作，医疗工作才结束。他重视疾病的全面康复，包括身体上、心理上的康复，强调术后及伤病早期的功能训练。

1982 年，康复医学学科的范围、内涵已经在学术界清楚界定。康复医学从内涵来说，包括功能评估、电生理学诊断、各种功能训练和治疗；从介入方式来说，包括医疗体操、物理治疗、心理行为治疗、社会工作、矫形器及假肢的装配和使用等；从交叉学科及病种来说，几乎包括所有医学分科和病种，如儿童康复、中风康复、脊髓损伤康复、关节炎康复、烧伤康复、心脏康复、慢性疼痛康复处理、截肢康复、慢性肾功能衰竭康复，等等。康复专业人员涵盖了一系列的职业，包括物理治疗、作业治疗、矫形和假肢、康复护理、物理康复医学、心理学、语音和语言治疗、营养和社会工作等。疾病的完美康复需要一系列的专业人员协同合作。

《关于功能、残疾和健康的国际分类》（ICF），由 WHO 2001 年在第 54 届世界卫生大会上正式发布，其前身是《残损、活动和参与的国际分类》。该分类提供了身体功能、失能的状态，并且作为健康的重要指标而被广泛应用。ICF 由两大部分组成：第一部分为功能和残疾，包括身体功能和身体结构、活动和参与；第二部分为背景性因素，主要指环境因素。ICF 清晰地区分了活动和参与的不同。"活动"是由个体执行一项任务或者动作，代表功能的个体方面；"参与"是指把个体放入整个环境中，代表功能的社会方面。比如借助于拐杖、义肢、轮椅的残腿人的行走，行走的"活动"障碍体现着身体的"能不能行走"，其中患者的主动参与和自我管理很重要；而行走的"参与"障碍体现着社会的帮助功能，有没有提供能让他行走的工具以及无障碍通道，人文环境的好坏还左右着患者的"愿不愿意行走"，社会的歧视会让患者寸步难行。

现代康复医学的开展，使伤病员、残疾者恢复的时间、费用显著减少，生活质量、生活满意度显著改善。二战后美国大力发展康复医学，严重伤残者的生活自理能力、劳动和学习能力的恢复程度都获得显著提高。1976 年，年轻的脊髓损伤瘫痪者的重新就业和上学率已达 53%，至 1980 年这一指标高达 83%。

（三）中国康复医学的长期落后和奋起直追

WHO 在 1978 年《阿拉木图宣言》中把康复与保健、预防、治疗并列为现代医学的四大领域，预防、保健、治疗、康复是"四位一体"的现代医学的基本内容。中国在发展现代康复医学起步方面，打了一个大败战，远远落后于发达国家。2001 年，中国足球队门将高健，在一次训练中跟腱断裂，这种伤常导致运动员的竞赛生涯结束，他在国内手术后想找一家好的医院康复，未如愿，只好到国外，这已经是 21 世纪了。

也是在 2001 年，《中国医院管理杂志》发表《我国现代康复医学事业的发展历程》

一文，作者陈仲武是原卫生部医政局局长，并先后担任中国康复医学研究会理事长、中国康复医学会名誉会长，他对当时中国的康复医学最有发言权。本文文首说道：康复医学是一门新兴的跨科性学科，它的服务对象主要是残疾人，以及有各种功能障碍进而影响正常生活、学习和工作的老年病、慢性病者。可见，那时候中国的康复医学对普通疾病、急性病的早期介入是忽视的。

20世纪中、后期，欧、美康复医学已经迅速发展。比利时，1964年只有康复医疗机构16所，到1980年增至256所。加拿大的康复医师数目1980年比1962年时增加近2倍。1969年，国际康复医学会成立，而中国1986年才成立中国康复医学会（前身是中国康复医学研究会）。1989年，卫生部要求二、三级医院要设立康复科，专门标注属于临床科室，意思是康复科和内外妇儿这些科室同等重要。处于国内专业领先水平的北京大学第一医院康复医学科，始建于1950年，当时称为理疗科，1986年改为物理医学与康复科，直到2012年才更名为现在的康复医学科。

中国康复医学的长期落后，究其原因，主要是意识问题，这是长期的重治疗、轻康复造成的。在中文语境中，疾病的康复与疾病后的恢复基本同义，这导致对医学康复主动性作用的忽视。长期以来，中国的医疗收费起了医疗方向的指挥棒作用，很多的康复内容不能收费，即便收费也很低，这造成医院对康复的忽视、轻视。很多医师认为理疗就是康复，将理疗、针灸、按摩、心理等专业并在一起就等于康复医学科。2000年之前的调查显示，一半以上的三级医院和绝大多数的二级医院未建康复医学科，即便建了也有很多的不规范，康复医学的队伍，大部分从理疗、针灸、按摩专业辗转而来。医师不愿意从事康复医学，患者、医保不愿意为疾病的康复治疗付费，中国的康复医学的发展可谓步履维艰，在这种背景下，2011年国家出台了《关于将部分医疗康复项目纳入基本医疗保障范围的通知》。

1982年5月，"世界康复基金会代表团"来中国访问讲学，介绍康复医学的基本理论和方法，11月中国康复医学代表团回访美国，考察美国的康复医学事业。这两次中美康复医学专家的直接对话，让中国清楚了以后的路该怎么走。卫生部于1986年将康复医学专业学术团体"中国康复医学研究会"改名为"中国康复医学会"。1989年卫生部出台的《综合医院分级管理标准》要求二、三级医院要设置康复医学科。1996年出台的《综合医院康复医学科管理规范》更是高屋建瓴，指出：康复医学科是在康复医学理论指导下应用功能评测和物理治疗、作业治疗、传统康复治疗、言语治疗、心理治疗、康复工程等康复医学的诊断、治疗技术，与相关临床科室密切协作，着重为病伤急性期、恢复早期的有关躯体或内脏器官功能障碍的患者，提供早期的康复医学专业诊疗服务，同时，也为其他有关疑难的功能障碍患者提供相应的后期康复医学诊疗服务，并为所在社区的残疾人康复工作提供康复医学培训和技术指导。

　　康复医学的服务对象，应该包括所有疾病引起的失能，这是个庞大的数字，随着社会的老龄化，这个数字还必将越来越大。

　　需求有了，方向有了，方法也有了，中国的康复医学事业迎来了春天。

　　中国的康复医学首先在白内障、小儿麻痹后遗症和聋儿发力。1988 年颁布的《中国残疾人事业五年工作纲要》指出，5 年内为 50 万白内障患者施行复明手术，进行 30 万人次的小儿麻痹后遗症矫治手术，对 3 万名聋儿进行听力语言训练。这时的康复重点还只是针对残疾人的治疗。

　　中国康复医学经过 30 年的发展，成绩显著，康复机构数、病床数、专业人员数、服务工作量，均处于世界前列，医疗康复、社区康复、康复工程、教育康复、康复护理、职业康复、康复教育等多专业联合作战的态势已经形成，骨科、神经科、肿瘤科等专科已经形成各自的康复路径，并取得了很好的效果。春天来了，收获的季节也就不远了。

　　中国的一大特点就是人多，人多患者就多，另外制度优势很容易让中国办成事。中国的另一特点就是人均数低，我们一定要有清醒的认识，发达国家的康复专业人员的数量与人口的比值约为 70 人 /10 万人口，而我国目前只有 1 人 /10 万人口，所以真正享受了康复医学的人还是很少，这些人属于有康复意识的人。

　　中国传统中的"整体观"对现代康复医学有指导作用，可形成"整体康复观"，如何实现"全面康复、重返社会"理念，我们可以从马斯洛总结的人的五种需要出发，即：①生理需要，包括吃、喝、拉、撒、睡眠。②安全需要，包括生命安全和财产安全。③社交需要，包括爱情、友谊、集体工作和生活。④尊敬的需要，包括自我尊敬与受人尊敬。⑤自我实现的需要。要实现"全面康复、重返社会"，我们必须利用身体的自塑能力、修复能力以恢复功能，强调早期、强调心理、强调患者的主观能动性，同时我们可以借助于现代康复手段，借助于专业人员把控风险、纠正过度、处理意外。

　　做完手术、生完孩子，是"安全"地躺在床上，还是主动早期下地活动？每个人有每个人的做法。现代康复将患者的早期、主动、全面康复理念贯穿始终。"早期"即生命体征平稳后就开始；"主动"即鼓励患者积极主动参与；"全面"包括身体的康复、心理康复和社会适应康复。

　　很多人都经历过腰腿疼，X 线检查会显示骨质增生，CT 检查会显示腰椎间盘膨出、突出，此后，这些人终身就被贴上"腰椎间盘突出症患者"的标签，不能再干重活，而有的人会更注意姿势的矫正，加强腰背肌功能锻炼，腰比"正常"人还好。我有个口腔科的医师同事，年轻时腰椎间盘突出症差点让他崩溃，缓解之后痛定思痛，依据专业意见锻炼，身体力量越来越强，体型也越来越好，50 岁的他还有着体操运动员般的身材。作为骨科医师，我常对腰椎间盘突出症患者说：坚持腰背肌锻炼，你的腰以后肯定比我的好。这不只是一句安慰，更是基于多年经验的预测。

现代医学的疾病概念正在无限扩大，它试图告诉大家"我们都是患者"，康复医学亦如此。WHO对康复的定义试图告诉大家"我们都是残疾人"，它直指整个社会治理体系。个人对社会、医疗的依赖是终身的，无法也不能结束。撇开社会、医学因素，个人的身体、心理锻炼是最佳的康复方法。

六、该选择怎样的医疗：循证医学

20多年前，我曾救治过一个从4楼窗台跳下来摔伤的10岁小男孩。他的父母是鞋厂工人，经常加班，怕孩子出去玩耽误学习而常把他锁在家里。手术后我问他为何敢从这么高的地方跳下，他的回答让我非常吃惊。他说：电视上的超人都是这么跳的、这么飞的！哦，原来他在模仿！他在模仿超人来摆脱困境！能怪孩子吗？模仿是最好的学习方法。或许您会认为这孩子太无知，仅仅依据电视里的虚拟故事、虚拟行为就决定了自己的愚蠢行为。

我们这些大人的决策力如何？或许您会为自己的医学判断能力大吃一惊，原来不会比那小孩好多少。

中国公众科学素养的综合数值极低。据官方公布的数据，2001年我国具备科学素质的公民比例为1.4%，2003年为1.98%，2015年才达到6.20%。医学是科学，医学科学素养包括了解基本医学观点、了解医学方法和医学的功能。让一个不具备科学素养的公民去决策医疗行为，大多数人只能"跟着感觉走"，后果可想而知。

外国人也好不到哪里去。巴特曼是盘尼西林的发明者弗莱明的学生，他有句名言：你没有生病，只是渴了。他不用药，只用水，就治愈了3000多名患者。他在《水是最好的药》书中说：身体缺水引发了各种疼痛和病变，水能预防心脏病和脑血管阻塞，水能预防肥胖并能减肥，水能防止尿路结石，水具有杀菌排毒功效，能减少癌症发生率，水能提高免疫细胞功率，增强人体免疫力，水能补足血清素的库存，减少忧郁，水是制造天然睡眠的调节剂。他数百次出现在电台、电视台的节目里，并受邀到世界各地演讲。他的书产生了世界性影响，已被翻译成16种语言，仅在美国就已印刷了35次。媒体推荐这本书时说：本书是一个震惊世界的医学发现，可与《圣经》相提并论，这是上帝送给每个人的著作。

水的作用毫无疑问，特别是对于不愿、不能喝水的患者，但谁没有每天喝水？每天都在喝，为啥还得病？他能说清楚每天喝多少、怎么喝就能治病吗？多喝了水不吸收，堆积在肠子中也有作用吗？如果没作用，我们能否通过静脉直接输进体内？静脉输水太多导致水中毒是必然，那么我们需要边补水边脱水吗？边补水边脱水是不是在做无用功？我看这本书的简介时，这一系列的疑问夹杂着"乌合之众"这个词在脑海中久久盘旋，他不懂逻辑，更不懂中国的阴阳。如果水是最好的药，是不是可以写一系列这样的书，如"空气是最好的药""阳光是最好的药""食物是最好的药""睡眠是最好的药"，他的误导性太强。我们还是要强调，水就是水，药就是药。

我们做事要有依有据，好的依据让我们做好事，坏的依据让我们做不好的事，治疗疾病也一样。以证据为基础的医学就是循证医学（Evidence-based medicine，EBM），港台地区译为"证据医学"。它的产生和发展弥补了长期以来占统治地位的经验医学模式的不足，美国《纽约时报》则将它称为震荡与影响世界的伟大思想之一。

循证医学的创始人是科克伦，他是英国的内科医师和流行病学家。二战期间，作为英国军医的科克伦被德军俘虏，被俘后他被安排在战俘营中做医师，他在1972年发表的《疗效与效率》中记载了令他深受启发的两则故事。当时战俘营里正流行白喉，而药品又极其缺乏，他估计战俘营会有数百人死亡，但结果却仅有4人丧命，其中3人还有枪伤，由此他对医疗的有效性产生了怀疑。病是自己好的，还是医师治好的？只有临床随机比较试验（RCT）能消除这个疑问，所以他极力倡导RCT。另外，一位苏联战俘哭喊不停，开始他认为是胸膜炎疼痛引起，可战俘营中一粒止痛片也没有，于是科克伦本能地把士兵抱在怀里，奇迹发生了，士兵立刻停止了喊叫，直至数小时后平静地死去。由此他重新思考了正确与适合的医疗服务，其内容该包括什么？

"以数据说话"，这是美国耶鲁大学的内科学与流行病学教授费恩斯坦的学术原则，他是现代临床流行病学的鼻祖之一。循证医学的本质方法与内容都来源于临床流行病学。从1970年到1981年的11年间，他在美国《临床药理学与治疗学》杂志上以《临床生物统计学》为题共发表了57篇论文，他将统计学、逻辑学系统地用到了临床流行病学，他的思想集中在他的两本书《临床评价》《临床流行病学》上。但遗憾的是他的"懂的人自然会懂"的态度，并没有让"临床流行病学"在大众医师中流行。

同样是临床流行病学专家的萨科特是《美国内科医师学会杂志俱乐部》杂志主编。1991年，加拿大的尼特医师在该杂志上首先提出"循证医学"一词，这触动了萨科特。他于1995年主编创刊了《循证医学》杂志，该杂志作为循证医学的学术交流与传播平台，为循证医学的推广做出重大贡献。1997年他主编的《循证医学》一书，在世界范围内被广泛地阅读。

科克伦（Cochrane）的学生伊恩·查默斯（Iain Chalmers）博士1992年在英国国家卫生部资助下，组织成立了以他老师姓氏命名的世界上第一个循证医学中心——英国科克伦中心。一年后，众多国家参与的协作网成立，萨科特担任首届主席。中国第一个循证医学中心1997年在华西医科大学成立，1999年被批准注册成为协作网的第十五个中心。

证据是循证医学的基石，循证医学的核心在于证据的获取、评价、使用，证据包括病因、诊断、预防、治疗、康复和预后等方面的研究结果，这些结果主要来自大样本的随机对照临床试验（RCT）、系统性评价和荟萃分析（meta-analysis）。RCT研究样本较小，而荟萃分析是对已有的资料进行综合分析、评价，合并资料后，样本增大，可以防止由于样本太小带来的偏差。

科克伦说：所有随机比较试验要定期及时地予以整理与归纳，并接受专家们的评估。如何评价和使用证据，按可靠程度可分为五级，一级可信度最高，五级最低。一级：按照特定病种的特定疗法收集所有质量可靠的随机对照试验后所作的系统评价或Meta分析，即不同的医疗机构，采取同样的方法得出同样的结论，特点是方法、结论可完全复制，如抗生素的消炎作用。二级：单个的、样本量足够的、随机对照试验结果。三级：有对照组、但未用随机方法分组的研究。四级：无对照的系列病例观察。五级：专家意见，此处的专家意见指专家未提供一至四级证据的意见。中国目前的门诊就诊平均时间很短，医师的建议大部分可以纳入此类证据。

非专业人员给的意见不能成为循证医学的证据，但它在中国民间却很有市场，比如同病相怜的患者建议。这些民间说法，目前显然不符合循证医学的证据，以后能不能成为证据，需要经过新一轮的证据的获取、评价。

循证医学的思想为临床提供了新思路，20世纪80年代以来，许多临床随机比较试验开展起来。比如，中年女性的激素补充治疗，一直被认为可以预防骨质疏松、预防衰老而风靡数十年，但经过美国妇女健康学会对16000名健康的绝经妇女进行对照研究，发现实验组患乳腺癌、心脏病、中风的概率明显高于对照组，其代价远高于收益。再如，之前大家都认为心肌梗死患者发生室性心律失常是导致猝死的重要危险因素，而利多卡因是一种抗室性心律失常药物，所以利多卡因是该病的常规用药，但临床随机对照试验显示，使用利多卡因反而增加了患者的死亡率，因此大家不再常规使用。循证医学的广泛实践，颠覆了许多以往的治疗方法，并且继续影响、改变我们的医疗行为。循证医学协作网提供了越来越多的更可靠和及时更新的证据。

循证医学的核心思想是在医疗决策中将临床证据、个人经验与患者的实际状况和意愿三者相结合。循证医学对医学中传统的专家权威提出了巨大的挑战。

数字不可能说谎，关键的是我们要找出拿数字说谎的人。

医学是一门不断试错、纠错的科学。现在的科学技术发展太快，让现代医学也快速发展，刚出来的教科书就会被发现错误百出，今天我们从书本、杂志上学到的知识，十年以后将会被证明一半是错误的。可以预见，不管传统医学权威如何强势，它一定会败给后来的大数据的循证医学，伪循证医学也会败给真循证医学。

七、医学的合理性：医学道德、医学伦理

怎么做人做事才合理？中国北宋文学家范仲淹留下了"先天下之忧而忧，后天下之乐而乐"的千古名句。中国儒家用"仁义礼智信"五常之道描出做人的准则，并且进一步衍生为"温良恭俭让，忠孝勇恭廉"，最终的"和""合"文化成为中国文明几千年不倒于世的根本。

道德、伦理，它们是一对近义词，都是指人类长时间实践总结出来的处理人与人、人与社会之间关系的俗成和约定。俗成在前，约定在后。俗成会在不经意之时转为约定，它们按约束程度可分为情、理、法三个层面，中文用"道理"一词将它们合在一起。人类社会没有道德与伦理就会回到原始的动物世界。

道德、伦理不可分离，但可从如下方面进行区分。道德具有个体性倾向，伦理具有社会性倾向；道德是内在的，伦理是外在的；道德评判的是好与坏、善与恶，伦理评判的是对与错、是与非。在人类的价值观中，违反伦理约定显然比违反道德约定要严重，比如乱伦、希特勒的反人类罪等属于伦理问题，而不能随便丢垃圾、公共场所不得大声喧哗等，它们就属于道德范畴。个体、社会的自我约束是道德、伦理的前提。道德、伦理具有时间性、区域性。如中国讲"仁义礼智信"，西方讲"自由民主"；非洲部落祖胸露乳是名正言顺，而在现代社会可被视为"有失道理"。

怎么做医师？怎么做医务人员？对它的回答就自然产生了医学道德与医学伦理。医学道德与医学伦理是道德与伦理在医学上的应用。

医学道德（医德）指医学职业道德，是医务人员在医疗活动中应具备的品德。它反映出在医疗实践中，医务人员与他人、与社会之间道德关系的最基本的一些概念，它是人们在长期的医疗活动中产生、积累和凝聚起来的，具有很强的实践性，它在整个道德体系中占有重要的地位。

医，易（改变）也；医者仁术。如何去改变？如何做到仁？医学道德的基本原则为医务人员的医疗行为提供指导，它也体现在各种疾病的指南及各种法规上，并作为个人和社会的评价、辩护依据。中国医学道德规范的基本内容和核心是：防病治病，救死扶伤，实行社会主义医学人道主义，全心全意为人民的身心健康服务。2012年国家发布《医疗机构从业人员行为规范》，要求医疗机构从业人员做到如下几点：①以人为本，践行宗旨。②遵纪守法，依法执业。③尊重患者，关爱生命。④优质服务，医患和谐。⑤廉洁自律，恪守医德。⑥严谨求实，精益求精。⑦爱岗敬业，团结协作。⑧乐于奉献，热心公益。

总的来说，医学伦理是生命科学和医学领域内人类行为总的世界观和方法论，是医疗行为规范的总和。它是在医学实践中产生和发展的一种人际关系，以医疗职业为

基础、以道德为核心。在生命控制、死亡控制、行为控制方面，对医学有重要的指导作用。临床医学可以解决生命现象中"能"和"不能"的问题，而医学伦理则主要解决"可"和"不可"的问题。

医学伦理学的四大基本原则，包括：①不伤害原则，在医疗活动中不使患者的身心受到损害。②有利原则，有利于患者个人，有利于医学发展，有利于患者集体，有利于人类，通常首先考虑患者个人，减轻患者痛苦，促进患者健康。③尊重原则，尊重患者的人格尊严及其自主性。④公正原则，即公平、正义，包括程序公正、分配公正（医疗资源）和实质公正等。2005 年，在中华医学会医学伦理学分会第十三次学术年会上，我国学者提出了医务工作人员应遵守四项原则——知情同意原则、保守秘密原则、公正原则和有益于患者原则，以规范科研和医疗服务行为，保护医患的权益。

医学伦理原则一定不是死规定，否则会变为空中楼阁、一纸空文。比如知情同意原则与保密原则的冲突，医师对待同一病房的患者，是该为其中的艾滋病患者保密，还是该告诉其他患者注意防护？另外，医院有很多的优先原则，如"孕妇优先""老人优先""军人依法优先"，这些优先都合理，但众多的优先就变为无优先。

医学道德、医学伦理是同一范畴，需要每个医务人员去实践和解读，需要每个患者去体会和理解，必须做到思想上的务虚与行为上的务实相结合、整体理念与个案实践相结合，需要社会根据自己的实际情况、不畏艰难地去规范和发展。

好的医学道德、医学伦理规范的实践和解读造福人类，反之则危害人类，先人给了我们太多的启示。中国的神农尝百草为我们留下《神农本草经》；英国的南丁格尔为全世界护士心中烙下了"提灯女神"的影子；加拿大的白求恩不远万里来到中国，树立了救死扶伤的典范。而日本 731 部队用活人进行冻伤、细菌感染、毒气实验，就是反人类的典型。

医德规范是指导医务人员进行医疗活动的思想和行为准则。"敬佑生命、救死扶伤、甘于奉献、大爱无疆"，这十六个字是《2018 寻找最美医师》活动的主题，也是对医务工作者最崇高的赞美，它已经成为新时代的医师精神。

医学道德、医学伦理的任务反映着社会对医学的需求和供给，它为现有的医学行为提供批判和辩护标准，也为未来的医学发展指引方向。医学的新技术、新现象总在我们不经意时出现，常常让我们措手不及，比如安乐死、器官移植、克隆技术、基因技术、优生技术、辅助生殖、动物保护与实验等。伦理与道德在医学领域是永远至高无上的命题，它是区域和时间段的共识。

八、医学预设的结果：医学的目的

医学目的，是一定的历史条件下，满足对医学的需求而形成的目标。

美国心脏协会曾有一个比喻：心血管内科医师、外科医师都聚集在一条经常泛滥成灾的河流下游，拿了国家很多基金，去研究打捞落水者的先进器具，同时不分昼夜苦练打捞本领，结果却事与愿违，坠入河中的人有一半死了，被打捞上岸的也是奄奄一息，更糟糕的是坠入河中的人越捞越多。为此，中国心内科专家胡大一提出：为什么不到上游去植树造林、筑堤修坝，像大禹治水一样，运用疏导的方法去预防河流的泛滥？医师一定要走出狭隘的"等人得病"观念，打破"坐堂医师"的陈旧观念和传统。

罗伊·伯特在他的《剑桥医学史》中感叹：如果不坚持正确的医学目的，重技轻人，那医学的成功可能正导致一个自己创造但又无法控制的怪物。1983年，《柳叶刀》杂志发表了斯莱特的一篇论文《1983年医师罢工期间耶路撒冷的死亡率》，他分析了耶路撒冷殡葬协会的死亡数据，结论是医师罢工期间死亡率没有上升。虽然是85天的小数据，但有人对数据进行分析时，发现以色列医师大罢工期间，全国死亡率下降了50%。《Soc Sci Med》杂志2008年发表《医师罢工与死亡率》的综述文章，综述分析了1976年至2003年间世界各地医师罢工与死亡率之间的关系，医师罢工持续时间为9天至17周，结果显示罢工期间总死亡率保持不变或有降低。2013年，《柳叶刀》杂志发表了由WHO协调的有关妊娠期严重并发症和"侥幸脱险"情况的最大规模研究，其结论是，仅由医疗卫生机构提供挽救生命的干预措施并不能降低孕产妇死亡率。

蜘蛛能利用蜘蛛网捕捉昆虫。黑猩猩会用木棍挖取地下的植物和白蚁，也会用木棍撬开箱子拿取香蕉。人使用工具、改进方法的能力更强，医学技术在人类的需求之下大步伐迈进，它已经是医学的主要存在形式。赫胥黎说：医学已经进步到不再有人健康了。但遇到医学的无奈时我们只会懊恼，懊恼我们的医学怎么这么无能。

医学技术的不恰当应用，医疗费用的快速增长，这一系列的问题引发了对医学目的的广泛关注和重新思考，我们到底需要怎样的医疗？现代医学的目的和作用到底是什么？

我们还是从医学的本质说起。医学是自然科学还是社会科学？有三种说法：①是自然科学，如《辞海》定义医学为："研究人类生命过程以及同疾病作斗争的一门科学体系，属于自然科学范畴。"②是社会科学，如德国病理学家魏尔啸1849年在《科学方法和治疗观点》一文中提出"医学本质上是社会科学"。③既是自然科学又是社会科学，这是主流观点。于光远1982年在《关于科学分类的一点看法》中提出"很明显，医学也不是纯粹的自然科学，而是两大科学门类（自然科学和社会科学）相结合的科学。因为医学的对象一方面是作为自然界物质的人，另一方面这个人又是在一定的社会中生活的，他的健康和疾病受到社会环境的严重影响，有些疾病甚至完全是由于社会的原因引起的"。

当我们强调医学是自然科学时，医学的对象就是孤零零的、冷冰冰的人体和人体疾病，医学目的就"以病为中心"，它对应的医学模式是身体医学模式、心身医学模式，它的口号就是"救死扶伤"。而当我们强调医学是社会科学时，医学的对象就是社会人及其疾病，医学目的就"以人为中心""以健康为中心""以人为本"，它对应的医学模式是整体医学模式、心－身－社会医学模式，它的口号就是"救死扶伤，实行社会主义的人道主义"，此处的社会主义是广义的，指人类社会、人类共同体。

传统医学以救死扶伤、治疗疾病、减少痛苦、延长生命为目的，它为人类做出了巨大贡献，但也存在着许多缺点，如对于健康和疾病的概念理解过于片面，忽视生命意义、生命质量，不能正确对待死亡，过度追求技术，造成医疗投入与收益不匹配，等等。

2012 年，美国卫生总费用达到 2.75 万亿美元，占 GDP 比重高达 16.9%，健康服务业号称"美国第一大产业"。美国年人均医疗费用 1950 年为 76 美元，1970 年为 552 美元。2016 年，美国人均医疗费用达 9892 美元，其中公共承担 4860 美元，个人承担 5032 美元，而同期纽约的家庭中位数收入为 61000 美元。如此高的费用还在不断攀升，即便最发达的美国也难以为承受，它的收益是有限的，美国医疗投入最高，与人均寿命并不匹配。

1996 年 11 月，由 14 个国家组成的医学的目的（GOM）国际研究小组发布《医学的目的：确定新的优先战略》报告。报告指出医疗体系危机的根源是医学的目的，而不是手段出了问题。医学目的的调整要求将医学的优先战略从治愈疾病，转移到疾病的预防上来。而对于有些疾病不是追求超越可能的治愈，而是帮助患者尽可能在有限时期内提高生命的质量。报告提出了四个现代医学目的：预防疾病和损伤，促进和维护健康；解除由疾病引起的疼痛和疾苦；照料和治愈有病的人，照料那些不能治愈的人；避免早死，追求安详死亡。

1996 年，WHO 在《迎接 21 世纪挑战》的报告中也指出：21 世纪医学不应该继续以疾病为主要研究领域，应该以人类的健康作为医学的主要研究方向，即医学的目的应该是为身体健康保驾护航。21 世纪的医学将从"疾病医学"向"健康医学"发展。

九、医学的回归：医学与人文

医学的作用到底有多大？有一种说法：三分之一的疾病是治不好的，三分之一的疾病是患者自己好的，三分之一的疾病是医师治好的。还有一种说法：医疗对人的健康，只起 8% 的作用，对健康起决定性作用的那 92% 是人本身的内因以及生活方式、生活条件等非医学因素。两种说法其实是异曲同工，非医学因素也需要医学指导。

传统医学中充满了人文。2015 年 8 月，WHO 总干事陈冯富珍博士在国际传统医学论坛上说：传统医学有着浓厚的历史和文化渊源，从业人员通常是家喻户晓、令人尊重的社区成员，他们的能力和疗法得到了大家的信任，传统医学成为默认选择，只是因为西医什么都无法提供。我们在西非的埃博拉疫情期间真切目睹了这一状况，面对成千上万的感染者及其医师，现代医学除了支持性护理外，什么都不能提供，没有疫苗也没有治疗药物。患者及其家人当然更愿意在家中或者由传统治疗师进行护理，而不愿意被隔离到难以活着离开的治疗中心。

近 200 年来，现代医学技术对人类寿命产生了巨大的惊人影响。今天，这种奇迹正在放缓，已经尝到技术甜头的人类，又不知不觉地想从传统医学中寻找新的奇迹。不管大家承认不承认，传统医学和现代医学是一对"父子兵"，子生于父、承于父是不争事实，但我们活生生地把它们割裂了，现代医学和传统医学成为两大阵营，"父子兵"成为"兄弟兵"，甚至成了外人、敌人。

显然，现代医学和传统医学对于生命、健康，既有贡献又有不足，既伟大又渺小。我们可以将医学的目的从疾病转为健康，可以提供疾病的预防、治疗、康复、健康促进等全方位的健康服务，但无论如何，人才是第一位的，出发点、落脚点都要回到人，这就是医学的人文。

文，原义为"交错的花纹"，指万物信息或表现。人文就是人之文、人之信息。在人类的视野中，人文是主体，它文是客体（其他生物），进一步延伸即"以人为本"。人是感情动物，人文从人类的最开始就含有价值观的因素，包括人类文明、人类文化，它具有行为引导性。

"医乃仁术"直接告诉医师需要践行"仁者爱人"的医学人文，体现爱人、助人的医学仁义，包括对患者的重视、尊重、关心和爱护。医学人文的核心是重视人，那种只见病、不见人的医学，不管其技术如何先进，都是不可持续的；人又都是社会人，当然那种只见个人，不见社会人的医学同样也不可持续。医学的最大目的、整体目的是为整个人类服务，社会不可能将所有的或者大部分的有限资源投向某一些疾病、某一类人群。

患者的各种痛苦和欲望，医师不可能都有亲身的经历，那就要求医师必须感觉、理解到这些痛苦和欲望，这是医学人文的前提。患者还没说两句话，医师就开出检查检验单，一看化验单、检查单结果，就开出了处方，这是典型的只见病、不见人，典型的对人不重视、不尊重，更谈不上关心、爱护。医院看病多的医师，从来就不是"医疗技术好"的医师，而是那些懂患者、理解患者的医师。

医学人文服务要体现"以患者为中心"的服务模式，同济大学医学院于德华教授提出现代医学人文服务的三个层次：①表层服务：微笑、热情、规范的服务。②中层服务：医务人员对患者的尊重和关注。③深层服务：医务人员成为患者及家属战胜疾病的精神支柱。他很智慧地总结了医方的医学人文服务。

治疗疾病，为健康保驾护航从来就是医患双方的事，医学人文也应包括医患双方的人文。医学既是自然科学，又是社会科学，自然科学充满理性，社会科学充满感性，作为自然科学的医学，本身不夹杂价值判断，而作为社会科学的医学却充满了价值判断。自然科学中的医学知识浩如天、深如海，对它的专业要求很高；而表述医学的社会科学属性时，它的门槛极低，人人都能参与。

纵观人类发展史，可以得出的结论是：科学无止境，技术无止境，欲望无止境。医学亦如此，它没有最好，只有更好，每个亲身经历者心中都有太多太多的"如果式后悔"。未来的医学会是怎样？谁也说不清，但唯一不变的是医学的人文——以人为本。人文是医学的灵魂，医学是人文的载体，只有医学与人文有机结合，才能为人类带来福音。

第五章
个人如何对待疾病

生命无价，这是对于个体来说的。生病后怎么办？有白衣天使在。可当你的心脏停跳 4 分钟，再高明的医师也回天无力。医师只能治你的病，不能治你的命。医师是教练员，不是运动员；医师是救生员，不是游泳者。别人怎样都是别人，不是自己，每个人有每个人的实际情况，需要个别对待。

师者传道授业解惑。医师是师，他会告诉我们病是什么，该怎么办，从而解除对疾病的困惑。事实上，治疗疾病的道和业说复杂也不复杂，大道至简，关键是做。教育家陶行知说"学高为师，身正为范"，能不能成为对付疾病的行为师范考验着每个医师。人都是病死的，或者说我们都是病人，这方面患者和医师处在同一条起跑线上，作为人生路上的运动员，很多医师并不比患者跑得更远。

疾病会影响人的生命的质和量，会影响生命的好坏和长短，我们当然想"拒敌于千里之外"，那是预防疾病的事。生病之后怎么办？战胜疾病是每个人的梦想，我们会把它比喻成一场场的战争，在这些战争中，要在战略上牢牢记住：这是"本土作战"，局部的"三光政策""焦土政策"还行，整体上却万万不可这么做。

个人如何对待疾病？一方面是自救，一方面是他救。自救方面，只有自己最清楚自己的需求、自己的执行能力、自己可利用的资源及不愿意承担的风险，我们所做的只能是掌控自己的欲望和行为，自己犯错是自救失败的主要原因。他救方面，只有医师才是专家，医师通过他的专业知识、职业行为帮你解释、解决某些问题，但绝对不是全部。因为你有想法，想法又不断变化，表述想法还存在词不达意，所以即便是你的至亲之人，你也不可能对他言听计从、百依百顺。尽管说以患者为中心，医师也是人，他的行为会有他的动机，撇开经济因素，与众不同是其一，同行比较、超越同行是其二。

尽管医师解决不了你所有的身体、心理问题，他救方面你也只有靠他。我说的总体意思是：我们没必要、也不可能是全能的医学家，如果不是自己特别感兴趣的身体、心理困惑，就别去钻牛角尖，专业事留给专业人士干。我们需要的是借力、去做，依从医师的专业意见、专业指导，依从主流意见。《庄子·养生主》开篇就说："吾生也有涯，而知也无涯，以有涯随无涯，殆已！已而为知者，殆而已矣！"可以理解为我们的生命有限而知识无限，用有限的生命去追逐无限的知识，很危险！已经知道危险还为之，那就更危险！对待医学知识亦如此。医学中的假、伪、销，非专业人士更是难以识别。

个人对待疾病肯定是件难事、大事，对待难事、大事，老子说"图难于其易，为大于其细，天下难事，必做于易，天下大事，必作于细"。如何大事化小、难事化易？如何做易、做细？我们需要策略性意识、策略性方法。

一、总体方法：图难于易、为大于细

个人对待疾病有二种选择，或战或和。就疾病的表现与疾病的原因而论，疾病的表现是标，病因是本，由此可产生三种方法对待疾病：辨病治本，辨证治标，无为而治。

治本、治标源于《黄帝内经》。《素问·至真要大论》说："是故百病之起，有生于本者，有生于标者。"《素问·标本病传论》说："知标本者，万举万当，不知标本，是谓妄行。"后世医家则提出"急则治其标，缓则治其本。"

"本"指病的根本和本原，"标"指病的现象和表现。本是因，标是果。去除疾病的根本原因，是解除疾病的根本办法，但现实中不存在绝对的"因果"，就像物质总可不断细分。"本"与"标"是相对的，从因果关系的复杂性、多样性来看，由结果常常不能推出必然原因，没完没了的溯源求因往往让人走入困境，所以治疗疾病，除了治本，对症治标、标本兼治也是重要选项。它们既是一种哲学思维，又具有现实意义。

（一）治本，征服疾病

除草要除根，草才不会再长，我们用"斩草除根"来比喻从根本上解决问题。从根本上治病就称为"治本"。我们把常见病因列为物理性、化学性、生物性、营养性、遗传性、精神性六大类。遗传性病因的治本在于人类的时间进化，不在此讨论。

1. 物理性病因的治本

人体有系统、器官、组织、细胞等不同层次的结构，不同的结构有不同的功能。物理性病因可导致身体结构、功能发生改变，恢复人体的物理结构就是物理性病因的治本。身体每个结构都有两样重要构件——屏障和通道，恢复它们的完整性和连续性是物理性治本的重要手段。

屏障让人体、各系统、各器官组织功能完整和相对独立。皮肤、黏膜是人最重要的屏障，之下还有细胞膜、细胞器膜。几乎所有疾病都破坏屏障，所以屏障的修复、替代是屏障的治本。缝合是最基本的外科修复，此外还包括包扎、药膏的物理隔绝的临时屏障替代，植皮手术的长期屏障替代。

人体八大系统都以通路、管道来实现功能。管道系统连接着器官组织及其作用的靶向器官组织。比如，神经指挥通路、呼吸道、脉管系统（包括动脉、静脉、毛细血管、淋巴管）、消化道、泌尿系统、胆道系统、脑脊液循环系统，还有鼻泪管、咽鼓管、输卵管，等等。许多疾病的发生、恶化都是管道系统出了问题，最大的问题是堵和漏。比如脑梗死、心肌梗死、尿道结石、肠道肿瘤等是因为堵；脑出血、气胸、胃肠穿孔等是因为漏。

黄河的利用和治理造就了中华文明，治理黄河几千年，总体经验就两条：疏和堵，即河道的疏通、分流。人体生命通道的"治本"也是这两条。疏，比如泌尿科医师通过各种取石、碎石方法，解除患者的输尿管梗阻，心内科医师为心肌梗死患者植入冠脉支架。堵，比如外科手术的止血、胃肠道的修复手术；比如神经科医师治疗脑动脉瘤，经介入方法放置弹簧圈，夹闭和堵塞动脉瘤。用药物溶栓治疗心肌梗死、脑梗死是用化学方法来实现血管物理性堵塞的治本。维持身体各种管道的完整、连续、通畅、通透（物质和能量交换）是现代医学的重要方法，以介入、外科手术为代表的"通道"治疗，往往能起到立竿见影的"治本"效果。

2. 化学性病因的治本

人体致病化学性因素无处不在，当体内化学平衡被打破，即为疾病。

体内缺少某些化学性物质是重要病因。缺氧会导致低氧血症。缺钾、钠、氯、钙、镁等会出现低钾血症、低钠血症、低氯血症、低钙血症、低镁血症。电解质紊乱会导致全身细胞电生理障碍，出现全身无力甚至全身衰竭。"缺什么补什么"是治疗原则。以前口服是唯一途径，而胃管、呼吸管、静脉输液的发明为人类寿命的延长起了重要作用。

身体某些化学物质摄入过多，或代谢、排泄障碍导致体内某些化学物质过多，同样会致病甚至致命。比如水中毒、氧中毒、铅中毒、汞中毒、镉中毒；比如高钾血症、高钠血症、高氯血症、高钙血症、高镁血症；肝、肾功能不全时会引起身体代谢成分蓄积，直接导致肝衰竭、肾衰竭。"多什么降什么"是治疗原则。根据这个原则，血透机、连续肾脏替代疗法（CRRT）、体外膜肺氧合（ECMO）等血液过滤机器的发明抢救了无数生命，它们同时也有补的功能。

生命之所以为生命，在于它时时刻刻发生的有机化学反应，这些反应决定了生命特质，它们几乎无一例外地有催化剂——酶的参与。酶缺乏所致疾病多为先天性或遗传性，许多中毒性疾病几乎都是某些酶被抑制，如有机磷农药中毒、重金属中毒。人类发现了成千上万种酶，但对各种酶的作用机制了解得却还很少，未来酶的医学应用将有广阔的天空。

3. 生物性病因的治本

生物性因素包括各种病原微生物（病毒、细菌、衣原体、支原体、真菌、立克次体、螺旋体等）和寄生虫（原虫、蠕虫等）。我们平时与它们和平相处，相互依存，甚至不分你我。它们在我们身体中的数量远远超过我们的细胞数量。当它们中的部分成员"异军突起"、快速繁殖、进入不该进入的位置时，我们就称这种异军为"病菌"，我们用肺炎、肝炎、脑炎、肠炎、鼻炎等来表述它们导致的疾病，我们用抗生素、消炎药、抗病毒药等来实现生物性病因的治本。

4. 营养性病因的治本

我们习惯把维系生命活动的食物称为营养性物质。营养性物质分六大类：糖类、脂类、蛋白质、维生素、无机盐、水。它们有维持人体的物质组成和生理功能。

营养不足导致各种营养缺乏症，如消瘦、低蛋白血症及各种维生素缺乏症等。维生素是一系列特殊的营养物质，人体需要量很少但不能缺。维生素 A 缺乏导致角膜软化症、夜盲，维生素 B_1 缺乏引起脚气病，B_{12} 缺乏引起贫血，维生素 C 缺乏引起坏血病，维生素 D 缺乏引起佝偻病。营养过剩导致肥胖，引起糖尿病、高血压病等。营养不足、营养过剩都是营养不良，都是病，也是诱发其他疾病的重要因素。营养性物质本质上亦为化学性物质，营养性疾病的治疗原则也是"缺什么补什么""多什么降什么"。

5. 精神性病因的治本

思想决定行为，行为引起疾病。现代社会缺乏运动、暴饮暴食、吸烟酗酒等行为越来越常见，肥胖症、高血压、糖尿病、高尿酸血症、痛风、肿瘤等慢性病发病率越来越高，它们已经是威胁人类健康的主要疾病。

精神因素直接引起疾病。某些异常激烈的情绪变化，如过度喜悦、悲伤、忧郁，可引起身体内环境失调而致病，某些心绞痛的发作、高血压病、溃疡病的发生与精神因素有关。精神因素的持续异常导致精神病，持续的精神刺激会导致大脑功能紊乱，出现精神障碍。当今社会工作节奏紧张，个人的压力越来越大，精神障碍的人也越来越多，或抑郁或浮躁，今天的重型精神病的发病比例已经高达 0.6%。

精神性病因的治本在于人的感觉、知识、情绪、欲望等精神的改变，心病心治！心理治疗是精神性病因治疗的具体方式。

（二）治标，救命减痛

庸医把箭剪断治疗箭伤，只治标不治本。换成今天的外科医师治疗，他会先剪箭尾，后取箭头，先治标，后治本，标本兼治。治本针对病因，治标针对疾病表现、疾病过程。治标和治本只是相对而言，治标和治本一样，都是我们治疗疾病的重要手段。

很多疾病的原因不清楚，我们想治本也无从下手，只能对症处理，即治标。比如先天性出生缺陷患者，我们不可能将其回纳娘胎，只能有"兔唇"的修复"兔唇"。

即便能弄清楚原因，在紧急状况下，我们不能等原因弄清楚之后才治疗。比如，过敏性休克引起的喉头水肿，开放气道，快速缓解症状刻不容缓。2003 年，中国爆发的"非典"早期，人们都知道它一定是某种特殊的病原体引起的传染病，大家都想把它找出来，但致病的冠状病毒还没发现时，我们不会等死，一些有效的"治标"措施就显得格外重要，比如患者的隔离、呼吸机的使用以及能量的补充等。

即便病因清楚，但医学拿它没办法，我们也只能采用治标处理的办法，比如癌症晚期、艾滋病，只需要治疗出现的症状。

治标存在众多的误区。疼痛、发热、咳嗽、腹泻、呕吐是疾病的常见症状，疼痛止疼、发热降温、咳嗽止咳、腹泻止泻、呕吐止吐，它们是常见的治标方法，但如果变成理所当然，甚至将其看成看病的目的以及看病效果的衡量标准，就是一个巨大的误区。这些症状是疾病的表现，同时也是人体的防御反应，不问青红皂白地止疼、降温、止咳、止泻、止吐往往会引起严重后果，因为该痛的、该热的、该咳的、该泻的、该吐的被人为终止，会忽略导致这些症状出现的原因。

疼痛，是人类关注疾患的主要症状，它给我们痛苦，又给我们最好的信号和提示。疾病诊断需依赖于疼痛的部位、性质、特点，过早使用止痛药，会掩盖疾病的严重性。比如脑出血，早期止痛会影响脑出血的早期诊断和治理，后果不堪设想；又如消化性溃疡、肠梗阻、胆石症、胆囊炎、阑尾炎等急腹症，它们都以腹痛为主要表现，止痛药可使病痛缓解，但病情的掩盖可导致脏器穿孔、腹膜炎等。因此，很多的急性病在确诊之前止痛药的使用需要慎重。

发热，一方面引起身体不适，超过一定程度会影响人体代谢；另一方面发热是一种免疫反应、一种抗病措施。全身发热时，人体血液循环加快，代谢增强，储备池中的白细胞、吞噬细胞被动员；局部发热时，局部血液循环加快。呕吐、腹泻，是胃肠功能失调所致，多由细菌及病毒感染、饮食不慎、食物中毒、肿瘤等原因引起，频繁的呕吐、腹泻可致脱水、电解质紊乱和营养不良，但呕吐、腹泻首先是保护性动作，能排出对胃肠有刺激性的有毒物质。咳嗽将痰、炎性分泌物及异物排出体外，是一种保护性反射，如果一发生咳嗽就用止咳药物，则不利于炎症消除。

总之，我们用治标的方法治疗疾病，但不能步入"头痛只医头，脚痛只医脚"的误区。

（三）无为而治，妥协自治

每个人都会死，人在死亡面前，治和不治、为和不为的终极结果一样。当然，人类也不是无能为力、无所作为。中国人的平均寿命从建国初期的 30 岁到现在的 70 多岁就是人类作为、能为的结果。看病的为与不为，是一对阴阳，用现代语言解释，就是在战略上藐视敌人，在战术上重视敌人，在思想上做好最坏的准备，在行为上怀有最好的愿望，这是辩证的统一。

"无为"出自《道德经》，是一个智者对统治者的建议。老子所处的春秋时代，君主妄为放纵，战乱不断，民不聊生，在这种情形下老子呼吁统治者要"无为而治"。《道德经》第三章说"为无为，则无不治"；第三十七章说"道常无为而无不为；侯王若能守之，万物将自化"。庄子也说"无为而万物化，渊静而百姓定"。《管子·心术》说，"心之在体，君之位也；九窍之有职，官之分也"，"君无为而臣有为"。他将心与九窍比喻为君与臣，君主臣辅，作为君主应该是道法自然，无为而治，作为官臣应该是各尽其责，为己应为。

在治疗疾病上，"不治"即无为。《史记·扁鹊仓公列传》提到扁鹊的"病有六不治"：骄恣不论于理，一不治也；轻身重财，二不治也；衣食不能适，三不治也；阴阳并脏气不定，四不治也；形羸不能服药，五不治也；信巫不信医，六不治也。李时珍的《本草纲目》中说"病有八要六失六不治"，继续采纳扁鹊的"六不治"。扁鹊、李时珍说的"六不治"是指患者不配合或者病太重，你想治也治不了，所以要选择"不治"。

无为而治看似高深，其实我们平时就常这么做。身体有很强的调整能力，身体不适很快会自己好。比如，劳作一天后的腰酸背痛，我们不会当它是病；咳嗽时，我们会喝口水看看能否缓解；拉肚子时，我们也不会马上去看医师，会看看是否会继续拉下去。另外，步入中年后的力量、速度、协调等能力下降，步入老年后的头昏眼花、步履维艰，我们也不会当它是病，我们会悠着点。

《增广贤文》说"万般皆由命，半点不由人"。面对疾病，医师有太多的无奈，所以美国特鲁多医师墓碑上的铭言被医师们牢牢地记住："有时去治愈，常常去帮助，总是去安慰。"战争常常是杀敌一千自损八百，所以《孙子兵法》说，"百战百胜，非善者之善者也；不战而屈人之兵，善之善者也"，战争的无为即不战。治疗疾病的无为，是指不额外施加医疗行为，但不是无所作为，是利用自身强大的调整功能、免疫功能来治疗疾病，许多疾病，即使我们不予治疗，也存在着自愈、缓解的可能，睡觉、休息、营养、调整心态从来就是治疗疾病最好、最常见的方法。

很多现代人临终时都不能安详，身处于一个布满机器的房间，围绕着陌生的医师、护士，全身插满各种管道和各种监测线路，依赖生命支持系统，维持毫无质量、毫无尊严的生存状态，这种状态维持数天数月甚至数年，最后被迫接受心脏按压、心脏电击以及心内注射等"急救"措施。越来越多的人不认可这种离世方式。1976年，美国加利福尼亚州颁布了世界上第一个《自然死亡法案》。所谓自然死亡，就是既不延长也不加速死亡过程，尽量让其回归自然状态。选择自然死亡是最终的无为，是人向自然最后的妥协，是人和世界最美的融合。

不治不等于医学上的不作为，可能是不用作为，疾病会自己好，可能是不能作为，怎么作为都没用。

二、个人治疗疾病之策略性意识

看病的战略有三条：①看病的实事求是：按照自己的实际情况看病，而不是眼高手低、好高骛远、痴心妄想、添枝加叶。②看病的群众路线：就是利用资源，寻求帮助，而不是固守先入之见，一意孤行。③看病的独立自主：对抗疾病是本土作战，别人怎样都是别人，不是自己，每个人有每个人的欲望、实际情况和价值观，就像疾病的终末期，有人选择分秒必争的抢救，有人选择自然死亡，也有人选择自杀、安乐死。

尊重自主是生命伦理学的首要伦理原则。给予患者最终决定权，是人权在医学的体现，是对"医师知道什么最好"的否定，是对"父辈医疗"的否定。这一原则的基本含义指医师要尊重患者的意愿，尊重患者的选择。医师是疾病的专家，可以建议，可以帮助，而患者是自己的专家，诊治疾病方法的好坏、选择要患者说了才算。

谁都想趋利避害，但"利""害"一般是从感觉得来或者从比较得来。专家都说对付癌症要"三早"，即早发现、早诊断、早治疗，"三早效果好"的比较对象是"三晚"（晚发现、晚诊断、晚治疗），其中的逻辑是"三晚"治疗效果不好，其标准是"谁活得久"，而不考虑"谁活得好"，你能接受这样的标准吗？

目前电脑、手机常常"死机"，我们常用的解决办法就是重启。治疗疾病的新观念、新方法、新技术层出不穷，同时它们也存在很多的缺陷和无奈，我们同样需要有重启意识。

（一）人都会诧异：学习意识

亚里士多德说，"每一个人在本性上都想求知"，之后他用这一格言来说明哲学的起源，即"哲学起源于闲暇和诧异"。

每个人都想学习、都在不断学习，很多人可以整天的聊天、看书、看电视、看手机信息，喜欢聚会、旅游，这些行为都包含了学习。只是我们在选择性地学习、重复地学习、不思考地学习！我们身陷于海量信息之中，对于这些海量信息，我们只能感觉、接受极少量的信息。我们会不知不觉地按照习惯或一时冲动选择性获取知识，就像渔网捕鱼一样，抽象出自以为是的东西，形成自己的综合感觉、记忆和知识，并且不断地将其固化，最终形成自己的行动指南，这几乎成为一种固化的学习模式。

波普尔是20世纪下半叶著名的哲学家，他区分了"三个世界"。"世界1"是客观世界，"世界2"是主观世界、内心世界，"世界3"是客观知识，是"世界2"认识"世界1"得到的结果，显然在"世界3"与"世界1"之间存在某种映像式的对称关系，选择性地学必定让"世界3"与"世界1"之间的差距变大。

如何学习？《礼记》给了一个很好的答案："博学之，审问之，慎思之，明辨之，笃行之。"博学、审问、慎思、明辨、笃行，学习如何看病亦如此。

1. 博学

首先，要在思想上开放自己，即开放地学习。

思想不能固化！特别是在重要问题上自己想法与多数人意见相左时，一定要清空自己的固有知识，重新审视自己。只有开放地学习，才能打破思想的固化。

个人要很好地治疗疾病，思想、行为的"改革、开放"必不可少。只有开放的思想，才是博学的前提，才能实现真正的"知"，才有好的"行"和好的"果"。

其次，向谁学习？

"同病相怜"很容易让有共同语言的患者走在一起，向同病的患者学习如何治疗疾病最轻松，但患者并不专业，所以要向医师学习。医师有医师的职业规范，因为关乎健康、生命，其职业规范的严厉程度远超其他行业，所以向医师求助不能总是抱有怀疑的态度，你可以不盲从，但尊重是最起码的。医师因为职业原因，医师会接触各种各样的人，他们很多的知识、经验来源于此，包括医学知识，包括患者不会示与人的种种隐私。

你当然可以向书本、向网络资源学习，其便利性毫无疑问，但其中的鱼龙混杂需要警醒，它可能让你神魂颠倒，越来越开放的知识资源有时像一金库，有时像一个巨大的垃圾箱。

最后，学什么？怎么学？

学经典、学哲学、学医学。哲学是指导。关于经典，《四库全书》的主编纪晓岚说："世间的道理与事情，都在古人的书中说尽，现在如再著述，仍超不过古人的范围，又何必再多著述。"在中国，医学可分为八个一级学科：基础医学、临床医学、口腔医学、公共卫生与预防医学、中医学、中西医结合医学、药学和中药学。一级学科之下有二级学科，比如基础医学可分为人体解剖学、组织学和胚胎学、生理学、生物化学、微生物与微生物学、寄生虫学、免疫学、病理学、病理生理学、诊断学等，临床医学可分为内科学、外科学、妇产科学、儿科学、检验医学等。二级学科又可分为很多三级学科，如外科学可分为脑外、骨科、普外科、泌尿外科等。

医学知识是如此的浩瀚，顶级的医师也不可能完全掌握，对于患者只能学个方向，学个大概。有个技巧就是学习最新版的疾病诊治指南，几乎所有的常见病都有，它汇集了顶级专业人员的智慧。

2. 审问、慎思、明辨

现代医学有很多无奈，但总会有人笃信"高手在民间"（不在医院），所以民间偏方、秘方总在盛行。减肥偏方、保健偏方、脱发偏方、癌症偏方、性病偏方、皮肤病偏方、美容偏方数不胜数，因其简单、方便、价廉而吸引众多人，推介者几乎都用个案效果来掩饰普遍作用的缺陷。这些治疗疾病的方法需要我们去审问、慎思、明辨。学问之所以为学问，就是需要我们去问，需要我们去思、去辨，"学而不思则罔，思而不学则殆"，这是个相互促进的过程。如果想不问、不思、不辨，那也很简单，就将问题交给你的医师朋友，让他去帮你决策，他让你干什么就干什么，这就是以前的"父辈医疗"。

3. 笃行

当你还在犹豫选什么种子的时候，别人已经收获果实，我们常常这样犹豫不决。谁都知道抽烟有害身体，可是还是有很多人抽。这就是王阳明先生说的"知而不行，是为不知"。

《论语》开篇第一句即"学而时习之，不亦说乎"，学的核心在"习"。《说文》解释"习，数飞也，从羽从白"，即小鸟反复的试飞、练飞。因此，孔子的本意当是应当时常练习、实践所学知识，通过学习、反复练习，每学会一点点，其愉悦之流露显然。比如孩子拿筷子吃饭，反复练习的过程能让获取食物的能力、效果逐渐增加。再如瘙痒可摸不可抓、不刻意咳嗽、别过度关注慢性关节炎的疼痛，患者反复去实践这些看病知识，进步的愉悦也是显然的。正如哲学家威廉·詹姆士说：播下一个行动，你将收获一种习惯；播下一种习惯，你将收获一种性格；播下一种性格，你将收获一种命运。

学习的目的是为了知，通过学习消除过去旧观念。知最终为了解惑，为了指导行，做到"知行合一"。知信行理论（KABP 或 KAP）将人们的行为分为获取知识、产生信念及形成行为三个连续过程。行为的方向是目标，行为的基础是知识。知识只有用于实践，才能发挥知识的力量。你的右手可以写出漂亮的字、画出优美的图，说明你的大脑已经知道怎么写好字、画好画，但左手不行，这就是笃行的力量。只有知道才能做到，只有做到才是真正知道。

4. 人工智能碾压人类智慧的启示

围棋，早在春秋战国时期就已盛行，后人在学习前人经验的基础上不断进步，可谓中国人智慧的结晶。人类千年的骄傲现在被打破，谷歌公司的"阿尔法狗"2015 年 10 月完胜欧洲冠军樊麾，2016 年 3 月胜世界冠军李世石。2016 年 12 月到 2017 年 1 月，"阿尔法狗"在围棋网上以"大师"为注册名，以 60 胜 0 负的战绩击败数十位顶尖高手，接着 2017 年 5 月战胜世界第一的柯洁。诧异还没回过神，"阿尔法零"面世，3 天时间，"阿尔法零"就赢了"阿尔法狗"。"阿尔法零"不再依靠人类的经验知识，就如它的名字一样，从零开始，人类花了上千年才取得的经验，它几天时间就获得了。它依靠的是学习，向最新知识学习，深度学习，强化学习。

"阿尔法狗"现在不玩围棋了，它转向了其他领域，包括医学。不用多长时间，人工智能在诊断疾病方面一定完胜人类。人类不能固守经验，抱残守旧、素位而行一定会让自己后悔。

我们不能用难以改变的经验知识应对易变的身体；不能揪住过去不放，听任未来到来。

(二) 风险收益匹配：风险与收益意识

现实中不论你怎么对一个不吃肥肉的人说肥肉怎么香，他也不会去吃；同样的道理，不论你怎么劝说一个烟鬼别抽烟，怎么劝说一个体重超标的人少进食，他们都很难做到！很多的成功戒烟、减肥案例，都发生在一场重病之后，比如心肌梗死、脑梗死，鬼门关是那么的近时，才会让他们知道生命之宝贵，这是一种因祸得福。

谁也不愿意让自己亲临鬼门关，我们可做的就是培养风险与收益意识。行为学的一个基本理念是风险与收益的最优匹配，即在一定风险下追求更高的收益，或是在一定收益下追求更低的风险。

霍金说：我注意到，就连那些声称凡事皆为命中注定、我们无法去做任何改变的人，过马路的时候也会一样的小心翼翼。是的，我们对一般明确的危险都具有避险意识，然而，疾病的紧急风险意识我们还是不够重视，包括医师。

我们用"千钧一发""命悬一线"来表述疾病的紧急，发线断了命就没了。猝死是人类最严重、最紧急的疾病。WHO的猝死定义是因自然疾病而突然死亡，界定的时间是6小时之内，不少学者则以1小时内为界。猝死发病率较高，中国每年有180万人猝死，平均每分钟有3～4人。引起猝死的原因很多，最常见的是急性心肌梗死。心脏性猝死占猝死总数的75%，其中80%与急性冠状动脉综合征有关，冠状动脉强烈痉挛，引起突发的心肌缺血，造成心脏电活动紊乱，进而发生恶性心律失常（室颤、房颤）。诱因有熬夜劳累、暴饮暴食、情绪激烈变化、突然间的寒冷刺激、过量喝酒以及病毒性感染（感冒）等。

急性心肌梗死在早期会有前驱症状，常见的为心绞痛，不典型时有上腹疼痛、肩痛、胸闷憋气、头晕、心慌、气急等。这时一定要有足够的风险意识，硝酸甘油、心痛定、速效救心丸等冠状动脉扩张药会有奇效，应迅速含服。

鉴于胸痛、头痛的致命风险，一定规模的医院都会被要求设立"胸痛中心""脑卒中中心"以及相关的医疗机构之间的"联盟"，绿色通道是其特点，管理部门对它们的监督、考核的重要指标是时间和速度，每个胸痛、头痛患者都要了解、会使用这种医疗资源。

我们需要培养收益意识。手术、药物是治疗疾病的重要手段，任何一台手术都有风险，任何一片药物也可能有副作用，但过分强调"是药三分毒"，就会讳疾忌医。正如叔本华所说：世上的每一朵玫瑰花都有刺，如果因为怕扎手，那么你永远得不到玫瑰的芬芳。

高血压病不能规范治疗，直接导致的是高死亡率和高致残率，可是全世界确诊的高血压患者中，有半数未接受治疗，这些人可以视为缺乏收益意识。而在接受治疗者中，有些患者吃药吃吃停停，血压得到有效控制的也仅占半数。这些人可以视为收益意识薄弱。

在机械事故中，重大伤亡、轻伤、无伤亡的比例为 1∶29∶300，这一现象被称为"海因里希法则"。"海因里希法则"说明偶然中有必然以及必然中有偶然，300 次无伤害事故背后就是 29 次轻伤、1 例重大伤亡事故。

海因里希法则同样可以应用于解释医学现象，比如超重、糖尿病与死亡的关系。2016 年 19 亿成人超重，2014 年 4.22 亿成人患有糖尿病，2012 年 370 万例糖尿病患者死亡，考虑到这是一个不同年份的数据，2016 年死于糖尿病的人较 2014、2012 年有增加，成人的超重、糖尿病、糖尿病死亡的比例约等于 500∶100∶1，这就是医学版糖尿病的海因里希法则。

小恶累积大风险，最终迎来的是病来如山倒的大恶。食物匮乏的年代，多吃能储备身体的物资和能量，但现在多吃已经成为负担。"管好嘴"看似是很小的事情，实际上它已经威胁了公共卫生的安全。5 ～ 19 岁全球儿童和青少年的超重和肥胖流行率 1975 年仅为 4%，到 2016 年上升到了 18%。

人类史上最大的种族屠杀不是借助于刀、枪、炮，而是流感、霍乱、天花等传染病。15 世纪末，美洲大陆居住着 2000 万～ 3000 万原住民，欧洲人踏上北美约 100 年后，原住民人口剩下不到 100 万人，其主要原因是原住民对欧洲人带来的微生物毫无抵抗力。传染病的控制是现代医学最伟大的成就，其中预防接种功高至伟，当然疫苗不是绝对安全，但预防接种小风险大收益，是治疗疾病的长期收益意识的典型。

什么事除了考虑"你想什么"，还要考虑"怕什么"，即内心的痒点、痛点，如果"想""怕"这对矛盾过一些，就变成了"贪婪"与"恐惧"。这对矛盾在治疗疾病方面同样存在。患者的病没有治好，一般会怪医学的无能、庸医的误诊误治或者家人的不尽力。他们很少后悔自己的行为，直到最后，发现怪别人毫无用处，才会反思自己。外因你不可控，医学的无奈你无能为力，还是怪自己吧，怪自己的风险、收益意识吧！

我们在趋利避害的总原则下，只有知道看病的风险及对付风险方法，才能学会看病。别人的教训特别重要，遗憾的是我们很愿意听到别人用什么简单的方法治好了疾病，而不愿意听那些负面教训。风险经历多了，对危险的识别能力才强。我们有时可以看到，平时身体健康的人突然暴毙，而那些经常到医院看病的"病秧子"却活得好好，原因就在于风险意识和收益意识的不同。我们走在人生路上，疾病随时会要我们的命，要成为治疗疾病的高手，就必须培养收益目标下的风险意识，风险意识下的收益目标。

（三）不仅仅是钱的问题：综合成本意识

对付疾病需要成本，需要付出人力、物力、财力、信息及时间等资源。看病成本即为了达到某个特定的看病目的，所付出的资源总和。健康成本即为了达到健康目的所付出的资源总和。成本意识包括节约成本、控制成本的意识。治疗疾病既是临时的，又是长期的、终身的，我们要有一次性看病的成本意识，又要有长期意识。

胸痛是个威胁生命的信号，我们需要检查心脏是否有问题，还要检查肺脏，检查血脂、血糖，这些成本是必须付出的。但这些检查结果阴性时，有些人会怪医师浪费了他们的钱和时间。这不对，不愿意付出这样的成本，医师就无法帮你排除炸弹。这是对付疾病不可避免的成本。

很多的患者希望用钱去解决健康问题，想得到最好的诊治和医疗保障，也想用钱去获得心理安慰，在这样的现状之下，过度检查、过度治疗是难免的。

当然医疗成本的快速增加不是中国独有，是全球性的。巴菲特 2018 年在公司的股东大会上说：医保支出已经从 1960 年美国 GDP 的 5%，上涨到大概 18% 的惊人数字，而且之后可能还会继续上涨，60 年代的时候，人均医保支出只有 170 美金，现在已经超过 1 万美金。

2018 年 5 月，WHO 总干事谭德塞博士在 WHO 70 周年庆祝活动中说：全球至少有一半人口缺乏获得基本卫生服务的机会，每年有近 1 亿人因自付医疗费而陷入极端贫困。如果把可避免的医疗成本减去，医疗的"灾难性开支"导致家庭的"因病返贫"必定会减少。

治疗疾病，费用成本意识决定了我们钱要用到刀刃上。病来如山倒，我们需要效率成本意识；病去如抽丝，我们需要时间成本意识。医疗成本与医疗收益往往正相关，但因为医学的缺陷、医学的很多不可预测，有时会让成本与收益呈负相关，所以我们要有失误成本意识。很多时候我们不能同时选择多种的诊治方案，这就是看病的机会成本，我们只能遵从主流观点，顺势而为。成本意识还决定了我们看病的意志，决定了我们的精神状态。

（四）只能做我可控的事：可控、可及、可持续意识

梁漱溟曾论及人的三大关系：人与自然的关系、人与他人的关系以及人与自身关系。相应于这三大关系就有三大博弈：人与自然的博弈，人与他人的博弈，以及人与自身的博弈。博弈即选择，活在世上，每个人每时每刻都在选择。

有问题都是别人的问题，这是很多人的习惯思维。指责别人，不从自己方面找原因，从安慰自身方面来说是个好办法，但它伤人最后也伤己，所以孔子告诉我们要"吾

日三省吾身"。

《左传》说："人谁无过，过而能改，善莫大焉。"几乎所有慢性病的发生、发展、结局都与自己的行为有关，如果我们不从自己可控的行为入手，不从自己的行为中去找错、改错，效果的不理想是肯定的。市场（含股市）对人的惩罚从来不讲原因和情面，所以市场幸存者认可"市场永远是对的"，只有失败者、淘汰者在骂街；同理，如果患者认可"疾病永远是对的"，自己的医疗受益会巨大。

费斯汀格法则是一个观察结论，生活中的 10% 是由发生在你身上的事情组成，而另外的 90% 则是由你对所发生的事情如何反应所决定。费斯汀格举了一个例子来说明：卡斯丁早上洗漱时，将手表放在洗漱台边，妻子怕被水淋湿，就把它放在餐桌上。儿子拿面包时，不小心将手表碰到地上摔坏。卡斯丁疼爱手表，就揍儿子了一顿，骂了妻子一通。妻子不服气，于是二人吵了一架。一气之下卡斯丁没吃早餐，直接开车去公司，快到公司时突然发现没拿公文包，又立刻回家。可是家中没人，而钥匙在公文包里，他进不了门，只好打电话妻子。妻子慌慌张张地往家赶，撞翻了路边水果摊，不得不赔了一笔钱。最后卡斯丁迟到 15 分钟，挨了上司一顿批，卡斯丁心情极坏，因一件小事又跟同事吵了一架。妻子也被扣当月全勤奖，儿子这天参加棒球赛，原本有望夺冠，却因心情不好第一局就被淘汰。假如卡斯丁换一种反应，比如抚慰儿子"手表摔坏没什么大不了，拿去修就行"，这样随后的一切就不会发生。

费斯汀格告诉我们，我们不能决定前面的 10%，但可以决定剩余的 90%，这个法则同样适用于治疗疾病，我们在面对疾病时，要将自己处于可控、可及、可持续的状态。

腰椎间盘突出症是骨科常见病，保守治疗、手术治疗效果都很好，极个别会出现瘫痪、严重的手术并发症。小刘在家庭、单位表现都非常优秀，但他患腰椎间盘突出症后，一切都变了，采取保守治疗，他担心疾病发展让他瘫痪，采取手术治疗，他担心严重的手术并发症，他让自己处于完全不可控的低概率事件的担忧之中。小刘的心情糟糕透了，他一方面怪工作、家庭让他干了太多的重活而得病，另一方面怪上天对他的不公，别人不得病他得病。对瘫痪的担忧又让他对身体的细微变化极为关注，而导致腰腿疼的感觉被放大，卧床休息让他的肌肉发生废用性萎缩，肌肉废用性萎缩又让他全身酸痛进而活动减少，他的身体状态步入一恶性循环，他的精神状态，工作、生活、学习状态同时步入恶性循环。小刘是个虚拟的患者，但这些事每天都在发生。

处理疾病的核心就是要把控好攻、防、退三者的度。古罗马皇帝马可·奥勒留在《沉思录》中写道：每日之始告诫自我，今天我会遇到干涉、忘恩负义、傲慢、不忠诚、恶意和自私。尽管马可皇帝位高权重，他还每日提醒自己，每天都会碰到不可控的坏事情。自己能做的是那些可控的，个人治疗疾病也一样，我们只能控制自己可控的，放弃自己不可控的，进而达到可及、可持续的目的。

三、个人对付疾病之策略性方法

在中国传统医学中，治疗疾病有"扶正祛邪"的治法，扶正是针对内因的内治，驱邪是针对外因的外治，对于癌症，我们不能期望治本，可控的可能只有：心态、营养、适度锻炼以及癌症并发症的处理。

人类史上治疗疾病的方法可以说多如牛毛，具体到个人肯定有选择的困惑，如何选择？要围绕两点来决策：①我看病的主要目的是什么？②针对目的，我能做什么、该怎么做？可及、可控因素，我们可为；而众多的不可及、不可控因素，我们不为。不论医学、科学如何发达，我们总有万般无奈！所以特鲁多医师的铭言"总是去安慰"，能超越时空，至今仍熠熠闪光。

（一）从别人那里找经验教训：正反典型法

人都知道有样学样，所以《尚书》说"学，效也"。《道德经》说"善人者不善人之师，不善人者善人之资"，善与不善互为师学，反面教材也是教材。《论语》说"三人行，必有我师焉，择其善者而从之，其不善者而改之"，"见不贤而内自省"，师有正面榜样，也有反面教材。别人的好，我学而习之；别人的不好，我对照自己，有则改之无则加勉。这是正反典型法的古训。

以史为鉴，我们的先人用一个个经典故事来记载历史，故事的背后总是带有寓意，这些寓意给人启示，经验成为正面典型，教训成为负面典型。正面的典型我们称之为榜样，让我们见贤思齐。教训的作用也很巨大，身边人、身边事，相对于历史更容易教育人。所以有人说，一定要去医院、监狱和殡仪馆这三个地方看一看，看后才会知道健康、自由和活着的美好。

治疗疾病有各种各样的标杆，比如结果标杆、过程标杆以及利用医疗资源的标杆等。寿星标杆是结果标杆，寿星的日常行为对常人吸引力巨大；顽强对抗疾病的标杆是过程标杆；有些人平时就很尊重医师，和医师是好朋友，他们是利用医疗资源的标杆。

个人治疗疾病，正反典型法能告诉我们该做什么，不该做什么，简单对标即可。比如，早期轻微的阑尾炎通过消炎就能治愈，急性阑尾炎该马上手术，不及时处理会转为慢性阑尾炎而反复发作，严重的阑尾炎阑尾会穿孔，会进一步引起腹膜炎，这些经验和教训普通人都已经了解，我们能很快选择合适的诊断方法以及是否急诊手术。

"某某人的病和你一样，他这么做（吃某某药、打某某针、某某方法）问题就解决了。"这太有吸引力了，很少患者能抵挡得了这样的说服。看病有不少的东施效颦、邯郸学步的案例。

个人治疗疾病正反典型法，就是由盲目、感性的认同／否定，到自觉、理性的认同／否定，简单来说，就是同样的病例看看别人怎么处理的，从中寻找经验和教训，最后找出自己治疗疾病的方法。

（二）我的主要问题是什么：主要问题导向法

人一旦感觉到某种不适，就会不由自主地联想：是不是生病了？影响大不大？需不需要紧急处理？不紧急处理的后果是什么？是暂时的心理感觉，还是身体的哪个部件出了问题？其他人有吗？它是怎么来的？是别人传给自己的吗？我会传染给别人吗？这些问题最终也可演变为病是什么、病从哪里来、病到哪里去三个问题，但或许永远不会有满意的答案。

疾病总是带来一系列不断放大的困惑、问题，我们只能抓住主要问题。问题与解决方法总是共存的，找到最主要的疾病问题，就很快能找到合适的解决方法。

《道德经》说："知不知，尚矣；不知知，病也。圣人不病，以其病病。夫唯病病，是以不病。"知道自己的不知，这值得崇尚；不知道自己该知的知（或者不知道却自以为知），就是病（毛病、缺点、问题）；圣人没有毛病，因为他把毛病当作毛病。所以把毛病当作毛病，才能没毛病。在医学上解释"病病"就是，你都没有把多吃、超重、吸烟等毛病看成是毛病，或者总想着问题不大，那就是病了。知道才能做到，知病才能抗病。

患者生病后难免会产生自责，因为疾病不仅给自己的工作、生活带来了麻烦，也给家人、别人带来了麻烦。社会、家人和患者三方原因都会让患者产生"病耻感"，这时，一定要牢牢记住，既然疾病已经发生，指责、自责没有任何作用，"病耻感"不是主要问题，疾病才是。

创伤的救治永远都是以保生命为首要，之后是保肢体，最后才是保功能，所以在战争、地震的救治中，截肢手术是针对主要问题的一种"舍车保帅"的治疗方法，在争分夺秒的抢救中需要一种"壮士断腕"的精神。日常饮食中食物误入气管时，不管你采取什么办法，几分钟之内开放气管是最重要的。所有急危重患者的抢救顺序都是"保生命－保器官－保功能"，疾病主要问题中还有主要。

对付疾病，只有不断的问题，没有终极的对策，纵观人类医学发展史，一切发展都是在解决问题中实现，我们不能期待解决所有问题，"带病"前进才是常态。不断地发现问题、分析问题和解决问题，关键点是区分主要问题和次要问题，厘清解决主要问题的主要方法，即可做到纲举目张，事半功倍，这就是治疗疾病的主要问题导向法。

（三）我想要的结果是什么：结果导向法

围棋人工智能机器人碾压人类，原因除了它的学习、计算能力之外，是它完全以结果为导向。牢牢的大局观，没有任何的情绪因素，每步棋都以全局胜利概率计算为基础，以最终胜利为目标，与它们对弈常让人绝望。治疗疾病的结果导向法，是在以结果为导向的思维方式之下的看病方法，以不变应万变。"看好病"往往不是唯一结果，它还附带了其他的结果和代价，包括伦理的、时间的、金钱的、风险的，是一个综合结果。

首先要考虑好"我想看好病，但不想付出怎样的代价"，以免"知道是这样的结果，我情愿不要"的后悔。

伦理代价。1998 年 9 月，世界第一例"同种异体手移植手术"在法国成功完成，这是个了不起的成就，右前臂外伤性缺失 15 年的患者有手了，以前只能装假肢，现在可以装真肢。但是成功的喜悦维持了 2 年余，他怎么都要将它截去，异体手并没有那么理想，他过不了心理关，他说我不能总是用"别人"的手干自己的私事，最终他回到了没有"右手"的以前状态。

时间、金钱、风险代价。伤筋动骨一百天，指骨折后一般要三个月时间才能恢复正常的工作和生活，治病需要付出时间代价，但手术能让患者早日恢复，不愿意付出时间代价，我们可以选择手术，比如小腿骨折内固定术后一个月之内就可行走，股骨颈骨折做股骨头置换手术，术后第二天就可以下床活动。当然手术有经济代价，骨折的夹板、石膏外固定等保守治疗费用以百元来计算，手术的费用要用万元计算。另外还有手术和不手术的风险代价，如对于股骨颈骨折来说，老人的手术风险肯定比年轻人大，但因为卧床制动让老人的全身功能快速下降，不做手术又会使老年人的死亡率达到 30% ～ 40%。我们能承受怎样的代价和风险决定了我们治疗的选择。

射、书是古代学生要求掌握的六艺之二，学书贵于"取法乎上"，何为好法？欧阳中石将"射"的思维引入书，将书法比喻为"打靶"，打靶自然要打"靶心"，他将书法视为靶心并持之以恒，所以成了大书法家。我们治疗疾病一定要围绕靶心去努力。

当乔布斯被问及为何发现癌症时不做手术，乔布斯回答：我不想身体被打开。在这种结果导向之下，医师只能为他进行保守治疗。治疗疾病的结果导向法是为了"看好病"这个结果，采用逆向思维，对现有资源进行规划、调配，制定相应的措施，最终把控好治疗疾病的方向和过程。

（四）最终是一种感觉：精神胜利法

有一对兄弟都患高血压病，大哥患病后，按医师医嘱每天吃两片药，血压控制得很好，该干什么就干什么，高血压病没有影响他的生活、工作。而小弟患病后，他期待能彻底治愈高血压，尝试了各种各样的治疗的方法，看过的医师数量以百计，一次次的失望让他郁闷、焦虑，这种精神状态让他的血压更难控制，小弟很纳闷，自己想得更多、看得更多、花钱也更多，就是效果不好，这是什么原因？

德国存在主义的代表性人物、心理学家卡尔·雅斯贝尔斯认为，人必然是一种处境中的存在，人总是为某种处境所限制，除非你从一种处境进入另一个处境之中。处境有内外两种，内在处境包括人的内在精神状况，他认为死亡、苦难、斗争和罪过等四种边缘处境，具有特殊意义，是个人顿悟的契机。生病时，特别是生重病时，人就处在死亡、苦难、斗争和罪过的边缘处境，不能离开就要适应。

罗斯福说：最大的恐惧是恐惧本身。疾病的恐惧更容易放大。疾病带来恐惧，恶性疾病带来大恐惧，向前迈一步，就是万丈深渊，是绝望，向后退一步，就是精神胜利。医师说癌症患者有1/3是被吓死的，"谈癌色变"体现了人们对癌症的恐惧，恐惧和它并发的焦虑、抑郁，影响了身体的免疫力、饮食、睡眠等，进而影响结局。其实，癌症并没有那么可怕，与高血压、糖尿病一样也是种慢性病，部分可以治愈，大部分则可以通过改善症状而减轻痛苦，从而使患者有尊严地长期活着。

治疗疾病要取得精神胜利，勇气必不可少，勇者无畏，怕死者总是早死。我们对疾病的恐惧，可以舍弃阿Q式的精神胜利法的形式，保留它的精髓，寻找自己的心灵安慰，只有这样才能实现治疗疾病的精神胜利。

在人的心理中，感觉、知识、情绪、欲望变幻莫测，悲观者抱怨风大，乐观者期待风停，而智者会"怀有最好的愿望，做好最坏的准备"。人或多或少都是心理学上的防御性悲观者，即凡事先往坏处想。治疗疾病时，他们一方面把悲观作为一种应对自身焦虑的策略，通过降低期望以及把关注点转移在应对未来可能更糟糕的事情上，防患于未然；另一方面，把悲观表述为哭喊、愤怒、抑郁，以争取家人、医师更多的关注、资源，往往富有表演性和诱惑性。一旦一个人能在自己的知识、综合感觉中理解和接受疾病和死亡，所有焦虑会减少到最低。

人的精神由感觉、知识（综合感觉）、情绪和欲望组成。情绪是感觉、知识和欲望三者匹配的结果，人的满意状态（非常满意、满意、基本满意、不满意）是欲望的实现的情绪反应，我们可以通过降低欲望、期望值来改变，也可以通过改变我们的感觉、知识来实现。当它们都失效时，人就处于一种失望状态，久之就会绝望，这直接导致感觉、知识、情绪和欲望四者的分裂，即精神分裂和精神崩溃，这是一种每况愈下的精神的恶性循环。要做到真正的精神胜利，调整、改变自己的感觉、知识、情绪和欲望是必然，四者的匹配是必然。

（五）弹钢琴：统筹法与优先法

如何有效地解决问题，大数学家华罗庚提出了统筹法和优先法。他以怎样在最短时间喝到茶为例解读这两个方法。办法一：洗好水壶，灌上凉水，放在火上；在等水开的时间里，洗茶壶、洗茶杯、找茶叶；水开了，泡茶喝。办法二：洗壶，灌水，烧水，坐等水开，水开后，急忙找茶叶，而后洗茶壶、茶杯，泡茶喝。办法一显然比办法二省时高效。

治疗疾病，统筹必须和优先相结合。

看病有收益、风险、成本，这三者需要统筹兼顾。任何策略的最终结果都是概率，都与博弈有关。"这人很怕死，那人不怕死"，说的是风险偏好；"这人很大方，那人很吝啬"，说的是成本意识。要伸手去抓一件东西，必须先放下手里握住的东西，这就是得失，手中这件东西放下后，能不能得到另一件东西，这就是风险。骨折治疗之前你必须选择是保守治疗还是手术治疗，不可能兼选，这就是机会成本。每个人收益、风险、成本偏好都不同，偏好不是意志，它只关联个人的价值观、人生观和世界观，没有道理可以讲，而且偏好还很容易改变，特别是在不理想的结果面前几乎是不堪一击。长期的偏好会转化为信心、意志，与勇敢、坚强、鲁莽、顽固相关联。看病之前、和医师沟通之时，患者一定要明确表达自己的偏好、意愿。

看病涉及的环节很多。每个人有每个人的问题和解决方法，所以每个人有每个人的统筹和优先。每个人有每个人的职责，你不能越俎代庖，每个人有每个人的把控能力，你只能做你能把控的，这些因素都在你的统筹和优先考虑之中。

现在高能量损伤很多见，会造成患者多发性损伤，头颈部、胸腹部、脊柱、四肢同时受伤，伤者处于休克状态，呼吸、出血、疼痛、电解质紊乱、脏器损伤及休克恶化等都是要命的，都需要处理，缺一不可。医师处理时一定会根据伤的轻重缓急进行统筹及先后处理，救治原则肯定是先保命，后保脏器肢体，最后保功能。

"人机料法环"是全面质量管理理论的五个要素，即人员、机器、原料、方法、环境。人，指患者和医师；机，指治疗疾病的资源；料，指治疗疾病的成本；法，指治疗疾病的方法；环，指治疗疾病的环境。人处于中心位置，它好比汽车驾驶员，而机、料、法、环只是汽车的四只轮子，需要人去驾驭。

（六）只有更好：持续改进法

没有最好，只有更好，最糟糕的完美就是完美本身，就像磨刀想磨得最锋利，刀会全部磨掉，所以我们治疗疾病不能追求完美，不能期望一步到位，只能追求比以前更好，这就是治疗疾病的持续改进法。

　　对待疾病的持续改进是一个不断纠错、不断趋利避害的过程。是人就会犯错，关键是对待错误的态度。很多人犯错后有两种反应很常见：第一种是不承认，或掩饰或撒谎，接着用一个错误弥补前一个错误，其结果是一错再错，错误不断放大，进入恶性循环；第二种是责怪别人，是别人的错误导致自己犯错，纠错在于别人。正确的反应应该是寻找自己的错误，才有持续改进的空间。肥胖导致的高血压、糖尿病患者，只有承认自己的饮食错误而改变之，才会有好效果。

　　《论语》曰："吾未见能见其过而内自讼者也。"卡耐基认为，即便是公众认为罪大恶极的人都不会认错，批评不起作用。监狱世界不自由，疾病世界亦不自由，你要自己跳进去真没人能拦得住，这时我们又会发现《论语》中"吾日三省吾身"的观点是多么伟大，认识错误才能跳出错误、改正错误。

　　"不积跬步，无以至千里；不积小流，无以成江海。"凡是大事要事，必成于细，必成于实。病去如抽丝，我们要习惯于积小胜为大胜。肥胖会带来很多疾病，突然变瘦会让人失衡，要减肥就应当持之以恒。高糖血症、高脂血症、高尿酸血症亦如此，我们不可能像称体重那样随时随刻监测所有的健康指标，但心中要有一杆杆这样的称。

　　整形外科有个说法，人一旦从更美的需求去整形，她就会一次又一次的手术，容易上瘾，但若想一次性整得最美，那只能是怪物。持续改进，戴明环（PDCA）是好办法，包括 Plan（计划）、Do（执行）、Check（检查）和 Act（处理）四个部分。P，包括目标的确定以及行为的规划；D，根据计划进行具体的操作；C，通过量化测量、检查，总结执行计划的结果，分清哪些对了，哪些错了，明确效果，找出问题，没有测量，就没有管理；A，对结果进行进一步处理，成功的经验加以肯定并坚持，失败的教训加以总结改进，未解决的问题放到下一个 PDCA 循环。PDCA 中的每个步骤亦可包含一个 PDCA 循环，它是一个以改进为核心的良性循环系统，循环的四个过程周而复始，每个循环解决一部分问题，没有解决的问题以及新出现的问题，留给下一个 PDCA 循环，依此类推，持续改进无止境。

　　治疗疾病，实现健康，要习惯"积小胜为大胜"，持续改进符合量变质变规律。

四、学会与狼共舞、与病共存

　　与狼共舞、与病共存，有所为、有所不为，这是我最想说的。疾病本身的痛苦不言而喻，但因为对疾病、健康和医学的认识不足带来的痛苦更大，而且已经远远超越疾病本身。虽说"最大的恐惧是恐惧本身"，我认为最大的恐惧是恐惧的放大、不断放大。有了与病共存的意识，就有了底线思维，就有了保本意识，就能突显医学的作用。

　　《黄帝内经》说："病有标本，治有逆从。"一个"从"字凝聚了多少先人的智慧。"从"的文字构成就是人的组合，"二人为从，反从为比"，"相随而从，相对而比，相转而化"。"从"的存在、作用可以和"比""化"同等，而逆和从在中国文化中有着明显的价值倾向，所以后人进一步说"天下大势，浩浩汤汤，顺之者昌，逆之者亡"，顺即顺从，顺其自然成为一种境界。

《非诚勿扰2》片中的李香山因为脚上的一颗黑痣演变成恶性黑色素瘤而英年早逝。这部电影的热播带来一个有趣现象，点痣的"患者"太多，医院的皮肤科爆棚。点不点？皮肤科的专业意见是：一般来说不处理，而短期内有明显增大、表面粗糙、颜色改变、痣上的毛发增多或脱落、表面破溃的痣要处理，手足、肘、臀、腰位置的痣要关注，因为它们会长期受到摩擦刺激和挤压。

痣，人人都有，有的几十颗，有的几百颗，是皮肤内局部黑素细胞增多的表现。痣，有人点了，医师说它是病，多数人没点，医师不会说它是病。单从审美观、痣的癌变可能出发，我们应该把它们扫完。但痣人人有之，我们想处理也处理不完，即使一次扫光，也会很快长出，野火烧不尽春风吹又生。对于人人都有的、小小的痣病，或许我们只能与病共存。

乳腺增生是女性常见疾病，常表现为乳房疼痛和结节。从组织学看，乳腺增生是乳腺组织增生及退行性变的共存，可以是一种癌前病变，其危害不仅在于疾病本身，还有癌病的心理压力，所以很多人切了，更有甚者，如好莱坞影星朱莉因被检出有基因缺陷，又有乳腺癌家族史，切除双侧乳腺。但医师对这种预防性切除有争议：有的专家不推荐做，认为即便乳腺癌发生了，早期也可治愈；另外的专家认为预防切除值得，基因突变无异于定时炸弹。类似的病还有很多，如甲状腺结节、子宫肌瘤等，而且还在发现中。到底切不切？专科指南的建议是暂时不切，但要定期检查。

显然，切断阑尾不会得阑尾炎，割乳房、割子宫后不会再得乳腺癌、子宫癌，我们需要这么做吗？痣、乳腺增生这些小病我们可以有所作为地与之共存，而对于全身转移的癌症这样很无奈的大病，我们可无法把它们全扫光，只能与之共存。

人类从原始社会就开始了对动物的征服，取得了辉煌的胜利，它们或被灭亡，或被驯服，或被人类驱赶到一个狭窄的空间而成为保护动物，动物给人类造成的伤病减少了。从显微世界来说，微生物才是真正的统治者，人的体表、体内有大量的细菌、病毒等微生物，其数量远超人体细胞。"细菌致病说"发现细菌是疾病之源，想着消灭了它们，人就健康了，所以人类发明了各种各样的抗生素，但在这百年的"人菌大战"中，人类并没有取得想象的胜利，最终我们只能与之共存。人菌大战还没落下帷幕，"人毒大战"大幕已经开启，人类自始就饱受知名的、不知名的细菌、病毒之难，到终还会，与菌共存、与毒共存的结局就是与病共存。

疾病是一种灰尘样的客体吗？能把它从人的主体中赶走吗？不！它与人体紧密结合，不可分割。人没了就没病，疾病消亡之时就是人类消亡之时。人无完人，没病的标准健康人，我们只能在主观上去设定。人体的物质世界中，可分为生命物质和无生命物质。生命世界中的主角是细胞和寄生的微生物，它们时时刻刻发生着生老病死。人体的无机世界中，身体的无机元素时时刻刻都在发生变化。身体中随时随处有无数的微疾病存在，我们只能与之共存，只能追求身体总体的平衡。

现代医学让我们有更多的认识和可能。超重的可以训导他们减重，消瘦的可以让他们增重，白皮肤可以让它变成"健康的"古铜色，黑皮肤可以美白，高的可以变矮，矮的可以变高。现代医学还能改变人的老化现象，我们甚至可以不让一些"先天缺陷者"来到世上。

以后会有更多的医学可能，试想，整齐划一的"标准健康人"是我们要的吗？正如现在的关节置换、整形手术、变性手术已经被大众接受一样，现在的细胞、组织、器官移植已成为事实，克隆人、知识输入器的产生也越来越近。可以肯定，未来的"组装件""标准件""特殊件""功能件"乃至"组装人"会越来越多。不管怎么预测，我想，五彩缤纷的世界才是它的本有，也是我们应该要的，如果还有疾病的概念，我们与病共存是必然。

现代医学的诊断已经成为必须，已经无所不能。不论你多健康，只要不舒服，医师会给你一个"不适查因"的万能疾病诊断，比如"头痛查因""发热查因"等。死亡诊断书上不会写"死亡"，因为那不"专业"，医师写的是"全身多器官功能衰竭"。我们现在没有"健康"诊断，我们都是患者！说我们都是患者，就是承认疾病的强大，承认自己的渺小。

有病关联耻辱，耻辱感导致有病说是没病，有不舒服会说没有，这就是逞强。如今逞强的人太多：抽烟的人会说，我抽也没事啊；肥胖的人会说，我的指标正常啊；官员、公众人物更是不会说自己有病。疾病意味着失能，但在疾病面前逞强最后是自己吃亏！《医学与哲学》杂志主编杜治政说：疾病的转归过程常常是发病、治疗、缓解、复发、再治疗、再缓解、再复发直至死亡。其实这就是人的转归之路。

我们这条生存之路，可以称为活的路，也可以称为死的路。这条路有时宽广有时狭窄，有时笔直有时曲折，有时平坦有时坎坷。不管你的能力有多大，也不管你拥有多少资源，你也是走在这条路上。我们所有的努力能做到的，仅仅是在这条路上走得顺利一点，或者待得时间长点。为活而活，哪怕是苟且偷生，是基本的人性之一。

我们走在路上并不孤单，疾病一直伴行，在路的开端我们一起来到世上，在路的尽头一起消亡。有时它会像你最亲的亲人一样，时时关心你、帮助你，提醒你走慢点，提醒你该吃就吃、该睡就睡、该穿就穿，提醒你的所有思想及行为；在你不听话的时候它又给你两下，让你痛、让你苦、让你哭，所有的提醒是那么的到位、精准。

我们的情感里疾病是个坏蛋、是个魔鬼，不同的只是坏的程度。我们大多数时候选择做一个麻木的人，对疾病的提醒视而不见、听而不闻。疾病成了人类最大的敌人，由此带来的后果可想而知，堂吉诃德大战风车的故事一次又一次、一批又一批地在上演。

中国的"阴阳学说"是人类的最高智慧。万事万物皆有阴阳。无阴则无阳，无阳亦无阴，阴阳共存。"疾病"和"健康"也是对立统一的两方面。无疾病就无健康，疾病与健康共存，消灭疾病，健康也不复存在。这种理念与传统的、固有的医学道德、伦理相冲突，我们需要重新检讨、审视我们的疾病理念和医学目的。

人与疾病风雨同舟，生死与共，血肉相连，认识到这一点才是我们正确处理疾病的根本保证。请控制好我们的情绪、欲望，请与病共存吧！当然，我们不能不作为，怎么发挥医学的作用，什么时候治疗疾病？就两点：①这种疾病影响了或将影响我的工作和生活。②我不能接受这种影响，同时能接受治疗疾病附带的各种成本和风险。"为"的终极目标就是管控威胁我们生活质量、生存寿命的疾病和行为。

有所为、有所不为是我们的看病之道。

第六章
社会如何对待疾病

当今地球，有70多亿人口，当今人类为何能如此旺盛？为何能走到食物链的顶端？原因是人类的分工和合作，分工合作让人类有更强的认识自然、适应自然、改造自然能力，由此获得了更多的生存空间、生存资源。如何维系这个庞大的人类社会呢？我们每个人都有责任。一栋大楼的防火需要每家每户每人的参与，这个庞大的人类社会大厦亦如此。

构建这个庞大的人类社会大厦，我们花了四百万年的时间，疾病时时刻刻威胁着人类的生命，我们是怎么走过来的呢？以后我们该怎么办呢？

一、一人得病群体买单：医保

从生到死，每个人都是从无能到低能、高能，再从高能到低能、无能。在这总体过程中，疾病会干扰它，疾病会让人从高能到低能、无能，疾病的治愈又让人从无能到低能、高能。在个人无能、低能之时，靠个人不可能保障生命安全，"能获得帮助"是人类社会产生、存在和发展的根本原因。

社会如何来保障个体的生命安全呢？互助！在人类繁衍过程中，有能力的保障没能力的、低能的，即大人养育小孩、成人反哺老人、没病的照顾有病的，没有这种互助就没有人类世界，这是一种天然的分工和责任，是人类最原始、最久远的规则和公平。家庭作为基本单元起了最重要作用，卢梭《社会契约论》书中说：一切社会之中，最古老的、唯一自然的社会就是家庭。我们可以称家庭中的养儿赡老为"人类跨代高能助低能模式"，年龄阶段性是它的特点，它延伸出其他高能助低能的人类关系，并夹带着很多的弱者帮助、患者帮助。

家庭从小家到大家，越变越大。从家庭到氏族，从氏族到氏族联盟，从氏族联盟到国家，从国家到国家联盟，地球已经变成了地球村，人类大家庭的"人类跨代高能助低能模式"并没有、也不可能改变，当然大家庭中的小家庭形式各有千秋，形成了各种各样的社会保障、保险制度。

保险方法、制度自古就有，古巴比伦王国、古埃及、古罗马、古中国就通过收税、集资互助等方式对付灾害、疾病。现代社会，医疗保险是一种合同行为。"一人得病，群体买单"，"一人生病，全国人民出钱"，"广泛覆盖、基本保障"是现代医保的共识，医（医疗机构）–患（患者）–保（医疗保险、保险公司），形成"医疗保险三角模型"。

医患双方存在博弈，在它们之间，医疗保险机构是中介，它维护着双方权利，约束着双方行为，承担社会、政府赋予的医保资金的收、支任务及资金总额的安全管理，其准则是维持医保基金的"收能抵支"，维持基金的可持续性。

医疗保险具有强制性、互济性、社会性等基本特征。多数国家医疗保险费用由国家、单位和个人共同缴纳。个别国家完全由国家筹资，即全民免费医疗，如古巴、斯里兰卡。古巴严禁私人提供医疗服务，政府直接拥有并管理医疗机构，医疗费用全部由国家承担。通常提到的免费医疗国家，如加拿大、英国、俄罗斯和印度，国民确实无须缴纳医疗保险就可获得基本医疗，但仍需支付一定的药费、挂号费。根据《2010中国卫生统计年鉴》，全球193个国家的卫生费用支出显示，个人卫生支出为零的国家一个也没有，人们认为免费医疗的国家，如英国、日本、美国和印度，2007年个人卫生支出占卫生总费用比例分别为18.3%、18.7%、54.5%和73.8%。中国的个人卫生支出占比2001年为60%，到2011年下降到35.5%。无边界、无上限的免费医疗服务不可持续，所以医保需要设定保险目录，保险目录外的医疗服务要自己掏钱。

从世界范围看，大多数国家通过建立医保制度，实现"病有所医"，大多数发达国家建立了覆盖全民的医保体系。中国作为人口第一大国，做出的努力有目共睹。

一是职工医保。1951年2月，中国颁布《劳动保险条例》，标志着劳保医疗制度的确立，该制度覆盖国营、公私合营、私营各类行业。1952年6月，发布《关于全国各级人民政府、党派、团体及所属事业单位的国家工作人员实行公费医疗预防的指示》，标志着公费医疗制度建立，实行40多年，它们以职工为主要对象，属免费医疗的福利型制度。1998年12月，《国务院关于建立城镇职工基本医疗保险制度的决定》颁布，实现了职工医疗由"福利"向"保险"的可持续发展的跨越。

二是农村合作医疗。1955年5月，中国农村实行合作医疗，由农业生产合作社、农民和医师共同集资建立。1976年，全国90%的农民参加了合作医疗。1982年，家庭联产承包责任制的确立，拉开了农村改革的大幕，也标志着传统农村合作医疗解体。2003年1月，《关于建立新型农村合作医疗制度意见的通知》提出建立新型农村合作医疗制度，简称"新农合"，这标志着数亿农民无医保的历史从制度上宣告结束。新农合与传统农村合作医疗的区别在于实行了政府补助。

三是居民医保。2007年7月，《国务院关于开展城镇居民基本医疗保险试点的指导意见》发布，这标志着中国基本医疗保险的最后一块空白被覆盖，让城镇非从业居民的病有所医。

　　截至 2013 年底，参加城镇职工基本医保的人数为 2.74 亿，参加城镇居民医保人数为 2.96 亿，参加新农合人数为 8.05 亿，参保总人数超过 13 亿，参保率达 95% 以上，全民覆盖目标基本实现。2016 年 11 月，WHO 总干事陈冯富珍博士在"中国对本国和全球卫生事业日益增长的贡献"报告中说：21 世纪初，中国只有不到三分之一的人口享有医疗保险，而目前医保覆盖率接近 100%，中国已为本国庞大的人口提供了一张保护网，这是对建设公平繁荣社会的巨大贡献。

　　十八大以来，中国的民生保障制度改革确定以"保基本、兜底线、促公平、可持续"为原则，而广义的"基本医疗卫生服务"包括采用基本药物、急慢性疾病的诊治和康复等医疗服务，也包括疾病预防控制、妇幼保健、职业病防治等公共卫生服务，保障水平逐步提高。

　　无风险则无保险，有疾病则有医保。举目全世界，只有多种医保形式并存才能满足人们的需要，包括基本医保、大病保险、商业保险等。在基本医保中，有能力的必须照顾没能力的，社会弱势群体的人权、健康权才能得到保障。基本医保是"社会稳定器"，是大众医疗保障的康庄大道。

二、大家好才是真的好：公共卫生

　　刷牙洗脸、洗澡换衣、饭前便后洗手，这是个人卫生。人群居，不随地大小便、不随地吐痰、不随地扔垃圾，这是公共卫生。离世后埋葬，旧石器时代就已经存在，这应该是最早的具有形式感的公共卫生。

　　公共卫生从英文"public health"翻译而来，也可译为大众健康。1920 年，美国耶鲁大学 Winslow 认为公共卫生是指通过有组织的社会努力，来预防疾病、延长寿命和促进健康的科学和艺术。1952 年 WHO 采用此定义。在我国，公共卫生就是组织社会共同努力，改善环境卫生条件，预防控制传染病和其他疾病流行，培养良好卫生习惯和文明生活方式，提供医疗服务，以达到预防疾病、促进人民身体健康的目的。

　　公共卫生是关系大众健康的公共事业，总体上是一种成本低、效果好、回报期相对较长的服务，它的行为人、行为对象是大众，行为目的是为了大众健康。人的疾病和健康很多时候决定于环境及社会因素，这些因素非常广泛。干净的水、洁净的空气，对保障大众健康、预防疾病非常重要，所以要做好污水处理、粪便处理、垃圾处理。在更广泛的意义上，如贫困、营养不良、居住条件差、工作环境管理不善、各种形式的歧视等都是疾病的社会因素，这些也是公共卫生可以做的事。

　　公共卫生工作的对象是大众，大众又由不同的人群及个人组成，公共卫生的具体工作必定会体现在具体的人群及个人。比如传染病的管理，中国目前的法定传染病有甲、乙、丙3类共40种，它们的传播和流行必须具备三个环节，即传染源（能排出病原体的人或动物）、传播途径（病原体传染他人的途径）及易感人群（对该种传染病无免疫力者）。若能完全控制其中的一个环节，即可防止它在大众中的发生和流行。

每个感染者都是一个传染源，每个人都可能被传染而成为一个新的传染"种子"。传染病影响着每个人的生活、工作、学习，牵一线而动全局，所以它是一场全国一盘棋的人民战争、总体战、阻击战，联防联控、群防群治的统一指挥、统一协调是必然。"外防输入、内防扩散"考验着区域治理、部门治理、行业治理、基层治理、单位治理的各种体系和应急能力，同时也考验着家庭及个人的应急能力。根据疫情变化，在医疗卫生、防疫管理、物资管理、生产经营、交通运输、社区管理、市场管理、场所管理、环境管理等方面，临时性应急行政措施也是必要的。紧急措施最终在基层、在一线落实，上下级之间的信息传递应该简洁明了，统一指挥、多头协助才能高效。应急的规定就是对公众的自由的约束。传染病的防治办法从来就是"早发现、早报告、早隔离、早治疗"，包括病人、疑似病人，涉及接触者及所有公众，整体有序下的局部混乱、恐慌可以理解。针对有限资源，"集中病例、集中专家、集中资源、集中救治"原则是最佳办法。

在意识上，我们需要看见所有影响大众健康的环境、社会因素，但由于人力、物力、财力的限制，公共卫生工作不可能做到全覆盖，只能"保基本"。致病的主要环境、社会因素会变，基本公共卫生的项目因时、因地、因人的调整是必然。现行公共卫生项目共14项，即建立居民健康档案、健康教育、预防接种、儿童健康管理、孕产妇健康管理、老年人健康管理、慢性病患者健康管理（高血压、2型糖尿病）、严重精神障碍患者管理、结核病患者健康管理、中医药健康管理、传染病及突发公共卫生事件报告和处理、卫生计生监督协管、免费提供避孕药具、健康素养促进行动。

每个基本公共卫生服务项目又有具体的内容，比如健康教育包含提供健康教育资料、设置健康教育宣传栏、开展公众健康咨询服务、举办健康知识讲座、开展个体化健康教育。国家基本公共卫生服务，针对的是当前的、大众的主要健康问题，它免费向全体居民提供，又以儿童、孕产妇、老年人、慢性疾病患者为重点人群，体现国家对特定人群的关注和福利。

中国是一个特别重视公共卫生的国家。各级政府成立了爱国卫生运动委员会并延续到今天，并且明确将"卫生工作与群众性卫生运动相结合"定为卫生工作的一项原则。爱国卫生运动是中国卫生工作的伟大创举，得到了全国上下的一致拥护和参与，在社会主义革命和建设的各个时期，在预防和减少疾病、提高人民身体素质、保护人民健康等方面，都取得了丰硕的成果，并受到了国际上的赞誉。

公共卫生是一国家性系统工程，各行各业人人有责、人人参与。除卫生部门之外，爱国卫生运动委员会由数十个部门组成，发改、财政部门管理除害灭病、卫生基本建设所需的物资、经费，农业部门负责农村饮用水的改良、粪便无害化处理，水利部门负责寄生虫病、地方病的防治，工业部门负责劳动卫生、"三废"治理和职业病防治，环卫部门负责环卫工作，搞好城市粪便、垃圾、污水的无害化处理，等等。

"没有全民健康，就没有全面小康。"把健康摆在优先发展的战略地位，把健康融入所有政策，体现着中国最全面的公共卫生、大众健康理念。

全民健康覆盖是要确保所有人都能在需要的时间和地点得到良好的卫生服务，而且不会因此遭遇经济困难。社会发展带来了交通便捷、人口流动，同时也带来了生态环境的改变，人类赖以生存的环境越来越复杂多变，对公共卫生的需求越来越高，形式更加多样，公共卫生也面临越来越大的挑战。

三、我们需要怎样的医疗

时代在变，疾病病种在变，治疗手段在变，只要医疗资源不是无限丰富，达不到按需分配，医疗体系的改变也是必然。改，有顺应潮流、主动求变的意思，比如改革；改，还有"以前错了，现在要改正"的意思，它涉及后人对前人的评价，这种评价还往往涉及责任追究。

我们需要怎样的医疗？

只想要西欧医疗的高福利，又不想要个人收入的高税收；只想要美国医疗的最先进，又不想要美国医疗的高投入；只想要朝鲜医疗的免费，又不想要朝鲜医疗的低水平。在鱼和熊掌不可兼得之时，想兼得只能徒生烦恼。

选择太多，烦恼就多，我们需要舍得的智慧和勇气，但很多时候我们不具备。再好的医疗体制也经不起终极拷问，任何医疗制度都反映了某个特定社会、特定时代的状况，它是一种共识达成的过程，更是一种规定、一种社会契约。我们可以攻击它、改进它，但必须执行它。只要大家有一个共同的目标，错了也能掉头转向，只有齐心协力，才能达到目标，不齐心协力，只能原地转圈，共识是最重要的。

《中华人民共和国宪法》规定："中华人民共和国公民在年老、疾病或者丧失劳动能力的情况下，有从国家和社会获得物质帮助的权利。国家发展为公民享受这些权利所需要的社会保险、社会救济和医疗卫生事业。"这是中国医改的底线，体现了国家意志和责任。

"保基本，强基层，建机制"是中国新一轮医改的方向，是中国目前正在进行的医改，它既体现政府责任，又约束着无限扩大、与时代供给不匹配的医疗需求。"保基本"是首位的，它具有必须保基本、只能保基本两重含义，关联着可持续性。

社会总在追求真善美中前进，人的认识求真，人的意志求善，人的情感求美。医疗的真，即医疗的真实性，指医疗的实事求是，指医疗是否正确反映医学本质，以及医患双方对医学的正确认识。医疗的善，即医疗的倾向性，指医疗行为的社会意义和影响。医疗的美，即医疗的展现性，指大众对医疗行为的感受和评判。离开医疗的真、善来单论患者的获得感、满意度是医疗的"假美"。与医疗的真善美相反的是假恶丑，巫医、玄医是医疗的假，过度医疗、推诿患者是医疗的恶，给患者病耻感、对现行医疗的谩骂是医疗的丑。

大医治国。医改虽说是医疗体系的改革，它最终反映我们赖以生存的情理法的改变，它关联着我们的集体意志。在这个过程中，对于需求永无上限、永远都有缺陷的医疗，规定、共识最重要。

第七章
如何预防疾病

有"万园之园"之称的圆明园，占地五千二百余亩，历经康熙、雍正、乾隆、嘉庆、道光、咸丰六代，历时150多年才建成，却在1860年的第二次鸦片战争中，被英法联军瞬间焚毁。

盖一栋房子很难，毁一栋房子很易，一把火即可。修一个茶杯很难，碎一个茶杯很易，一甩手即可。病来如山倒，病去如抽丝，身体要好很难，要坏很容易。进监狱很容易，出监狱很难；同样，进医院很容易，出医院真难。

防患于未然就是疾病的预防。我们担心疾病的发生，更担心疾病发生后的发展，所以我们既要防病发生，还要防病加重。

魏文侯问扁鹊：你们三兄弟中谁的医术最好？扁鹊回答：大哥最好，二哥次之，自己最差。他解释说：大哥治病，是治病于病发之前，一般人都不知道，只有我们家人知道；二哥治病，是治病于病起之时，一般人以为他只能治轻微的小病，他的名气只在村子里；而我扁鹊治病，是治于病重之时，我穿针放血、让患者吃药敷药，所以大家以为我医术最高明。从故事中我们可以看到，扁鹊大哥擅长"事前控制"，防患于未然，二哥擅长"事初控制"，断病于初起，而扁鹊擅长"事后控制"，能够扶大厦之将倾。

《黄帝内经》中提出"圣人不治已病治未病"的看法，其意是医术高明不是指擅长治疗疾病的医师，而是能够预防疾病的医师。

"治未病"是传统中医的至高理念和境界，涵盖未病先防、既病防变、瘥后防复三个层面。未病先防指防病于未然，既病防变指防病变重，瘥后防复指防病愈后复发。它强调健康的生活方式，主张通过情志调摄、劳逸适度、膳食合理、起居有常等以养生，也可根据不同体质或状态给予适当干预，以养神健体、扶正固本，提高抗邪能力，从而达到保健和防病作用。"治未病"中的"未病"指未生病、未病重、未复发三种情况，广义的"治未病"含括所有的医学和人的行为，是一种哲学概念。

人生在世，悲欢离合，情动在所难免。宋陈言《三因极一病证方论》说："夫五脏六腑，阴阳升降，非气不生。神静则宁，情动则乱，故有喜怒忧思悲恐惊，七者不同，各随其本脏所生所伤而为病。故喜伤心，其气散；怒伤肝，其气击；忧伤肺，其气聚；思伤脾，其气结；悲伤心胞，其气急；恐伤肾，其气怯；惊伤胆，其气乱。"情动过度可以引发疾病，因此，传统中医非常强调调摄情志，调即调理但非压抑，摄即收敛使情志不过，以平为期。

疾病的三级预防是人为划分的，预防要从源头抓起，从娃娃抓起。按照 WHO 的说法，预防出生缺陷的措施分为三级：一级预防是指通过孕前综合干预，以减少出生缺陷的发生；二级预防是指在孕期通过早发现、早诊断和早干预，减少出生缺陷患儿的出生；三级预防是指通过早期筛查、早期诊断、及时治疗，促进残疾儿的康复。

现代医学的三级预防，包括病因预防、三早预防（临床前期预防）和临床预防，分别针对致病因素、疾病前期及发病期，与中国传统医学中的"治未病"异曲同工，都是以促进健康、保护健康、恢复健康为目的，在关注个人预防的同时，更关注人群预防。"治未病"的理念让中国传统医学中的临床医学与预防医学不分家，现代医学为突出预防的作用，而将预防医学分离出来。另外，预防医学更侧重大众健康，所以有学者认为公共卫生是预防医学的组成部分，有的则认为预防医学是公共卫生的组成部分。预防医学作为一门以疾病预防为主的学科，与临床医学、公共卫生有交叉，它们的外延是一致的，都与人的健康有关。

一、城堡、警察和军队：人体的免疫系统

如果说人体是一座城堡，免疫系统就是城墙和其中的警察、军队。人体免疫系统的敌人有外敌和内敌两种。外敌可视为入侵者，内敌可视为叛变者。细菌病毒是外敌，自身衰老细胞、变异细胞（如肿瘤细胞）、细胞代谢碎片、代谢产物是内敌。内敌的产生更多的是新陈代谢的结果，是生命本身的必须。免疫系统的功能是识别、消灭、排除异己，既处理"敌我矛盾"，又处理"人民内部矛盾"。

免疫是机体免疫系统识别自我和非我，排除非我抗原性物质，从而维持机体内环境稳定的一项生理功能。人体免疫分整体、器官、组织、细胞、分子水平等层面的免疫。它们形成一个庞大细密的系统，遍布全身，还与神经、内分泌、血液、消化、呼吸、泌尿、生殖系统密切联系。免疫细胞和免疫分子不断新陈代谢，使系统始终保持均衡活力，以维持人体的相对稳态。

免疫系统分三道防线。第一道防线是皮肤及黏膜，直接阻止异物或病菌的入侵，当"敌人"突破第一道防线时，人体马上启动第二、第三道防线。说皮肤及黏膜是第一道防线，它只是站在人的整体、器官层面而言，除此之外，第一道防线还包括胎盘屏障、血脑屏障、血胸屏障等组织屏障。在细胞、细胞器层面，细胞膜、细胞器膜是细胞、细胞器的第一道防线。第二道防线是体液中的杀菌物质，如吞噬细胞、中性粒细胞、嗜酸

/嗜碱粒细胞和自然杀伤细胞（NK细胞），它们可将异物、病菌吞噬或杀灭。同样，细胞中的细胞液也有类似物质。第三道防线是狭义免疫系统，或称特异性免疫，主要由免疫器官、免疫细胞（淋巴细胞）和体液免疫组成。淋巴细胞主要通过产生抗体的方式"消灭敌人"，它大量存在于愈后患者的血浆中，要从血浆中提取抗体难度较大，其作用属于分子层面，人类对它的认识还很肤浅。

免疫可分为先天性免疫和后天性免疫，它们都是人类在漫长进化过程中获得的一种遗传特性。第一、第二道防线是先天性免疫，第三道防线是后天性免疫。先天性免疫先天固有，如人体通过皮肤、黏膜与外界隔离，为非特异性免疫。后天性免疫为后天获得，为适应性免疫，常发生在固有性免疫之后，是淋巴细胞对抗原刺激作出的特异性反应，能产生免疫记忆，在彻底消灭病原体及防止再感染方面起重要作用。第三道防线的作用分为感应、反应和效应三阶段。感应阶段是机体接受抗原刺激，包括抗原的摄取与识别，巨噬细胞起重要作用；反应阶段是淋巴细胞识别抗原后被激活；效应阶段是浆细胞产生的抗体与抗原结合产生特异性效应，致敏淋巴细胞产生淋巴因子，发挥免疫效应。

人体通过皮肤、黏膜与外界隔离。皮肤覆盖人体外表，是人体最大的器官；黏膜覆盖人体各体腔、各器官，此外还存在于各种管道的内壁，其表面积远大于皮肤。它们是天然免疫的重要屏障，皮肤、黏膜中还有多种腺体，其分泌物（如汗液、胃酸、脂肪酸、乳酸和酶等）有抑菌、杀菌的功效。

作为人体第一道防线的皮肤、黏膜、组织屏障，还有细胞膜、细胞器膜，不是铁板一块，它们分工合作，需要分分合合的新陈代谢，需要各自的、与外界的物质和能量的交换，包括物质的取和舍，而且有时还需要借助"外敌"来完成生理功能，比如人体借助于消化道中的细菌、病毒来消化食物。对于不同的主体，食物、能量可以是敌，代谢产物可以是敌，甚至自身细胞的衰老也可以是敌，此时此地为敌、为友、为我，彼时彼地会变。免疫系统及免疫对象均在自洽中前行，较量过程不断发生量和质的变化，它们之间的平衡、稳态的产生、发展决定疾病状态及其转归，最终决定生命状态。

狭义的免疫器官包括中央免疫器官和周围免疫器官。中央免疫器官包括骨髓和胸腺，免疫系统的主要细胞大都来自骨髓，包括T淋巴细胞、B淋巴细胞、巨噬细胞和中性粒细胞。多发性的骨髓疾病除了可以引起血液疾病，还可以引起免疫障碍。周围免疫器官包括淋巴结、脾和其他淋巴样组织（扁桃体、阑尾等）。脾脏是最大的外周免疫器官，含有T淋巴细胞、B淋巴细胞和巨噬细胞，与体液免疫、细胞免疫关系密切。负责体液免疫的细胞是B淋巴细胞，通过产生抗体，作用于病毒和细菌表面的抗原，引起体液免疫。

淋巴结遍布全身，可分为浅表淋巴结和深部淋巴结，直径多在0.5cm以内，是淋巴细胞活化、增殖、分化和集居的场所。淋巴液在淋巴结流速缓慢，异物容易滞留，异物包括微生物、肿瘤细胞、细胞碎片等。T细胞及其释放的细胞因子是淋巴免疫的主力军，巨噬细胞（吞噬细胞）、抗体及其他免疫分子也可直接杀灭敌人。病原体、肿瘤细胞要想通过淋巴系统进入血液，它一定要过一道道的淋巴结关卡，侵入淋巴结内的病原体、肿瘤细胞如不被消灭，则可在淋巴结内增殖，导致淋巴结肿大，或经淋巴管进入下一个淋巴结，最后经胸导管流入血液，进而侵犯全身的各个器官。淋巴结是人体具有报警作用的"烽火台"，淋巴结肿大意味着局部炎症或肿瘤。

要预防疾病，就要保护好我们人体的免疫系统。

二、防未病：第一级预防

疾病的第一级预防，即病因预防。病因预防是最有效的预防，它在源头预防疾病的发生。病因分内因、外因，针对内因、外因，中医强调扶正固本、祛邪。

扶正、祛邪理念很简单，就是增强身体的抗病能力，减少患病的危险因素。比如身体虚弱时，要注意营养，注意休息，减少体能消耗，多点小运动，少点大运动，避免疲劳。比如流感流行时，尽量少聚会，远离人口聚集场合。当患病风险增大时，避险措施就要加强，宜比平时多吃点、多睡点、少干点、少耗点，多点卫生清洁和防护。在西方观念中，生病的人才戴口罩，即使是流感疫情满天飞的时候。戴口罩者容易招致侧目甚至纠纷，这种病耻感会弱化疾病的预防意识，会增大经呼吸道传播的传染病的流行风险。

病从口入，把控进入人体的食品的质和量是最简单可行的办法，这是饮食的一级预防。运动可以健体，也容易伤体，剧烈运动之前的准备活动，以及运动时护膝、胫前护板、护踝、护肩、护肘、护腕等护具的使用，能明显减少运动伤，这是运动伤的一级预防。

牙好身体好。牙坏了，直接影响消化功能，同时让颌骨髓腔直接暴露于充满细菌的口腔，颌洞打开可让细菌直接进入血液而引发疾病。简单的食后漱口、早晚刷牙是病从口入的一级预防，它一方面能大幅度减少口腔细菌总量，另一方面能起护齿作用。正常人口腔内的细菌数以亿计，如果不及时漱口、刷牙，细菌数量将以几何倍数增加。很多人口臭的原因之一就是口腔细菌增多。其道理很简单，食物热天容易变质发臭，放于冰箱中则不易，口腔温度的食物残渣是细菌繁殖的天堂。质量好的电动牙刷的洁牙作用远胜于普通牙具，我们每个人都可以拥有。

饭前便后要洗手。简单的洗手可以大大减少外界病原微生物侵入，对预防肠道疾病、接触性疾病有着重要作用。中国肠道寄生虫感染率达63%，其中以5～6岁年龄组最高，主要原因是洗手做得不好，用脏手抓食物、吮吸手指等不良习惯，导致病菌从手经口进入肠道。经手传播的疾病还很多，如感染性腹泻、急性呼吸道传染病、皮肤感染、沙眼等疾病。WHO推荐，正确洗手需同时满足4条标准：①吃东西前、上厕所后、干完活或下班后、接触钱币后、去医院或接触患者后5个情境下每次都要洗手。②使用流动水冲洗。③使用肥皂、香皂、洗手液等清洁用品。④洗手时间不少于20秒。医师、护士、患者的手卫生更重要，他们的手不卫生，会引起交叉感染，同时也是医师自我保护的重要手段。

全世界每年至少有330万5岁以下儿童死于出生缺陷，为了实现优生优育我们采取了很多的措施。比如针对遗传因素，不近亲婚配，做好婚前检查；针对机体因素，增强体质，加强营养，增强机体抵抗力，戒烟、戒酒、戒毒；针对环境因素，对生物性、物理性、化学性、遗传性等致病性因素做好预防工作，加强保健工作。这些措施是孩子先天性缺陷的一级预防，能够不让孩子输在起跑线上。

神经管畸形是一种严重的先天性缺陷，表现为无脑、脑膨出、脑脊髓膜膨出、隐性脊柱裂等，发生率为（6～37）/1万活产儿。1992年美国建议育龄妇女每天至少摄入400mg的叶酸，1998年执行面粉强化叶酸政策，这些措施使脊柱裂减少了31%，无脑儿减少了16%。2000年，中国神经管畸形发生率约10/1万活产儿，备孕期及孕期补充叶酸可降低神经管畸形发病率达50%～70%。备孕期及孕期补充叶酸就是神经管畸形的一级预防。

脑卒中（脑出血、脑梗死）的高发病率、高死亡率和高致残率给社会、家庭和患者带来沉重负担和巨大痛苦，因而强调一级预防。脑卒中的一级预防指通过早期改变不健康的生活方式，积极主动地控制各种危险因素。2015年，中华医学会神经病学分会发布《中国脑血管病一级预防指南》。从指南中可以看出：血压和卒中之间具有强烈、一致和独立的相关性，而且有预测意义，抗高血压治疗对缺血性和出血性卒中一级预防的益处非常明确；饮食与高血压发病有关，缺乏身体活动增加心脑血管病发病率和卒中风险，增加心脑血管病死亡率。指南推荐：健康成人每周应至少进行3～4次，每次至少40分钟的中等到高强度的有氧运动；血脂异常与缺血性卒中发生率存在明显相关，他汀类药物治疗可以减少动脉粥样硬化患者的卒中风险，治疗性的生活方式改变是治疗血脂异常的首要步骤，必须贯穿治疗的全过程。

随着循证医学的发展，越来越多的、持续改进的疾病一级预防指南纷纷出台，为如何预防疾病提出具体措施。疾病的一级预防针对致病因素，采取根本性预防，既包括社会的经济、环境、文化等方面的宏观措施，也包括个体的健康促进和特殊防护等。疾病的一级预防投入少、效率高，是最积极的措施。很多人一方面害怕疾病，另一方面又无视导致疾病的行为因素，高糖高脂高盐饮食、懒动、肆无忌惮的吸烟、过量饮酒，任由疾病的发生，我们不能做这样的傻瓜。

三、既病防变：第二级预防

第二级预防亦称三早预防、临床前期预防。三早即早期发现、早期诊断、早期治疗。它是在疾病初期采取的预防措施，与中医治未病中的既病防变理念一致。

疾病的二级预防，是在疾病发生后为了阻止、减缓疾病发展而采取的措施。早期发现是重要环节，其方法包括普查、筛检、定期体检和专科检查等，开展某个疾病普查、筛查时，必须考虑检测方法是否简便、安全和准确，必须考虑成本与风险、效益的匹配。有了早发现，才有早诊断、早处理。

有一个老人患高血压、糖尿病、冠心病、脑梗死等多种慢性病，天气变冷时就容易发作，几乎年年如此，后来他的孩子有了经验，一到冬天就将房间空调开得暖暖的，尽量减少户外活动，老人的病因为寒冷而发作的次数越来越少，这是他的"既病防变"的具体措施。

冠心病是常见的死亡原因，其病理基础是冠状动脉狭窄或阻塞，导致心肌缺血、缺氧，具有复发率高的特点。大约70%的冠心病死亡和50%的心肌梗死发生于已经确诊的冠心病患者。据"中国冠心病二级预防架桥工程"调查结果，冠心病急性发作住院的患者中，有1/3为"二进宫"。冠心病的二级预防就是对冠心病患者采取防治措施，目的是改善症状、降低病死、病残率，同时防止冠心病复发。一般现在比较认同的冠心病二级预防有2个"ABCDE"。A：血管紧张素转换酶抑制剂（ACEI）与阿司匹林（Aspirin）。B：β受体阻滞剂（β-blocker）与控制血压（Blood pressure control）。C：戒烟（Cigarette quitting）与降胆固醇（Cholesterol-lowering）。D：合理饮食（Diet）与控制糖尿病（Diabetes control）。E：运动（Exercise）与教育（Education）。

癌症就诊的患者大多数已处于中、晚期，治疗效果不佳。通过早诊早治可使相当一部分癌症得以根治，比如早期的乳腺癌、鼻咽癌、甲状腺癌。很多肿瘤即便不能根治，通过早治疗，哪怕是姑息手段，对癌症患者延长生命、提高生存质量亦有明显效果。采用"三早"防治肿瘤至关重要。

糖尿病的可怕之处在于它的并发症。防治糖尿病并发症的关键是尽早发现糖尿病，尽可能地控制和纠正患者肥胖、吸烟等导致并发症发生的危险因素；加强糖尿病并发症教育，如并发症的种类、危险因素和预防措施等，教会患者如何监测血糖，如何调整胰岛素用量很重要。对于新发患者，应尽早进行并发症筛查，以尽早发现和处理，并发症筛查包括眼、心脏、肾脏、神经、足背动脉搏动情况及血液生化检查。

慢性病已经成为重要的公共卫生问题。2012年，中国18岁及以上成人高血压患病率为25.5%，糖尿病患病率为9.7%，全国居民慢性病死亡率为533/10万，占总死亡人数的86.6%。慢性病是致病因素长期作用于人体引起的，起病隐匿，开始不易发现，一且发现就变为不可逆的终身病患。慢性病可通过普查、筛检、定期健康检查、高危人群重点项目检查等办法，做到早发现、早诊断。慢性病发展过程较长，并发症容易被忽略，严重的并发症后果往往很严重，只能通过早期治疗来避免，这就是慢性病的二期预防。

"人生不满百，常怀千岁忧。"危险的感觉、恐惧的产生，来源于对未来的期望，患者对疾病的真正恐惧，往往不是现状，而是未来。高血压患者不会怕它给自己带来的头晕，他会怕高血压的发展让自己脑出血；糖尿病患者不会怕它的"三高一低"（多尿、多饮、多食、消瘦），会怕糖尿病的发展让自己的重要血管堵塞；肿瘤患者也不会怕它损害自己的某个脏器的某个部位，但会怕肿瘤进一步损害整个脏器以及其他脏器。

我们或许很难阻止疾病的到来，生病后讳疾忌医更不可取，剩下的只有阻止、减缓疾病的发展。我们要应对疾病带来的恐惧，就要做好疾病的二级预防。

四、病后康复：第三级预防

第三级预防，又称发病期预防，它针对诊断明确或症状明确的患者，采取有效的处置，目标是防止病情恶化，促进功能恢复，预防并发症和伤残，提高生存质量，对已丧失劳动能力者则通过康复措施，使之能参加社会活动，对不能治愈的患者则尽量减少其痛苦、维持其功能、延长其寿命。

第三级预防包括疾病发病后期，为了减少疾病危害所采取的措施，一般由住院治疗、家庭康复治疗两个阶段组成。第三级预防，有学者直接称之为康复治疗。疾病发病后期，机体对疾病已失去调节代偿能力，而对伤残患者实施康复治疗，力求病而不残，残而不废。比如癌症的第三级预防，可根据患者的身心状况，通过多学科合作，选择合理的诊疗方案，其方法因人而异、因病而异，有手术治疗、化疗、放疗、生物治疗、基因治疗等，主要目的为防止病情恶化、防止残疾、减少痛苦、延长生命。

五、以无（微）毒攻大毒：预防接种

1979 年 12 月，WHO 宣布天花在全世界灭绝，这是个伟大的成就，其关键在于天花的预防接种。天花是一种古老的疾病，又是一种可怕的疾病，被史学家称为"人类史上最大的种族屠杀"事件的主角就是天花。十八世纪的欧洲，死于天花的人数达 1.5 亿以上，那时人们对它束手无策。

中国民间有句俗语，"生了孩子只一半，出了天花才算全"，可见天花的危害之广、危害之重。中国医籍关于天花的最早记载见于东晋葛洪的《肘后备急方》，在此书中天花的病名为"虏疮"，即俘虏的战俘得的疮病。清朝袁句以颇具诗意的"天花"来命名该病，原因是天花患者痊愈后脸上留有痘疤，他的六个儿女有一半死于天花。

我们的先辈在与疾病的长期斗争中发现一个规律：人患某种传染病后，如果大难不死，以后就不再感染该病，即使感染也不会很严重。由此，我们的先辈从中悟到一个医道：在儿时、健康时有意接触某种病原，能诱发身体产生抵抗力，以后就可以避免感染这种病，这就是预防接种的"道"。

　　"人痘接种"是中国古代治疗天花的一大发明。法国哲学家伏尔泰曾高度评价"人痘接种"，他在《哲学通信》中写道：我听说一百年来，中国人一直就有这种习惯（种痘），这是被认为全世界最聪明、最讲礼貌的一个民族的伟大先例和榜样。"人痘接种"林林总总，唐宋明清的医书有散在记载，归纳起来可分四种：①痘衣法：取天花患儿贴身内衣，给健康未出痘的小儿穿二三天。②痘浆法：取天花患儿的新鲜痘浆，以棉花蘸塞入被接种对象的鼻孔，以此引起发痘。③旱苗法：取天花痘痂碾成细末，置管之一端，对准鼻孔吹入。④水苗法：取痘痂 20 ～ 30 粒，研为细末，和净水或人乳三、五滴，调匀，用新棉摊薄片，内裹所调痘苗，捏成枣核样，塞入鼻孔，12 小时后取出。人痘接种术陆续传至其他国家，有记载，1688 年传至俄罗斯，1721 年传至英国，1744 年传至日本，1763 年传至朝鲜。

　　中国人发明了"人痘"，英国人爱德华则发明了"牛痘"。爱德华发现养奶牛的人出过痘后，就不再长天花，1796 年，他把挤牛奶女孩身上的牛痘脓液，接种到一个 8 岁男孩身上，结果男孩对天花产生了免疫力。牛痘比人痘更容易获取，而且更安全有效，它开启了人类预防疾病的新一页。现在我们都知道，牛痘病毒、天花病毒结构相似，把牛痘接种到人身上，风险小，能对天花产生免疫。

　　法国科学家巴斯德有三个孩子因伤寒早夭，所以他对肠道传染病有刻骨仇恨。1878 年，巴斯德用鸡做实验研究流行法国的鸡霍乱，他提取已经患上霍乱的鸡的体液，注射给试验用鸡，一次偶然的失误让他发现，打了过期毒液的鸡，再接触新鲜菌液时，没有一只鸡发病。由此，他制备了第一个人工减毒疫苗（鸡霍乱杆菌），这标志着现代免疫学的诞生。其原理是：用适当的方法处理致病源（细菌、病毒或寄生虫），让其失去致病毒性，但保留其抗原属性（减毒疫苗），疫苗能刺激接种者产生有针对性的免疫能力。基于此原理，许多疾病、特别是传染病的疫苗被发明，1879 年抗霍乱疫苗诞生，1881 年抗炭疽疫苗诞生，1882 年抗狂犬疫苗诞生，1945 年抗流感疫苗诞生，1952 年抗小儿麻痹症疫苗诞生，1974 年抗水痘疫苗诞生，2006 年抗宫颈癌疫苗诞生，等等。巴斯德打通了一条让人类离开传染病炼狱的黄金通道，很多以前人类无法治疗的疾病，今天通过无毒、低毒的预防接种就能攻克。

　　大家要切记，这条黄金通道一定是用时间和生命铺设的。脊髓灰质炎（小儿麻痹症）是一种古老的传染病，美国总统罗斯福为促进疫苗的研制，建立了小儿麻痹症全国基金会。1952 年，抗小儿麻痹症疫苗诞生，其中的英雄是索尔克医师，1953 年，索尔克公布了他的研究成果，然而 1955 年的"卡特事件"可谓是美国疫苗史的血光之灾，12 万名儿童注射卡特实验室的疫苗，4 万人感染，113 人终身瘫痪，5 人死亡。事件的后果是民众对疫苗的信任下降到零，美国药厂都不愿意研发生产各类疫苗，生怕纰漏而万劫不复。这种情况在美国持续了 30 多年，直到 1986 年，美国国会通过了《国家儿童疫苗伤害法案》才有所缓解。

中国 2005 年出台《疫苗流通和预防接种管理条例》，从疫苗流通、疫苗接种、保障措施、预防接种异常反应的处理、监督管理、法律责任等方面为中国的预防接种做了指南。

第八章
治疗疾病的终极目的：活久、活好

活得更久、活得更好是治疗疾病的终极目的，即维持生命的量和质。活得更久、活得更好两者往往辩证统一，谁更重要？在鱼和熊掌不可兼得时，如何选择？总的来说，寿命是健康的终极指标，活得更久是活得更好的终极指标。

一、活得更久：人类与个人的活久

（一）整个人类的活得更久

出生、长大、结婚生孩子、老去，这是绝大多数人的人生轨迹。我们和祖辈不同的，只是在世上的逗留时间更长了。

人类的寿命随着文明的进步不断在延长。公元前，人类的平均寿命只有 18 岁；古罗马时代，人类的平均寿命为 22 岁；而 19 世纪资本主义萌芽的英国的平均寿命达到了 41 岁；两个世纪后的今天，中国居民人均预期寿命达 77 岁。

地球存在了 46 亿年，41 亿年前的原生代地球上出现的第一个原核生物标志着地球生命的诞生，6.3 亿年前的新元古代出现的多细胞生物标志着地球生命的多样性。在这历史长河中，物种生生灭灭，从化石中可以发现，地球上有过五次大规模的物种灭绝，其中 2.5 亿年前的二叠纪灭绝事件，大约 95% 的海洋生物与 70% 的陆地动物消失，0.65 亿年前的白垩纪灭绝事件让当时食物链最顶端的恐龙灭绝。

2005 年 9 月第四次国际寒武纪大会上，多国古生物学家表示，全球气候变暖、人口急速增长和自然环境恶化，使地球上的生物正在经历第六次大灭绝，人类在这次大灭绝中充当"总导演"，物种灭绝破坏生物链，必将殃及人类。

人类的历史有多长？考古学家从各地的古人化石得出的结论是超过百万年，埃塞俄比亚"湖滨南猿"化石距今有 410 万年，中国的元谋人化石有 170 万年。

从内因来说，生物的生命长短显然与基因有关。人的长寿显然具有先天性，寿星往往有家族聚集现象，与家族基因有关。人类基因是长期进化的结果，短期不可能改变。

从外因来说，生命与生存环境密切相关，人口有聚集性，寿星有区域性。

中国地理学家胡焕庸从黑龙江的瑷珲向云南的腾冲画了一条线，后人称之为"胡焕庸线"。"胡焕庸线"大致为倾斜45°直线，线的东南方36%的国土居住着96%人口。根据2000年第五次全国人口普查资料，利用ArcGIS进行的精确计算表明，按胡焕庸线计算而得的东南半壁占全国国土面积的43.8%、总人口的94.1%，环境养人现象显著。中国存在"人口线"，很多国家也存在。俄罗斯，地跨欧亚大陆，欧洲面积占25%，人口却集中了全国的75%；美国，主要城市分布呈U型，线内外人口比例为17∶3；加拿大，90%以上的人居住在靠近美国边境250公里的南部地区；澳大利亚，超过70%的领土是沙漠，宜居领土约为20%，大部分位于澳洲东部。

生命、长命与环境关联，环境指的是居住的大环境，除了自然环境之外，还包括社会环境，其中经济、收入是重要因素。据人口学家萨缪尔·普勒斯顿研究，经济收入和人均预期寿命之间存在强相关关系，生活在富裕国家要比贫穷国家活得更长久，这一发现被称为"普勒斯顿曲线"。世界银行数据显示，2015年世界人口的平均预期寿命为71.60岁，其中高收入国家为79.28岁，中上收入国家为74.83岁，中下收入国家为67.48岁，低收入国家为61.80岁。

重大先天缺陷、艾滋病、癌症、心脏病等恶性疾病高发病率成为制约国民预期寿命的重要因素。全球艾滋病患病率最高的国家是非洲的斯威士兰，艾滋病患病率高达27.73%，其人均预期寿命只有58.9岁。

人类与环境密切相关，1972年6月5日，联合国在瑞典召开"人类与环境"会议，提出"人类只有一个地球"的口号，并通过《人类环境宣言》，确定6月5日为"世界环境日"。现在地球的地表温度越来越高，最热记录不断刷新，两极海冰面积已降至历史低点，同时大气中的二氧化碳浓度已经突破0.04%，亦为历史之最。为此，在2017年第71届联合国大会上，联合国秘书长古特雷斯指出，史无前例、与日俱增的气候变化正在对和平、繁荣和可持续发展目标构成严重威胁，这是一场全球性挑战。

物理学家史蒂芬·霍金2016年说脆弱的地球无法支撑人类再生活1000年，地球上的生命面临的危险与日俱增，比如核战、基因工程病毒或人工智能崛起等，人类必须尽快逃离。

气候、环境的改变是物种灭绝的首要原因，由此带来的疾病是人类灭亡的直接原因，人类与各种内生、人为、外来的灾难战斗，包括应对核战以及比它可能性更大的基因大战，遗憾的是我们现在似乎不够重视。人类世界末日的主流想象，是与外星人的战斗，最后还总有少数人乘着"诺亚方舟"逃离。如果外星人存在，能够来到地球，说明他们的文明程度远高于地球人，他们不应该是侵略者而是和平使者。2006年诺贝尔物理学奖得主乔治·斯穆特很乐观地说，外星人威胁论纯属杞人忧天。

《周易》说："日中则昃，月盈则食，天地盈虚，与时消息，而况乎人乎！"这是古人总结的最直观的自然现象，太阳到了正中就要西下，月亮盈满就要亏缺，天地万物皆如此，何况人呢？《道德经》说"物壮则老"，人类现在确实壮了，也确实老了。据人口学家推断，公元前 100 万年，世界人口为 1 ～ 2 万人，公元元年约为 2.3 亿人，很长一段时间，世界人口增长相当缓慢。近 200 年，地球人口快速增长，现已超过 70 亿。如果用时间轴做横坐标，用人口数做纵坐标，我们可以画出一条时间人口曲线，这条曲线在近 200 年中很陡直，并越来越陡直。这当然要归功于近 200 年人类生产力的提高，其中有两个人厥功至伟。一是德国化学家尤斯图斯·冯·李比希，他发现了氮、磷、钾等元素对植物生长的重要性，因此被称为"肥料工业之父"，他让更多的人有吃。一是法国花匠莫尼埃，他于 1867 年发明了钢筋混凝土，由此大幅度扩大、改进了人类的居住空间。有吃、有住保障了人类的壮和旺，同时也催生了人类的"老"。

疾病单一因素就能给人类毁灭性打击。如今，致病、致命的基因武器隐约可见。WHO 第一任总干事奇泽姆 1946 年就说：各国医师若不自觉其责任之重大，而立即行动，则人类有全部灭亡的危机。很多人对第三次世界大战的预测是核大战，核战的目的是消除敌人，总体上不仅不会增加国家的生存空间、生存资源，还会减少人类的生存空间和资源，所以人类现在处于一种核威胁、核平衡状态。

人类整体上的活得更久与自然环境、社会环境密切关联，环境的好坏又和每个人的行为关联。要使整个人类活得更久，或许温和的地球总人口的控制、下降是延缓人类灭绝的解决办法。

（二）个人的养生与长寿

死亡，每个人最终都不能抗拒，如果把死亡当成最大灾难，活着或许就是最大的幸福。

万物皆有寿命，或长或短，但总有限。一棵树任其生长能活多久？几年到几百年树龄的树都很多见。人最长能活多久？答案各种各样。野史说，明朝道士张三丰活了二百多岁，彭祖活了八百岁，还有科学家在《自然》杂志上发表研究结果说人类的寿命上限是 115 岁，而美国通用人工智能协会主席本·格策尔则说通过基因编辑技术，人类能活过 1000 岁。

2000 年前的《礼记》说，活 40 岁叫"强寿"，70 岁就"古来稀"。中国经典曲目中比如越剧《荆钗记》、昆曲《吴越春秋》也有"人年五十不为夭"的说法。历史清楚地记载了历代中国帝王的年龄，在柏杨的《中国帝王皇后亲王公主世系录》中可以看到，80 岁以上的皇帝只有 5 个，以乾隆 89 岁为最高寿，70 岁以上 11 个，60 岁以上 30 个，若按现在的标准来看，短寿皇帝占绝大多数。

可喜的、可见的事实是，我们现在比过去活得更长了。法国的雅娜·卡尔曼特被吉尼斯世界纪录大全授予"世界上最年长者"的封号，享年 122 岁。人类平均寿命不断上升，医学的作用很大，它挽救了许多人的生命，特别是婴幼儿。

古人用"天年"来表述人的天然寿命，用"颐养天年"来表述对天年的敬重，但很少有人能尽其天年，原因是做得不好。整天愁眉苦脸、嘀嘀咕咕、大腹便便的人很少长寿，可这样的人不少。明代张景岳在《景岳全书》中说，"后天培养者寿者更寿，后天祈削者夭者更夭"，"若以人之作用而言，则先天之强者不可恃，恃则并失其强矣；先天之弱者当知慎，慎则人能胜天矣。"

保养生命而不早夭即养生，其核心是扶正祛邪、保利御害。我们的先人做了大量的探索和总结，既有长寿者的经验，又有短命者的教训，另外还有很多有意义的大数据，这些都值得我们借鉴。

1. 向先人要智慧

要养生、要长寿，先要知生、知死。《吕氏春秋》是战国末期巨著，它说："知生也者，不以害生，养生之谓也；知死也者，不以害死，安死之谓也。"即知道生命者不损害生命，这就是养生；知道死亡者不会受害致死，这就是安死。

"仁者多寿"源于《论语》。孔子说："知者乐水，仁者乐山；知者动，仁者静；知者乐，仁者寿。"何为仁？它是一个广义概念，五千字的《论语》中有二十多次说到"仁"，每次的解说都不尽相同，最简明的解释是孔子对学生樊迟的回答"仁者爱人"，即仁就是关爱他人。《中庸》说："大德必得其位，必得其禄，必得其名，必得其寿。"我们可以看到周围的老寿星们的仁和德。他们大都心平气和，宽厚待人，很少贪恋，很少嫉妒，很少骂人，很少与人争名夺利。

知生死、知仁还不够，还要有行为，做到知行合一，其中自省、反省最重要，它是悟道的前提。战国时期的庄子对此很有研究，他在《庄子·养生主》中说："为善无近名，为恶无近刑，缘督以为经，可以保身，可以全生，可以养亲，可以尽年。"何谓"缘督以为经"？缘，即按照、遵循。经，即经常。对于其中的关键词"督"有多种解释。第一种解释，"督"是指中医学的"督脉"。庄子将生命归结为气，他说"人之生，气之聚也，聚则为生，散之为死"，气行经脉，而督脉总督其他阳经，督领一身之阳气，"督脉通，百脉通"，通则不痛、不病。南怀瑾认为"缘督以为经"，就是要把督脉打通，这种说法对于不具备深厚中医知识的人不好理解。第二种解释，"督"是中、中心、重点、主要矛盾。督脉是身背中脉，"缘督"指守中合道，即牢牢抓住主要矛盾，纲举目张，以生为重，才能做到宁静致远。第三种解释，"督"是察、督察。这种解释更符合庄子本意，因为其前面两句为"为善无近名，为恶无近刑"，"督"，即督察自己"最近是否为善、为恶"，这种解读与古时智者提倡反省自己的行为、悟道相通，如庖丁所说

"臣之所好者，道也，进乎技矣"，如《论语》的"吾日三省吾身"，"勿以善小而不为，勿以恶小而为之"。

庄子进一步以"庖丁解牛"为例讲述养生要义。只有掌握牛的自然结构，才能达到"三年之后，未尝见全牛"的境界，顺其自然，才能够游刃有余。他的刀宰牛数千，用了十九年还"刃若新发"。庄子用庖丁的"养刀"来隐喻"养生"，他还特别点出庖丁"每至于族，吾见其难为，怵然为戒，视为止，行为迟，动刀甚微"，"族"指交错聚结处，即关键点。"良庖岁更刀，割也；族庖月更刀，折也。"即良庖一年换一刀，因为他们（不按肉纹）把刀割钝了；族庖一个月换一刀，因为他们（直接砍骨头）把刀砍折了。从这些论述可以看出，庄子反对对抗性的处理问题的做法。庄子用藏刀说善刀，用杀生之技来谈养生之道，想说明的是他的顺从天道、物我合一、逍遥自由的养生理想。

《黄帝内经》传为黄帝所作，经后人考证，它应是多个作者、跨越多个年代的医学智慧集成，其哲学思想是"人天相应"，适应自然是养生理念的根本，要点是"食饮有节，起居有常，不妄作劳"。

修身在正其心，正心在修其行。知易行难，知难行易。人生路途从来就不坦直，有很多的诱惑和考验，养生、长寿最终要回归到我们的意识和行为。

2. 向长寿者要经验，向大数据要结论

"普勒斯顿曲线"显示富裕国家比贫穷国家的人更长命，但又不完全正相关。WHO 2017 年的报告显示，2015 年日本人均预期寿命为 83.7 岁，连续 20 年居世界第一位，比美国多 4.4 年，比中国多 7.6 年。大数据显示，日本成年人肥胖率只有 3.7%，这项指标在中、高收入国家中最低，这符合中国的一句俗语"有钱难买老来瘦"。

日本人之所以长寿，其生活习惯比较特别，值得大家参考。饮食方面，他们吃得较为清淡，推崇少食多样，少盐少油，喜欢生食、蒸煮，少炒少炸。卫生方面，他们热爱干净，脱鞋入室，爱洗浴，牙膏消费世界第一。个性方面，他们耐性和韧性很高。日本的健康管理及健康促进也有独到之处。"人老牙先老"，有 20 颗牙才能保证正常咀嚼。日本 80 年代开展了"8020 运动"，即 80 岁时有 20 颗牙，从孩童时就开始教育国民培养爱牙、护牙的好习惯。日本法律规定企业要管理好员工的腰围和体重，否则将面临罚款。为延长国民健康寿命，防止早逝的发生，日本推行"健康日本 21"计划，强调通过改善个人生活方式的健康促进，减少环境有害因素的健康防护，强调疾病和疾病危险的早期发现、早期处理。

乾隆皇帝在历代皇帝中命最长，享年 89 岁，他总结出他的养生四秘诀：吐纳肺腑，活动筋骨，十常四勿，适时进补。"十常"为齿常叩、津常咽、耳常弹、鼻常揉、睛常运、面常搓、足常摩、腹常将、肢常伸、肛常提。"四勿"为食勿言、卧勿语、饮勿醉、色勿迷。

《吉尼斯世界纪录大全》从 1955 年起动态记录了近 70 年最长寿的人，我们可以从其官方网站查阅。尽管入选者的认证有些象征性意义（需申请纪录，不申请不入选），我们仍可从入选者那里得到一些养生、长寿信息。

根据吉尼斯世界纪录，世界最长寿纪录保持者是法国女性雅娜·卡尔曼特，她 1997 年辞世，享年 122 岁 164 天。雅娜·卡尔曼特乐观豁达，无忧无虑，爱好多样，喜运动、画画和弹钢琴，年已百岁仍常常骑着自行车东奔西跑，120 岁时还灌制了她自己的演唱专辑《时间的女主人》。1965 年，90 岁的雅娜·卡尔曼特与一位 47 岁的律师签订了一份协议，律师每月付她 500 美元生活费，她的住房在她死后由这位律师继承，30 年后，律师 77 岁去世，卡尔曼特依然活着。雅娜·卡尔曼特生性幽默，在庆祝她 120 岁生日时她感慨"上帝肯定忘了我"。

最长寿男性是日本的木村次郎右卫门，享年 116 岁 54 天。木村和蔼可亲，年轻时很认真，一心为工作，习惯于吃八成饱，不抽烟，只少量饮酒。木村曾说，自己的长寿秘诀是一切顺其自然，经常保持感恩之心。

2007 年 6 月，日本的田锅友时被吉尼斯世界纪录认定为世界最长寿老人。田锅友时，1895 年 9 月 18 日出生，2009 年 6 月 19 日去世，享年 113 岁。他认为长寿的秘诀就是不抽烟，不喝酒，生活规律。

大川美佐绪，享年 117 岁。2013 年 2 月，吉尼斯世界纪录组织认定她为"在世最长寿女性"，她的长寿方法是：关心世界，美食，悠闲，多睡觉。日本是世界上百岁老人最多的国家，2016 年有 5.8 万多名百岁老人，其中大约 87% 是女性。

大川美佐绪去世后，美国的苏珊娜·穆沙特·琼斯 2015 年 7 月成为获吉尼斯认证的全球最高寿老人，她于 2016 年 5 月 12 日在美国纽约去世，终年 116 岁，她的长寿之道在于生性慷慨、热爱家庭生活。

苏珊娜去世后，世界上最年长的老人是意大利的艾玛·莫拉诺，享年 117 岁。面对众多的长寿取经者，她说她的经验是坚强的性格、规律的生活和积极的心态。艾玛·莫拉诺认为大部分时间都独身一人，是自己长寿的原因之一，莫拉诺退休后一直保持独居，直到 115 岁才请来看护人员陪伴。她还坚信自己之所以长寿，是得益于常年每天吃三颗鸡蛋，其中两颗生吃，一颗熟吃，平时很少吃蔬菜和水果。

波兰的克里斯托 1903 年 9 月 15 日出生，2015 年 3 月被记录为世界上在世的最长寿的男性，当时他已活了 112 岁 178 天。他对他的长寿秘诀有时回答不知道，但相信凡事都是上天安排好的；有时回答爱运动加上吃香蕉，每天抽出一定的时间散步、跑步。

日本的都千代，享年 117 岁 81 天。2018 年 7 月，吉尼斯世界纪录认证她为在世最年长的女性。都千代的家人说她是一个耐心、善良的人，她的爱好是书法，还喜欢美食、旅行。

野中正造，享年113岁。吉尼斯世界纪录2018年4月10日认证他为在世最长寿男子。家人说他在人生最后几年靠轮椅行动，但基本上能自己做的都自己做，喜欢饭后吃些甜点，看电视，读报，一周泡一次温泉。在野中之前的男寿星是西班牙的弗朗西斯科·努涅斯·奥里维拉，他享年113岁。奥里维拉每天早餐会喝一杯牛奶，还有一个人散步的习惯，并一直坚持到107岁。

中国成都的付素清，享年119岁。2013年3月11日，她被"扛旗世界纪录"认证为世界上最长寿的女性。她的特点是闲不住，吃饭少、吃肉凶。能吃、好动、心态好，是她的长寿之道。

于是大家总结出：知足常乐者长寿，浪漫豁达者长寿，少思寡欲者长寿，糊里糊涂者长寿，睡眠好者长寿，脚好者长寿，腰围小者长寿，老来微瘦者长寿，素食者长寿，随遇而安者长寿，等等。长寿没有一个公认秘方，一百个寿星会有一百个答案，总结起来，不外乎是良好的心理和合理饮食、运动。我们向寿星学习养生，要小心步入邯郸学步、东施效颦的误区，比如享年122岁的卡尔曼特抽烟，享年117岁莫拉诺每天生吃鸡蛋、少吃蔬菜和水果。

为长寿而养生，有两点特别重要，即择地而栖和宁静致远。

择地而栖，这是养生的外因处理。既然生命、长命与环境有关，我们要长寿，择地而栖是个办法。择地不仅仅要择自然环境，更要择社会环境。中国第六次人口普查结果显示，人口密集的上海、北京预期寿命超过80岁，而风景如画的西藏、云南排在最后，预期寿命不到70岁，生活、医疗的便利性是重要原因。

WHO发布的《2017年世界卫生统计》显示，全球人均寿命71.4岁，而香港女性及男性的寿命分别为86.7岁和81.1岁，为全世界最长寿的地区。香港气候为亚热带气候，不太热也不太冷，是个宜居地区，1100平方千米的土地养育了700万人，这又是个很拥挤的地区。拥挤自有拥挤的好处，有"人气"，由此带来的是生活的便利性。香港的商店多而密集，诊所星罗棋布，上百个公园为市民提供锻炼、休闲场所，离市中心不远就有可游泳、冲浪的海滩，264千米的地铁以及密布的公交巴士，这些公共设施为香港人的日常生活提供饮食、购物、运动、休闲、医疗的最大便利。

择地而栖，很重要的是根据个人生活习惯来考虑自己的便利性，包括选择适合自己衣食住行、吃喝拉撒的大、小环境。90多岁的巴菲特选择住在闹市区的小房子、旧房子有他的道理，最起码对老人的基本生活更便利。

宁静致远，这是养生的内因处理。遇到困难时我们坚强，再苦都要笑一笑，凶神恶煞没一个长命的。遇到无奈时我们豁达，不能自己倒下。名利可以散，不能有赔上身家性命的执着。维持生存不需要很多，做减法太关键。

"南非国父"曼德拉9岁丧父，44岁时他被种族隔离政权逮捕入狱，71岁出狱，整整 27 年的监狱生涯。这 27 年间，曼德拉很多时候被单独关押，没有自然光线，一切与外部隔绝，每天只有上午和下午各半个小时的活动时间，但他依然坚持锻炼，在牢房中跑步，做俯卧撑。1991 年当选为总统后，曼德拉并没有处置狱中虐待过他的看守，他说："当我走出监狱大门时，我若不能把悲痛与怨恨留在身后，那么我仍在狱中。"曼德拉长期活在恶劣环境中，但他最终活了 95 岁，坚强、豁达是重要原因。

霍金 21 岁就患"渐冻症"，当时医师判断他只能活两三年，可他一直活了下来，还继续活了 54 年，享年 75 岁。在所有的"渐冻症"患者中，他的存活记录绝无仅有，除了顶尖的医疗条件之外，他坚强、豁达的品德是主要原因。

老子的生卒不详，长寿是肯定的，道教有老子活了百岁、千岁的说法。老子的人生哲理，即他的养生之道，"一曰慈，二曰俭，三曰不敢为天下先"，之后演变为道教三宝——慈、俭、让。三宝中，慈为首，慈指内心仁慈、面容慈善，面慈是内仁的外现，是一种微笑将发而未发的面容，或者说是一种微微笑。老子说"罪莫大于可欲，祸莫大于不知足，咎莫大于欲得，故知足之足，常足矣"，"既以与人，己愈多"，"夫唯不争，故天下莫能与之争"，"夫唯不争，故无尤"，由此我们可以理解他的俭、让，即知足、与人以及不贪、不欲得、不争。

身体锻炼能养身，坚强、豁达的心理也需要锻炼，养身、养心同等重要。当然，最后要实现个人的长寿，除了"知道"还要"做道"，道是道理的道；除了"知到"还要"做到"，到是到位的到。这就是王阳明的最伟大之处，知行合一。

二、活得更好：健康与幸福

寿则多辱。生活不能自理的长寿者，需要麻烦别人，这样的长寿失去尊严，也就是说"活得更好"比"活得更久"更有意义。裴多菲的诗句"生命诚宝贵，爱情价更高，若为自由故，两者皆可抛"直白地告诉受压迫的人们不能苟且而活。

"活得更好"说的是"活好"的标准，我们一般用价值观来表述。自古至今，"活得更好"都指向两个重要指标——健康与幸福。我们要清楚什么是"对的事"，然后才能"将事做对"，先后次序不能错。

"活好"往往能"活久"，整天愁眉苦脸的人很少长寿。

（一）健康观念：横看成岭侧成峰

健康究竟是什么？法国微生物学家勒内·杜博斯将健康比喻为海市蜃楼：从远处看，健康是再清楚不过的概念，但当我们走近它，试图定义它时，却发现它看不到、摸不着。"横看成岭侧成峰，远近高低各不同。不识庐山真面目，只缘身在此山中。"这是苏轼对庐山之美的感慨，它也可用于赞叹健康之美。有点遗憾，健康的概念是身体健康的人给的，我们并不了解身体不健康者的健康观念。

传统的健康观认为，健康就是没有疾病，包括无病、无残、无伤，能吃、能喝、能睡、能干活就是健康。哲学家却给了不一样的答案。柏拉图认为健康是身体所有进程与系统的和谐，而疾病是其失调状态。盖伦则认为疾病就是躯体功能的失序与紊乱。

《辞海》中，健康是人体各器官系统发育良好、功能正常、体质健壮、精力充沛并具有良好劳动效能的状态。通常用人体测量、体格检查和各种生理指标来衡量。《简明不列颠百科全书》则认为健康是使个体能长时期地适应环境的身体、情绪、精神及社交方面的能力。

WHO 将健康定义为一种在身体上、心理上和社会上的完满状态，而不仅仅是没有疾病和虚弱的状态。这一定义使用最广泛并沿用至今，由此概念可以引出三维健康观，即健康包括身体健康、心理健康和社会适应健康。

1978 年，WHO 给出健康的十项标准，即：①精力充沛，能从容不迫地应付日常生活和工作。②处事乐观，态度积极，乐于承担任务，不挑剔。③善于休息，睡眠良好。④应变能力强，能适应各种环境变化。⑤对一般感冒和传染病有一定的抵抗力。⑥体重适当，体态均匀，身体各部位比例协调。⑦眼睛明亮，反应敏锐，眼睑不发炎。⑧牙齿洁白，无缺损，无疼痛感，牙龈正常，无蛀牙。⑨头发光洁、无头屑，肌肤有光泽、有弹性。⑩走路轻松，有活力。我们要健康，可以向这十条靠拢。

有一类人总在担心自己的健康状态，常常怀疑自己生病了，但又无法被医学所确认，这类人被西方医学家命名为"担心健康的健康人"。还有一类人，主观感觉上有许多不适的症状和心理体验，而医学认定身体、心理又没有疾病，这类人在中国被独特地称为"亚健康状态"，常表现为"一增三减"，即疲劳增加，活力、反应能力、适应能力三者减退，它被认定为健康和患病之间的过渡状态。

人是生物学的自然人，也是具有特殊心理的社会人；人的健康是各个系统结构和功能的正常状态，还应有一个良好的心理状态和社会生活氛围。健康观念从一维的身体健康到二维的心身健康，再到三维的身体健康、心理健康和社会适应健康。有专家还认为酗酒、吸毒等行为是一种病态，也有认为情绪、智力对健康很重要，而向 WHO 提出增加心灵健康、情绪健康、智力健康、道德健康等维度。

总之，健康只是一种观念，健康观念随着人类需求的扩大不断在泛化，目前身体、心理和社会适应三维健康理念是共识。

离开人的身体结构和功能谈健康是空中楼阁。自然人必然要经过身体结构和功能发育不成熟的婴幼儿阶段，以及身体结构和功能衰老的老龄阶段，显然，我们不能把婴幼儿和老龄人列入"不健康"，它没有医学意义，所以健康只能是一种观念。健康概念，从一维的结构和功能的身体健康，转至二维的心身健康，再转至三维的身、心、社会适应健康，其目的就是让我们要以良好的心身状态来适应社会的各种关系、各种变化。健康观念告诉我们，健康是人的一种状态，同时也是一种能力，一种可获取的能力，一种可以主动应变的生存能力。既然健康是一种可以改变的状态、能力，那么健康就是一种智慧，而这种智慧则需要通过终身努力去获得。

（二）如何实现健康：山重水复疑无路？

如何实现健康？能治好的疾病去治愈，不能治好的疾病去减轻痛苦，与病共存；通过健康教育，我们获取健康知识、健康理念；通过医学的健康体检，我们了解自己的身体状态；通过自省，我们了解自己的心理和社会适应能力；通过健康管理，我们达到健康促进的目的。这些是实现健康的通用法则。个人健康如此，社会健康亦是如此。

如何实现健康？ WHO 提出现代健康的四大基石：合理饮食、适度运动、戒烟限酒、心理平衡。这含有大智慧，饮食、运动、烟酒、心理这四个因素深深地融入生活中，与健康密不可分，容易控制而又容易忽略。当然，合理、适量、平衡这些词是放之四海而皆准的描述词，关键是怎样才能做到？标准是什么？

如何健康生活？ 2016 年 10 月，国家卫生和计划生育委员会推出"5125"（我要爱我）健康生活理念。"5125"健康生活理念建议市民每天给自己留 5 分钟发呆时间；每天运动 1 小时、掌握 1 项运动技巧和加入 1 个运动社群；按照新版《中国居民膳食指南》的建议，每天摄入 12 种以上食物，每周摄入 25 种以上食物，做到膳食多样化。

1. 合理饮食：食为天，不当为祸

《礼记》说："饮食男女，人之大欲存焉。"《孟子·告子上》说："食色性也。"这些都在说人离不开两件大事——饮食和男女之事，前者为了个人的生存，后者为了整个人类的生存。

吃，即摄入养分，是所有生物的本性，是所有生物能生、能长的基本活动。既然是本性，就是生来就会，婴儿不需要教育就会喝水、吃奶，就会通过呼吸从空气中摄入氧。有吃，一直是幸福的重要指标，所以胖是福的象征，俗话叫有"福相"。为了吃，人类学会了种植、驯养动物；为了吃，人类也学会了存储、加工食物；为了吃，人类还发生了无数的战争。人从普通动物走到食物链的顶端花了百万年时间，人类历史就是一部"吃"的历史。

在这部"吃"的历史中，有人吃得多，有人吃得少，总体来说，少吃的人比多吃的人多，瘦子比胖子多。但这规律近几十年被打破，2016 年《柳叶刀》一份研究显示：过去 40 年，我们已经从一个体重不足人口比肥胖人口多出两倍有余的世界，转变成了肥胖人口居多的世界。该研究发现，从 1975 年到 2014 年，全球肥胖人口从 1.05 亿升至 6.41 亿，而体重不足的人口则从 3.3 亿升至 4.62 亿。古人的图画中描述的天堂人物基本都偏胖，地狱人物都消瘦，如果我们的先人时间穿越来到今天，一定会感到神奇，食物、胖子如此之多，难道是到了天堂？

以中国为例，2017年末，我国总人口为139008万人，粮食产量61791万吨，猪牛羊禽肉产量8431万吨，水产品产量6938万吨，进口大豆9553万吨，谷物及谷物粉2559万吨。2019年，我国粮食产量已经超过1.3亿斤，加上粮食的净进口量，中国的粮食人均占有量超1000斤，肉蛋奶人均占有量超200斤。这是中国历史上的最高水平，已在整体上彻底解决了"没得吃"的问题，这是一个最"足食"的年代。

病从口入，少吃、多吃都会得病，饮食与营养、健康关系密切，吃得合理才能健康。缺乏营养、营养过剩、营养失衡是营养不良的三种类型。营养不足会使人体体质下降，容易生病，容易衰老；营养过剩会给身体带来麻烦，如肥胖、高血压、冠心病、糖尿病和动脉硬化等。"没吃"的年代，你多吃是储存了能量；"足食"的年代，你多吃积累的却是糖、脂肪和疾病风险。怎样才能做到合理饮食呢？

第一是总量的出入平衡。有两个重要指标可作为出入平衡的参考基数，即体质指数（或体重）和腰围指数。

1985年，美国国立卫生研究所（NIH）倡议，在全球推广体质指数（BMI）为成人肥胖标准的指标。体质指数＝体重（kg）/身高^2（m^2），如一个70kg、身高1.75m的人，其体质指数为22.86，即70kg/1.75^2＝22.86。体质指数标准各地略有不同。美国的BMI正常值是：19～34岁为19～25，35岁及以上为21～27。2015年《中国居民营养与慢性病状况报告》显示，中国居民超重、肥胖问题凸显，肥胖人口居世界首位，不论成人还是青少年，中国的超重、肥胖增长幅度都高于发达国家，为此，《中国成人超重和肥胖症预防控制指南》推荐的标准更严，成年人的BMI正常值为18.5～23.9，24～28为超重，高于28为肥胖。

还有其他的成人标准体重计算方法，如标准体重（kg）＝［身高（cm）–100］×0.9，标准体重（kg）＝［身高（cm）–110］，标准体重（kg）＝［身高（cm）–105］（女），标准体重（kg）＝［身高（cm）–100］（男），等等。计算方法多说明标准体重不标准，突显的是没有将身体密度加入，同样身高体重，我们有的说他结实，有的说他虚胖。

腰围，是衡量体质的第二个重要指标。WHO推荐的测量方法是：被测者站立，双脚分开25至30cm，经脐点测量腹部围长。它主要反映腹部脂肪的差异，间接反映人体的结实程度。腰围是身体健康的晴雨表，大腰围的人过早死亡的风险可高达正常人的两倍，吃的多，肚子脂肪堆积就多、腰围就大。运动员结实的身体往往是健康的体现，其体重、体质指数往往也较高，但腰围指标较低，我们一般不会说他"胖"。结实与否，除了体重，还需加上腰围指标。腰围安全的标准是男性不超过85cm，女性不超过80cm。

要做到饮食总量的出入平衡，成人简单的办法就是维持体重、腰围，只要在每天的同一时间测量体重、腰围，就能知道我们做得好不好。做到摄入与消耗相平衡，可以以出为入、量出为入，也可以以入为出、量入为出。在食物不紧缺的今天，对于超重的人群，特别要强调管好嘴、食不过饱。

合理饮食的第二方面是食材的多样化，以保证营养成分的均衡。

单一食材无法满足人对营养的需求。中国的先人很早就总结了食材的多样化，《黄帝内经》告诫人们要"五谷为养，五果为助，五畜为益，五菜为充"。

俗话说，一方水土养一方人。云贵川吃麻辣，重庆吃火锅，而广东人煲汤喝凉茶，每个地方有各自的饮食习惯，它的形成受到地域、物产、文化的影响，承认这点，就承认我们大多数人都会有不同程度的挑食、偏食，由此会导致营养成分部分的多摄入及部分少摄入。诚然，地方、个人的饮食习惯有它的合理性，也有它的片面性。冰岛居民终年进食熏羊肉及熏鲑鱼，其人群胃癌高发，1950年后，由于减少熏制食品的食用，胃癌发病率下降。

要做到饮食均衡、营养全面，简单的方法就是饮食的多样化。道理很简单，如同偏科学生其总成绩不会很高一样，食材种类少，营养因素就会偏，长寿之国日本的食材多样化值得借鉴。日本1985年就制定了《为了健康的饮食生活指南》，倡导民众一天吃30种食材（包括烹调油和调味品），很多人将其当作饮食准则，会用多种食材做成一道菜，比如味噌汤里有豆制品、海鲜、蔬菜等，但每种食材量并不多。2000年，该指南把"1日30种食材"删除，厚生省解释说，把30种食材当成标准容易造成吃太多，为了避免误解而把它删除。《中国居民膳食指南》建议每天摄入12种以上食物，每周摄入25种以上食物。日本名古屋学艺大学曾对全球137个国家的食物多样化进行研究，得出食物多样化程度越高、健康期望寿命越长的结论。

糖（米、面等）、蛋白质（肉类、豆类等）、脂肪（油、肥肉等）是提供人体能量的主要物质。这些物质的摄入要注意如下几点：①糖类摄入：限游离糖，包括添入食品中的提炼糖和天然存在于蜂蜜、糖浆、果汁中的糖。对于一个每天消耗大约2000大卡路里的成人，来自游离糖的能量应小于10%，相当于不到50g，如果低于5%可能更有益。②蛋白质的摄入：一般的建议是白肉优于红肉，植物蛋白质优于动物蛋白质。③脂肪摄入：建议占总能量的30%以下，其中饱和脂肪摄入占10%以下，反式脂肪摄入占1%以下。不饱和脂肪优于饱和脂肪和反式脂肪。不饱和脂肪来自鱼、坚果、葵花油、菜籽油和橄榄油等。饱和脂肪来自肥肉、黄油、棕榈油和椰子油、奶油、奶酪、酥油和猪油等。反式脂肪包括工业生产的反式脂肪和哺乳动物反式脂肪，前者来自加工食品、快餐、零食、油炸食品、冰冻比萨饼、馅饼、饼干、人造黄油和涂抹食品的酱膏等，后者见于牛、羊等哺乳动物肉类和乳制品中。

除了糖、蛋白质、脂肪之外，人还需要通过食物获取维生素、纤维素、电解质和微量元素。多数人多吃了食盐，中国人每日平均摄入 9～12g 盐，指南建议摄入盐应低于 5g，并建议使用加碘盐。每天至少食用 400g 水果和蔬菜，确保每日摄入足量的食物纤维。

地球生命有两类基本能量转换方式。一种是把太阳光通过光合作用转化为化学能，植物、藻类和某些光细菌具有把水、二氧化碳转化为碳水化合物的能力。另一种是分解高分子释放出化学能，这是绝大多数动物赖以生存的基础。草，从土壤里吸收氮、磷、钾、钠，从空气中吸收二氧化碳，通过光合作用把它们变成有机物；食草动物，通过消化、同化等作用，将草转变为蛋白质之类的大分子有机物。它们辛辛苦苦构建了自己，结果被人和食肉动物一口吃掉。

吃，本来是人活着的必要条件，但慢慢地成了很多人活着的目的。为了吃得更好，还必须色、香、味面面俱到，除了满足肚子，同时还得满足眼睛、鼻子、嘴巴，有时耳朵也不能忘记。怎么吃？我们自古就被告诫要细嚼慢咽，但很多人吃时囫囵吞枣、狼吞虎咽。

现在，胡吃海吃已经成为灾难，"民以食为天"注入了新的内涵，该检讨我们自己了。我们需要遵从出入平衡、多样化的饮食基本原则，可以根据生理需求（生活方式、活动程度）、个人喜好、文化背景、可获得性及饮食习俗，选择不同的饮食方式，合理即可。

2. 适度运动：流水不腐，泛滥成灾

只要活着，你就在动，世上万物都是运动的，运动无处不在、无时不在。植物的根本属性是"植"，是生存位置的植入固定，动物的根本属性是"动"，人只能选择动多动少。

运动包括主动和被动两种方式。主动即自己动，被动受到新陈代谢、按摩、拍打、全身运动及情绪等影响，它们都包含了力量、速度、频率等运动属性。所有运动都是肌肉收缩、舒张的结果，肌肉分为骨骼肌、平滑肌和心肌。其中骨骼肌是随意肌，它能产生主动运动，可以通过主动运动来锻炼，而平滑肌和心肌的运动则受自主神经支配、受身体内环境的影响，平滑肌和心肌可以通过被动锻炼得到加强。

对于健康而言，到底是多动好，还是少动好？有人说多动好，每天走路最少一万步，理由是"流水不腐，户枢不蠹"，生命在于运动；有人则说少动好，乌龟长寿在于它的少动，人一生的心跳次数是有限的，高强度的劳动者、运动员很少长寿，还是悠着点。这两种截然不同的观点一直在打架。

弹簧在弹性限度内使用就不容易坏，长期不用则会生锈；汽车长时间不开会成废物，而经常性的颠簸又会让它的寿命变短。人也一样，也是由一定的结构产生一定的功能，也有使用寿命，要让它不成为废物，要让它使用时间长，运动是必须的，但又不能过，这就要适度运动。

人体及其亚结构可以自行新陈代谢、自我毁损与修复、自行加强与退化，功能上则表现为用进废退。但人体的个体差异太大，这决定了适度使用、适度运动的度变数更多。相对于机器，人只要不过分，其度更容易把握，但若要达到完美状态，其度则更难把握。

作为进化论的先驱者，法国生物学家拉马克，在《动物学哲学》提出了两个著名法则：用进废退和获得性遗传。用进废退指经常使用的器官会发达，不常用则会退化，比如长颈鹿的长脖子就是它经常吃高处树叶的结果。获得性遗传指后天获得的新性状有可能遗传下去，如脖子长的长颈鹿，其后代的脖子一般也长。

身体生长的实质是细胞的变多和增大，但以数量增加为主，大人的红细胞和小孩差不多大，所以大人的血可以输给小孩。细胞变小、变少导致的组织、器官体积缩小，病理学将其定义为萎缩，萎缩按原因可分为生理性萎缩和病理性萎缩。生理性萎缩指生理需要减少之后的萎缩，如卵巢、子宫更年期后萎缩。病理性萎缩又分为营养不良性萎缩和废用性萎缩。废用性萎缩是器官长时间功能和代谢下降所致，如骨折后的制动会让不动、少动的肌肉逐渐发生萎缩。通过锻炼、运动，肌肉的力量和精准作用能力、全身的协调、平衡能力能够得到明显的进步。

疾病、衰老的重要表现是能力下降，用进废退原则可用于对抗疾病和衰老，关键是度，即适度运动原则。用进废退又是一个循序渐进的过程，一口吃不成大胖子，需要时间堆积。

有一个 70 岁的女性患者，年轻时体力劳动少，不爱运动，饮食也没控制，身体较胖，身高 160cm，体重 70kg，高血压病史 20 年，一直在服药，6 年前脑梗死，治疗半年基本恢复，2 年前腰椎多发性骨折，卧床三个月后基本能拄拐行走，1 年前不小心滑倒导致右股骨粗隆间骨折，行股骨头置换手术，近 3 个月全身疼痛，尤以下腰及右髋明显。患者怕再骨折，想走又不敢走，越不走又越疼痛，因此陷入恶性循环之中。这类患者太多，运动少，体重大，骨质容易疏松；体重增加，骨关节及全身器官负担增大，骨关节容易损伤，导致运动能力下降，骨质疏松加重，容易发生骨折；骨折进一步导致运动能力下降，活动少进一步导致骨质疏松加重、全身疼痛，全身器官功能下降，其结局只能是每况愈下。恶性循环的处理方法只有一个，就是打断循环，怎么打断？全身的小运动以及循序渐进是简单可行的方法。慢病慢治，循序渐进的全身小运动其效果也是循序渐进的，病去如抽丝，如果这类患者去找手到病除的神医，其结果必定是也不会好。

我们还可以发现，有的老人会出现"逆生长"。他们一次能做俯卧撑 100 个，游泳超千米。他们对"用进废退"的体会最深。

适度运动，什么运动好呢？走路、跑步、骑自行车、游泳、太极、瑜伽都很好。持拍运动被特别肯定，它能练眼、练手、练心。我们推荐"全身经常性小运动"，关键词有三个：全身、经常性、小。

　　"全身"指全身能主动活动以及能被动接受活动的各个器官，乾隆皇帝的"十常"法包括主动运动和被动活动的各"五常"。主动运动"五常"即：齿常叩，津常咽，肢常伸，肛常提，眼常运。被动活动的"五常"即：面常搓，耳常弹，鼻常揉，足常摩，腹常捋。由乾隆的"十常"法我们很容易延伸出"百常"法，每个人可以有自己的"常"。"小运动"指运动不能太剧烈，不能因运动伤身，其中的个体差异很大，比如自由泳100m，对于能游1000m的人来说运动很小，而对于初学者来说则是剧烈运动。"小运动"还指简便、随时随地能进行的运动，这些小运动别人看不出，也不影响他人，比如"肛常提"。小运动的运动量也可以很大，比如原地的快速跑、双手快搓。

　　身体骨关节的性质，导致身体活动有固定的范围，比如肘关节的结构决定了肘关节不能向后弯曲，膝关节的结构决定了膝关节不能向前弯曲，所有的运动都不是单向的，否则就不成运动。有收缩就有舒张，有伸就有曲，有内旋就有外旋，有左转就有右转，总之，有正向就有反向。为了不失能，就要锻炼身体功能，不能单向锻炼，所以我们既要练弯腰又要练伸腰，既要握拳又要张手，既要勾脚又要踮脚尖。

　　另外，肌肉还有维持身体的重心和姿势的作用，几乎所有肌肉都有对抗肌、协同肌，这就决定了我们的运动、锻炼回归中立位、平衡位、重心位特别重要，中立位、平衡位往往是本位、休息位，太极、瑜伽、拳击、跑步、乒乓球、羽毛球、体操、滑水滑雪等运动非常重视中立位、平衡位的训练，运动员在这方面做到了极致。

　　"全身小运动"强调全身，同时强调因人而异的重点部位、重点器官的重点锻炼。比如，腰椎间盘突出患者的腰背肌锻炼是重点，痔疮患者提肛运动是重点。35岁后，骨质疏松就进入了不可逆转的进程，由此会带来骨折风险，骨折又以脊柱的胸腰段压缩性骨折、下肢的股骨上段骨折（股骨粗隆骨折、股骨颈骨折）、上肢的桡骨远端骨折为多，所以特别推荐中老年人腰背肌锻炼，握拳、拳击掌锻炼，以及脚蹬地、脚尖蹬地、勾脚运动。人老脚先老，走路、跑步对锻炼脚、全身是很好运动。

　　适度运动、全身小运动还包含适度的工作、劳动。工作、劳动也是一种综合运动，香港有句俗语叫"手停嘴停"，意思是活动少了、干活少了或者退休了，就要少吃点，出少就要进少。吃少、活动少是人老的表现，不想老就要多干活，活到老干到老，很多的香港老人在工作，包括老人司机、老人招待，这也是他们长寿的原因之一。邵逸夫活了107岁，他在90岁以前每天坚持上班，他说"我的最大乐趣是工作，只有保持工作才能长寿"。适度运动的内涵还包含体重的稳定和出入平衡，很多由饮食不当引起的糖尿病患者早期可以通过长走、慢跑得到治愈。很多人游戏成瘾，其中的分值、关阶的瞬间兑现是重要原因。我们可以将这点借用于体重控制，即每天同一时间用电子秤测量体重，并用表格记录。

长期的、循序渐进的"全身经常性小运动"是对适度运动的解读。它的特点是化整为零，在它的实践中，每个人都会有自己的体会，都可以成为这方面的专家。

3. 戒烟限酒：烟酒，人类自贱的发明

（1）戒烟

1）四百年时间，烟民队伍、吸烟量快速增大

海曼在《烟草和美洲人》书中说，烟草原产于中南美洲，有 7000 年的历史。人类的吸烟史多久？考古学家在墨西哥恰帕斯州发现了一块来自公元 432 年修建的古典神庙的浮雕，浮雕显示了古代玛雅人用管状烟斗吸烟。在美国亚利桑那州发现的公元 650 年左右的印第安人洞穴遗址中，发现了烟叶实物和烟斗、烟灰。从考古资料来看人类吸烟史超过 1600 年。

美洲大陆的发现者哥伦布先后 4 次横渡大西洋。这四次往返开辟了美洲大陆与欧亚大陆的新航路，原产于美洲的烟草、玉米、土豆来到欧亚大陆，印第安人除了教会地球人吃玉米、土豆之外，也把教会了地球人抽烟。烟草于明代传入中国，吴晗先生曾考证，烟草分三路传至中国：从吕宋（菲律宾）传入福建漳州、泉州一带；从南洋传入广东；从日本传入朝鲜，再传入中国辽东。明人称烟草为淡巴菰、淡巴芯、淡巴姑等，清朝王士禛《香祖笔记》也记载"吕宋国所产烟草，本名淡巴菰"。

李时珍的《本草纲目》撰成于明朝万历六年（1578 年），它记载的药草达 1892 种，但没有烟草。150 余年之后，公元 1765 年，赵学敏编著《本草纲目拾遗》，详细描述了烟草的植物形态，而且对其药用价值及毒性做了论述，也指出在明末各地盛行吸烟的事实。明代方以智的《物理小识》记录了"烟草"词条，该书于 1643 年编成初稿，所以学者认为烟草传入中国是在明朝万历年间，即公元 1600 年左右传入中国，至今约四百年。

烟草传入中国之初，烟草很少，物以稀为贵，暴利促使烟草行业快速发展。明杨士聪的《玉堂荟记》记载，明代末期，在北方种植烟草"一亩之收，可以敌田十亩"。清王逋《蚓庵琐语》记载："关外人至以匹马易烟一斤。"清方式济《龙沙纪略》记载："烟草三四斤易一牛。"清彭遵泗《蜀中烟说》记载，当年在四川种植烟草"大约终岁获利过稻麦三倍"。

卷烟机的发明和不断改进又为吸烟带来方便，使得烟草消耗越来越多。十九世纪五十年代由苏西尼发明的卷烟机，每台每分钟可生产卷烟 60 支，而现在的卷烟机可生产超万支。据美国茹纳所著《烟草生产》记载：在 1875 年，美国的卷烟年产量不过5000 万支，1890 年达到 25 亿支。乔治·阿克洛夫的《钓愚：操纵与欺骗的经济学》说：

在 1900 年，美国人均年消费卷烟仅为 49 支，1930 年升至 1365 支，1950 年达到 3322 支。中国生产卷烟 2003 年和 2006 年分别突破了 3500 万箱和 4000 万箱。一箱烟有 5 万支香烟，2006 年生产了 2 万亿支，全国有 3 亿烟民，人均约 6700 支。国家烟草专卖局《中国烟草年鉴 2009》显示：2009 年，世界卷烟销售量 6.2 万亿支，中国占世界总销量的为 37%，为世界之首。

陈瑞泰《中国烟草栽培学》书中记载：1952 年中国烤烟种植面积为 19 万公顷，约 300 万亩，总产量为 22 万吨；到 1997 年，全国种植面积已经达到 171 万公顷，收购量为 343 万吨。

烟草于 15 世纪末从美洲进入欧洲，16 世纪末进入中国，短短数百年时间席卷全球。《中国烟草控制规划（2012—2015 年）》显示，中国成年吸烟人数超过 3 亿，约占全球烟民的 30%。

2）烟草的危害

随着吸烟量的越来越多，烟对人的危害也越来越显现。烟的危害在中国清朝就有记载。清代张璐《本经逢原》："岂知毒草之气，熏灼脏腑，游行经络，能无壮火散气之虑乎。"清代陈淏子《花镜》说烟草"久服肺焦，非患膈即吐红。抑且有病，投药不效，总宜少用"。清代吴澄《不居集·烟论》："无病之人频频熏灼，津涸液枯，暗损天年。"清代医学家吴仪洛《本草从新》一书将烟草列入毒草类，称其"火气熏灼，耗血损年，卫生者宜远之"，并附注烟草"最烁肺阴，今人患喉风咽痛、嗽血失音之症甚多，未必不由嗜烟所致"。

1924 年，美国《读者文摘》刊载的文章《烟草损害人体健康吗？》是西方期刊第一次指出烟草有害。1927 年，英国医师弗·伊·蒂尔登在医学杂志《手术刀》上撰文称：他看到或听到的每一个肺癌患者都有吸烟，说明香烟致癌症。1964 年，《美国卫生总监报告》首次对吸烟危害健康问题进行了系统阐述。《2008 年世界卫生组织全球烟草流行报告》指出，肺癌、缺血性心脏病、脑血管疾病、慢性阻塞性肺疾病、下呼吸道感染、结核均与吸烟有关。2008 年，全世界吸烟者总数约为 13 亿，约占当时世界人口的四分之一，每年有 500 多万人因吸烟相关性疾病死亡。

2012 年 5 月 30 日，卫生部在北京举行世界无烟日宣传活动，发布了《中国吸烟危害健康报告》。该报告是中国首部系统阐述吸烟危害的权威报告，凝聚了一百多位相关领域专家的心血，收集了研究吸烟的有关文献 3 万余篇，希望将吸烟及二手烟危害健康的科学证据展示给大家，让事实"触目"，让结论"惊心"。该报告显示，全世界每年因吸烟死亡的人数高达 600 万，超过因艾滋病、结核、疟疾导致的死亡人数之和，占总死亡人数的 1/10，每 6 秒钟即有 1 人死于吸烟相关疾病，现在吸烟者中将有一半因吸烟提早死亡；因二手烟暴露所造成的非吸烟者年死亡人数约为 60 万。如果全球吸烟流行趋势得不到有效控制，到 2030 年每年因吸烟死亡人数将达 800 万，其中 80% 发生在发展中国家。中国是世界上最大的烟草生产国和消费国，每年因吸烟导致死亡的人数已超过 100 万，至 2050 年将突破 300 万。

烟草中含有 7000 余种化学成分，其中数百种为有害物质，含有至少 69 种已知的致癌物，包括 ^{210} 钋、稠环芳香烃类、N- 亚硝基胺类、芳香胺类、甲醛等，吸入人体后会引发基因突变而致癌。吸烟可以导致肺癌、口腔和鼻咽部恶性肿瘤、喉癌、食管癌、胃癌、肝癌、胰腺癌、肾癌、膀胱癌和宫颈癌。烟草烟雾中的一氧化氮、硫化氢及氨等有害气体可对呼吸系统造成严重危害。吸烟可以导致慢性阻塞性肺疾病（慢阻肺）和青少年哮喘，增加肺结核和其他呼吸道感染的发病风险。烟草烟雾中还含有多种可导致心脑血管疾病的物质，如一氧化碳、自由基等，它们损伤血管内皮功能，引发多种心脑血管疾病，可以导致冠心病、脑卒中和外周动脉疾病。烟草烟雾中含有多种可以影响人体生殖及发育功能的有害物质。女性吸烟可以降低受孕概率，导致前置胎盘、胎盘早剥、胎儿生长受限、新生儿低出生体重以及婴儿猝死综合征。吸烟还可以导致勃起功能障碍、异位妊娠和自然流产。吸烟可以导致髋部骨折、牙周炎、白内障、手术伤口愈合不良及手术后呼吸系统并发症、皮肤老化和医疗费用增加，幽门螺旋杆菌感染者吸烟可以导致消化道溃疡。此外，有证据提示吸烟还可以导致痴呆。

卷烟产品的标识是有国家规定的，每个烟盒都必须标明危害最大的焦油、尼古丁和一氧化碳三种物质的含量。焦油是一种混合物，含有许多致癌物质，从过滤嘴、烟斗吸嘴看到的褐色油渣样物就是焦油，烟民发黑的牙、发黑的肺就是焦油的功劳。同样是外科医师，每天开胸的胸外科和开腹的普外科医师相比较，胸外科医师吸烟的比例、吸烟的量明显要少，原因是他们见的黑肺多。尼古丁，它是一种挥发性的毒碱，具有神经麻醉作用，是烟瘾的罪魁祸首。它会使动脉收缩并损害血管内膜，致使器官缺血、缺氧，久之会造成肢体缺血或坏死。刚做完断指再植手术的患者以及他的病房必须严格禁烟，否则会影响手术成功率。一氧化碳，因烟丝不完全燃烧所产生，它结合红细胞的能力比氧气要强 200 倍，它会迅速和红细胞里的血红蛋白相结合，从而妨碍红细胞的携氧能力，这也是烟民口唇发黑的原因。很多医师烟民做过一个简单测验，把拇指联上血氧检测仪，点上一支烟，可以看见血氧饱和度迅速从 100% 掉至 95%。

吸烟成瘾，除了身体依赖，还有心理依赖。心瘾是烟草依赖的主要原因，有人甚至说烟瘾由 1% 的生理烟瘾和 99% 的心理烟瘾构成。饥饿会让人不能入睡，即便睡着也很容易饿醒，食物依赖是生理需要，烟草依赖还远达不到这种水平。心瘾的作用其实也不是那么强，烟民在不能抽烟的环境中不会有烟瘾，比如正在紧张手术的外科医师，比如在严厉禁烟的飞机、高铁上的乘客，比如躺在严厉禁烟的医院病床上的患者。

地球上这支"吸烟大军"很庞大，有 13 亿人，我也是其中一员，我给大家描述一下我们这支队伍的日常情况。高兴时抽一支，郁闷时抽一支，紧张时抽一支，无聊时抽一支，饭后来一根，如厕来一根，睡前来一根，睡醒来一根，日复一日，年复一年，一晃就几十年。香烟就像一根无形的绳索捆绑着你的手脚，束缚着你的身心，使你无法离开，最终一生受困，成为烟的囚徒。焦黄的手指，黑黄的大牙，土灰的脸，一身的焦油味，还经常咳嗽吐痰，这些成了烟民的典型特征。不说别人的耻笑，烟民内心总会有些"对不起大众"愧疚感，所谓的潇洒、男人味都是烟民的自欺欺人和烟厂的忽悠。

烟民出门时，一定会检查是否带有烟和火机。如果烟盒里只有一两支烟时，心里就会紧张，要么立即去购买，要么开始算计一旦断烟，能去哪里补充。外出时如果晚上断烟，一定会满大街找卖烟的地方，猛然发现一家还开着门，惊喜程度不亚于中奖。在禁止吸烟的场所，如会议室、电影院、地铁等，离开时第一件事就是迫不及待地掏出烟点上。上飞机前，一定要在吸烟室把烟吸够；下飞机后，直奔出口找打火机，然后把烟瘾补足。烟抽得辛苦了就会有戒烟的想法，但戒烟的日期总是一推再推，理由五花八门。

吸烟，无论是对社会还是个人，其危害都很巨大。"吸烟危害健康"每盒烟都显著标明，遗憾的是，绝大多数的烟民都会熟视无睹、视而不见，这是一种典型的选择性看不见。

3）抽烟的理由

烟民抽烟一定是有理由的。在欧洲，抽烟开始的理由是药用。1560 年，法国驻葡萄牙大使尼古特将烟草带到巴黎，并献给卡特里娜皇后，那时认为烟草可以治疗溃疡和呼吸道疾患，称为"吸药"，后来烟草的拉丁名 Nicotiana 也由此而来。

宋代罗景纶描述槟榔具有醒能使醉、醉能使醒、饥能使饱、饱能使饥的作用，陈琮《烟草谱》引述而称"烟草亦然"，"灼以管而吸之，食已，气令人醉，亦若饮酒然，盖醒能使之醉也。酒后食之，则宽气下痰，余醒顿解，盖醉能使之醒也。饥而食之，则充然气盛，若有饱意，盖饥能使之饱也。饭后食之，则饮食消化，不至停积，盖饱能使之饥也"，"其禀气辛辣而多芬，赋性疏通而不滞，又在槟榔之上"。

明代张景岳他认为烟草"性属纯阳，善行善散，惟阴滞者用之如神"，并提出"人多喜服而未见其损者"。张景岳将烟草视为祛风除湿、行气止痛、开窍醒神、活血消肿、解毒杀虫的妙药。《本草纲目拾遗》也叙述了烟草的药用价值。随着大家对烟草的认识的加深，烟草有害作用越来越多地被发现，现在的医师几乎不可能将烟草当成药物开给患者。

谁会最想让你抽烟呢？除了来自你内心的烟瘾，就是烟的生产者、销售者！他们是怎么说服你的呢？怎么挖掘、怎样撩动你心瘾的呢？我们来看看他们不惜巨资的广告说辞："来到万宝路世界——尽善尽美"（万宝路）；"一百万人的选择不可能是错的"（斯巴迪）；"永远不会背弃你的好伙伴"（荷兰人牌雪茄烟）；"超凡脱俗，醇和自然"（555）；

"骆驼牌香烟也是助消化的良药"（骆驼）；"我真妒忌男人们抽着烟的潇洒状态"（美国烟草公司）；"自我闪耀的一刻"（英国登喜路）；"体会怡然一刻"（日本万事发）；"尽显尊贵唯我中华"（上海中华）；"点燃无穷智慧"（云南红塔山）；"启迪广褒思维"（云南玉溪）；"传递价值，成就你我"（湖南芙蓉王）；"鹤舞白沙，我心飞翔"（长沙白沙）；"弹指间，尽显将军本色"（济南卷烟厂）。烟厂广告将抽烟与烟民的某种非常渴望的心理感受、心理需求、心理愿望甚至是三观标准相关联，烟民内心认可这种关联，要想成功戒烟，或许首先要将这种关联截断。

抽烟缓解压力、抽烟出灵感，或许是烟民最大的吸烟理由。吸烟的本质是间断花点时间，做一件仅仅是吸烟的事，做这事时注意力就自然会从其他事转移过来，注意力转移也带动感觉的转移、情绪的转移，而且这是一种快速转移，吸一口转移一次，吸一支转移几分钟，可以说这种转移是吸烟的最大作用。心情不好的时候抽烟，不好的心情得到转移；高兴的时候吸烟，高兴的感觉得到转移，心情也就得到平静；紧张的时候、压力很大的时候抽烟，紧张、压力得到转移；疲劳、放松的时候抽烟，疲劳、放松的感觉得到转移；孤独、寂寞时抽烟，孤独、寂寞的感觉得到转移；饥饿、寒冷时吸烟，饥饿、寒冷的感觉得到转移。这种注意力、感觉、情绪的转移久而久之就成了吸烟者的习惯，甚至是条件反射。

人的注意力、感觉、情绪的不断转移是必须的，不断转移在松和紧之间。谁都会胡思乱想，庙中和尚的转移方法是敲木鱼、转念珠、念经。不吸烟的人通过各种五花八门的小动作来完成，比如抓头发、摸胡子、掐下巴、拍脑袋、咬手指、转戒指、摇扇子、吃零食、抓拳伸指、跺脚抖腿、来回踱步、闭眼发呆、望远若思、自言自语、故作镇定等等。每个人都会有自己的习惯，无意有意间就形成了。

每个烟民都有自己的吸烟理由。

4）中国的控烟

吸烟危害社会，造成"伤农、靡财以及害身"。烟草传入中国不久，当政者就提出禁烟。崇祯十二年和崇祯十六年，崇祯帝两次下诏禁止种烟和吸烟。清太宗入关前开始禁烟，并在禁令颁布后处罚违禁事件60余起。康熙主张禁烟，下令"境内沃壤，悉种嘉禾"，"凡民间向来种烟之地，应令改种蔬谷"。

当今世界对吸烟的危害认识更深，各国都开展了控烟禁烟工作。中国是《世界卫生组织烟草控制框架公约》的缔约国之一，相继出台了不少控烟的法律法规和部门规定。《中华人民共和国烟草专卖法》第五条规定：禁止或者限制在公共交通工具和公共场所吸烟，禁止中小学生吸烟。《中华人民共和国未成年人保护法》第三十七条规定：任何人不得在中小学校、幼儿园、托儿所的教室、寝室、活动室和其他未成年人集中活动的场所吸烟。《国民经济和社会发展第十二个五年规划纲要》提出要全面推行公共场所禁烟。《公共场所卫生管理条例实施细则》规定：室内公共场所禁止吸烟，室外公共场所设置的吸烟区不得位于行人必经的通道上。此外，很多地方也出台不少的地方法规，2015年6月1日，被称为"史上最严控烟条例"的《北京市控制吸烟条例》实施，该条例可理解为凡是有屋顶的地方都不能抽烟。

尽管政府层面控烟严厉，在某些特定的公共场所也起到一定作用，但成年人吸烟率控制的效果并不理想。复旦大学余金明等于2008年6月至8月，调查了中国386家医院4032名心内科医师的吸烟情况，吸烟率为15.2%，这个群体工作压力非常大，也很清楚抽烟的危害，但他们的吸烟比例说明大众的控烟任重道远。

5)《中国临床戒烟指南（2015年版）》的个人戒烟指导

目前公认，烟草依赖是一种慢性疾病，其国际疾病分类（ICD–10）编码为F 17.2，表现在躯体依赖和心理依赖两方面。躯体依赖表现为吸烟者在停止吸烟或减少吸烟量后，出现一系列难以忍受的戒断症状，包括吸烟渴求、焦虑、抑郁、不安、头痛、唾液腺分泌增加、注意力不集中、睡眠障碍等。一般情况下，戒断症状可在停止吸烟后数小时开始出现，在戒烟最初14天内表现最强烈，之后逐渐减轻，直至消失。大多数戒断症状持续时间为1个月左右，但部分患者对吸烟的渴求会持续1年以上。心理依赖又称精神依赖，表现为主观上强烈渴求吸烟。

复旦大学张李军等调查了2009年10至12月14家医院1226例心肌梗死烟民经皮冠状动脉介入（PCI）术后的戒烟情况，术后1.5年，戒烟成功679例（55.4%），远高于其他戒烟者。最想戒、最能成功戒烟的是患者，特别是口腔癌、咽喉癌、肺癌患者以及冠心病、咽喉炎、气管炎、肺炎反复发作者，他们有刻骨铭心的痛苦，是吸烟有害健康的真正体会者。

一朝吸烟，一世戒烟。戒烟太难了。顶级专家怎么看？怎么治？

WHO烟草或健康合作中心、中国疾病预防控制中心控烟办公室共同编写了《2007年版中国临床戒烟指南（试行本）》，旨在科学、有效地帮助吸烟者戒烟。2015年，《中国临床戒烟指南（2015年版）》推荐以"5R"法增强吸烟者的戒烟动机，用"5A"法帮助吸烟者戒烟。"5R"包括：①相关（Relevance）：使吸烟者认识到戒烟与其自身和家人的健康密切相关。②危害（Risk）：使吸烟者认识到吸烟的严重健康危害。③益处（Rewards）：使吸烟者充分认识到戒烟的健康益处。④障碍（Roadblocks）：使吸烟者知晓和预估戒烟过程中可能会遇到的问题和障碍；同时，让他们了解现有的戒烟干预方法（如咨询和药物）可以帮助他们克服这些障碍。⑤反复（Repetition）：反复对吸烟者进行上述戒烟动机干预。

医师要首先了解吸烟者的感受和想法，把握其心理。医师应对吸烟者进行引导，强调吸烟的严重危害、戒烟的目的和意义，解除其犹豫心理，使之产生强烈的戒烟愿望并付诸行动。"5A"包括：①询问（Ask）并记录所有就医者的吸烟情况。②建议（Advise）所有吸烟者必须戒烟，可进行个体化劝诫，将吸烟与就医者最关心的问题联系起来，如目前的症状、对健康的忧虑、经济花费、二手烟暴露对家庭成员及他人的不良影响等。③评估（Assess）吸烟者的戒烟意愿。④提供戒烟帮助（Assist）。向吸烟者提供实用的戒烟咨询。推荐有戒烟意愿的吸烟者使用戒烟药物，如尼古丁贴片、尼古丁咀嚼胶、安非他酮、伐尼克兰等。处理掉身边与吸烟有关的全部物品，在完全戒烟前使家中与办公室（桌）无烟。分析戒烟中可能遇到的问题，如避免吸烟诱惑、改变生活习惯等。针对吸烟者的主诉可以采取相应措施处理戒断症状，如我感觉紧张、烦躁可以做深呼吸、散步，我不能集中精力可以减少工作负担等。为提高戒烟成功率，在戒烟期间应限酒。⑤安排（Arrange）随访。吸烟者开始戒烟后，应安排随访至少6个月，6个月内随访次数不宜少于6次。

成功戒烟的过程一般要经历从"没有想过戒烟"到"完全戒烟"的过程，是递增的、阶段性的成功过程。多数吸烟者会经历全部或大部分戒烟阶段，最后才完全成功戒烟，它包括了十二个阶段。第一阶段：对戒烟感兴趣。第二阶段：能列出戒烟的理由。第三阶段：考虑设立戒烟日（思考什么时候开始）。第四阶段：设立了戒烟日（确定开始戒烟时间）。第五阶段：没戒，但减量了（真正开始戒烟）。第六阶段：戒了，但几个小时内复吸。第七阶段：戒了24小时以上，但又复吸了。第八阶段：几天没吸烟。第九阶段：一周没吸烟。第十阶段：一个月没吸烟。第十一阶段：一年没吸烟。第十二阶段：5年没吸烟。

2011年2月，美国第一夫人米歇尔宣布奥巴马成功戒烟。奥巴马的戒烟过程持续了3年，3年时间中尽管还抽，但烟量明显小了，是个轻度烟草依赖者。从结果来看，奥巴马采取了阶段戒烟法。

有63年烟龄的袁隆平院士，原先是烟不离手，2010年他听了钟南山的劝告开始控烟，自创"三三四"方法，即上午吸三支，下午吸三支，晚上吸四支，吸烟量减了大半，从此变为一位轻度烟草依赖者。2012年11月，袁隆平患了重感冒，于是正式戒烟，之后一口烟没再吸过。他采取的戒烟方法也是阶段戒烟法。

《中国临床戒烟指南（2015年版）》指出：任何人在任何年龄戒烟均可获益，且戒烟越早、持续时间越长，健康获益就越大。绝大多数人认为戒烟靠毅力，然而数据显示，只有3%～4%的戒烟者能靠自己的毅力戒烟成功。戒烟是技术活，要想戒烟最好寻求医师的帮助。国家卫生和计划生育委员会2014年2月印发的《关于进一步加强控烟履约工作的通知》中要求：卫生计生机构在提供医疗卫生服务过程中，为吸烟患者提供戒烟指导和服务。为此很多医院开设了戒烟门诊，遗憾的是很少烟民借力于医院。

6）我的戒烟体会

烟草不是毒品，没有一个国家将烟草作为毒品来禁，烟民不能奢望从源头上不能获取，不能奢望大家都戒。个人控烟戒烟，只能在自己的思想和行为上有所作为。我的办法是"一不回、二不养不跳"，即坚决进入控烟阶段，控烟期间坚决不回到重度烟草依赖状态，戒烟期间坚决不再养"烟虫"、不再跳进"烟鬼世界"。靠毅力戒烟，敌人总是自己；虚拟了外敌"烟虫""烟鬼世界"，斗争中身体的所有不适都可视为敌人的挣扎。

　　吸烟的感觉，就像痛觉一样，很难准确表述。烟雾有数千种分子，每种分子自有它的味道，它们夹杂在一起时，有人简单地说烟香，有人说烟臭，此外，还有程度上的差别。当说烟香、烟臭时，这种感觉就接近于一种综合感觉，有时还可分享。个人有个人的感知，它会成为抽烟或不抽烟的理由。吸烟的感觉并不是那么靠谱，有可能是一种长期的错觉。快乐、愤怒、悲伤、恐惧、厌恶、无聊等情绪下烟民会抽烟，吸烟分散、转移了这些情绪。情绪是感觉与知识模板的反应，一旦理解了烟民不靠谱的吸烟感觉，就理解了不靠谱的吸烟情绪。吸烟的感觉、情绪均能产生吸烟的欲望，这构成了吸烟"心瘾"。

　　将烟瘾虫化，将烟瘾发作视为"烟虫"的攻击，将抽烟视为"养虫"，把戒烟看作是与"烟虫"的战斗。"烟虫"是一双叶虫，一叶在左肺，一叶在右肺，嘴巴在左右支气管分叉处，烟雾是它的粮食，它有四条触角，通过血管直插大脑的感觉、知识、情绪、欲望中枢。"烟虫"是十足的寄生虫，是烟民自己养的宠物，主人高兴时、不高兴时、无聊时都会喂它，一天可以喂养几十顿。"烟虫"得到喂养就慢慢侵蚀主人，最终和主人同归于尽。

　　"烟虫"的身体和搅局能力是主人喂大的。主人一天抽20支烟，它就有相当于20支烟的身体和搅局能力，抽5支烟就只有5支烟的身体和能力。一旦主人喂它的频率、总量下降，它就会萎缩，不喂它就会饿死。它的狡猾之处是善于观言察色，武器是直插大脑的那四条触角，只要主人看到烟具、闻到烟味，那四条触角就会快速挣扎，搅动主人的大脑，催促主人赶快吸烟，一旦吸入一口烟，"烟虫"立刻获得营养而快速壮大。

　　控烟、戒烟期间，戒烟理智和抽烟欲望会不停打架，抽还是不抽，完全取决于哪种想法占优势。"烟虫"为了生存、壮大，会采取各种手段。烟民很容易被"烟虫"灵活、多变、快速的手段打败。

　　"烟虫"是抓痒虫，它最会撩动烟民的吸烟渴求：全身都绷得紧紧的，特别是脸上皮肤，好像只有一支烟才能打开这种紧张；吸烟能舒缓渴求，如同一次完美充电。"烟虫"非常了解猎物的习性，它善于"挠痒"，却骗主人吸烟是为了"止痒"。将烟瘾虫化，将烟瘾发作视为"烟虫"的进攻，将吸烟视为养虫，吸烟的收益是"烟虫"，不喂、不养"烟虫"就会成为不抽烟的理由。

　　烟鬼的世界，我是主动跳进去？还是远离它？

　　烟民、非烟民的差别非常清晰，他们处于两个世界，抽了那支烟就掉进了"烟鬼世界"。那支烟就是诱饵，就是陷阱，不再复吸就离开了"烟鬼世界"。可多数烟民认为抽烟就是一支烟的事，看不见一支的背后是一支复一支，这就是一个烟鬼的世界。看见别人抽，控烟、戒烟者会特别想抽。吸烟致害于无形，吸烟致病于长远。我是主动跳进去？还是远离它？答案不言而喻。

　　每过一段时间烟民就会想抽一支，烟瘾－吸烟－再烟瘾－再吸烟，形成恶性循环。烟民成了烟的囚徒、奴隶，打断恶性循环，是戒烟的唯一途径。要不抽，就一定要找到不敢抽、不想抽的理由。控烟者手头一定要有些资料，比如吸烟危害的图片或其替代物，它们随时可见，资料必须是震撼他的、让他怕的，比如变黑的肺部、坏死溃烂的脚趾。只要找到真正让他怕的图片，并反复自我告诫，就能压住抽一支的欲望。具体怎么做呢？第一步，不断观看那些图片，也可以在脑子中好像是放电影那样一张一张地再现那些图片，这样能够压住大部分的吸烟渴求。第二步，当吸烟渴求没被压住时，这时别急着抽，可以盯着最害怕的那张图片看。第三步，如果还是想抽，那就抽一支吧，别内疚，这时吸烟量已经很小了，已经接近成功，接着需要的是重复第一、二步。

　　我戒烟期间做了《烟，它烧了什么？》PPT 警示自己。

　　烟，它烧了什么？

　　烧了牙眼，烧了皮肤。

　　烧了气管，烧了咽肺。

　　烧了血管，烧了全身。

　　烟，它烧了什么？

　　烧了时间，烧了金钱。

　　烧了责任，烧了安全。

　　烧了健康，烧了生命！

　　别抽了！戒了吧！留一点吧！

　　一句话一张 PPT，每张均配有震撼的图片，我把它放在手机上、电脑上，每隔一段时间就看一次。经常想想烟鬼世界，我是主动跳进去？还是远离它？和尚要戒、能戒很多比烟更难戒的东西，不是因为定力强，而是因为他们有方法，会训练。谁都会胡思乱想，和尚的修炼方法是敲木鱼、转念珠、念经，你也可以念你的戒烟经、转你的戒烟珠。

　　如果不能一次性彻底戒烟，那就阶段性戒烟。

　　我们可以将戒烟指南中的戒烟阶段从十二个简化为三个：准备阶段（第一至第四阶段）、减量阶段（第五、六阶段）、戒烟阶段（第七至第十二阶段，即戒了 1 天、1 周内、1 周、1 月、1 年、5 年）。有的人戒烟非常坚决，说戒就彻底戒了，他们戒烟只有一个阶段，可是多数人做不到。还可以看到一个事实，即便烟瘾再大，没有谁能做到临终前还叼着烟，已经抽不动了，他们不需要准备阶段就会直接进入减量阶段、戒烟阶段。

绝大多数人的戒烟效果不好，其原因是将戒烟简单地理解为"戒"或"没戒"，他们没有看到戒烟的减量阶段，减量比戒烟容易。早晨醒来 1 小时后吸第 1 支烟，每天吸烟少于 10 支，即成为轻度烟草依赖者。减量阶段是关键期，这是个非常矛盾的阶段，虽然表示戒烟失败，但要认识到减量也是一种成功，是戒烟的一个阶段。一个阶段一个阶段地努力，攻一个山头，守住一个山头，再攻更高的山头，阶段式戒烟会让戒烟更顺利。先控后戒是很多成功戒烟人的经验。

万事开头难，而控烟、戒烟的开头不难。我有 30 多年的烟龄，2019 年春节答应家人戒烟，也采取了阶段戒烟法，从 4 月份起控烟，尽管还在抽，但没在家里抽，从而实现起床后第一小时不抽，从重度烟草依赖快速成为轻度烟草依赖。阶段戒烟法不会出现一次性戒烟的沮丧，能提升信心。控烟期间，有两个要求：①尽量一个人抽。②抽烟时尽量专注享受烟瘾。事实上，这种专注难以坚持 1 分钟，享受的感觉很快会跑掉，痛苦随之而来，舌干咽燥，烟味苦涩，或者将烟放下，或者以喝水、聊天来冲淡痛苦，数秒钟之后再将烟拿起。享受 – 痛苦 – 转移 – 再享受 – 再痛苦 – 再转移，十几个来回，那支烟也就抽完了。吸完一支烟需要 2 ～ 3 分钟，可以吸 12 ～ 15 口。有一个成功戒烟者说他的经验是想清楚了吸烟的享受：如果吸烟是一种享受，这种享受时间就是 2 分钟，2 分钟之前、之后都是痛苦的，既然 2 分钟之后啥也没有改变，我干吗要这 2 分钟？

戒烟的优势是时间。屡败屡战，屡战屡败，想抽就抽了，想戒也就戒了。美国大文豪马克·吐温说：戒烟是世界上最容易的事，我已经试过上千回。他道出了许多烟民的戒烟欲望与无奈，谁都想戒谁都难戒，处于戒烟 – 复吸 – 再戒 – 再复吸的循环中。吸烟，其本质是通过吸烟行为兑现吸烟欲望，无论什么欲望，如果太容易满足，结果也就寡然无味，甚至厌倦。每个吸烟者都有过戒烟念头，打消吸烟欲望才是关键。要戒烟，需警钟长鸣，不敢抽。吸烟有害健康，这种危害如同温水煮青蛙。

控烟期间，需创造自己的无烟环境，远离吸烟者，坚决扔掉烟灰缸、打火机以及香烟。作为一个老烟鬼，香烟伸手能及而不抽，如果有这毅力烟早就戒掉了。远离吸烟场所，比如酒桌、牌桌、麻将桌。主动接近戒烟者，从他们那里得到帮助、得到信心。戒烟期间，总会想抽一支，还会有各种不适的感觉，此时一定要想一想：我想前功尽弃吗？我再养"烟虫"吗？想再跳回烟民的世界吗？

戒烟的终极办法是请别碰烟。有数据显示，成功戒烟的烟民平均戒烟时间是 18 年！没抽过烟的人，"请别碰第一支烟！"试图戒烟的人，从戒烟那一刻起，"请别碰第一支烟！"当你抽了一口，恭喜你，你已经成为或者再次成为吸烟大军中的一员；当你不抽了，更恭喜你，你已经脱离了吸烟大军。

（2）限酒

"一两酒二两饭"，酒精是一种能量饮品；"酒壮熊人胆"，酒精有血管扩张作用、兴奋作用；"无酒不成宴"，酒精还是一种交际饮品。酒，少喝有益多喝伤身，所以说应该限酒。

饮酒过量可发生急性酒精中毒，出现醉酒症状。酒精在肝脏分解，长期过量饮酒可造成肝功能减退、脂肪肝或酒精中毒性肝硬化。10%～20% 的酒精通过胃黏膜吸收，70% 以上通过小肠吸收，饮酒可使胃肠黏膜充血，发生慢性炎症，经常饮酒可引起胃炎、肠炎、胰腺炎，过量饮酒有害。酒精的摄入和血压关系密切，有报告显示饮酒量＞60g/d，可使收缩压升高 9.1mmHg，舒张压升高 5.6mmHg，高血压患者更要减少喝酒量。

陶渊明一生酷爱喝酒，他的《止酒》说出了很多酒鬼的心声："平生不止酒，止酒情无喜。暮止不安寝，晨止不能起。日日欲止之，营卫止不理。徒知止不去，将止扶桑矣。"想戒又不能戒的痛苦巨大。

WHO 2006 年《西太平洋地区减少乙醇危害计划》报告指出：全球有 20 亿饮酒者，其中 7630 万人存在酒类使用相关疾患，有害饮酒已经成为全球影响健康的主要危险因素之一。2002 年，有害饮酒与 4% 的全球疾病负担和 3.2% 的过早死亡有关。WHO 2011 年《饮酒和健康现状的全球报告》表明，全球每年有害饮酒导致约 250 万人死亡，全球死亡总人数的 4% 归因于饮酒，其危害已经超越了艾滋病、肺结核和暴力事件，对年龄在 15—59 岁的男性而言，饮酒是引发死亡的首位危险因素，约 60 种疾病和乙醇有关，在全世界范围内，有害饮酒是导致疾病和残疾的第三大危险因素，在中等收入国家中则排在第 1 位。

中国疾病防控中心 2010 年发布的《中国慢性病及其危险因素监测报告》显示：我国 18 岁及以上居民饮酒率为 36.4%，约 1/4（25.5%）的饮酒者几乎每日饮酒，居民危险饮酒率和有害饮酒率分别为 8.1% 和 9.3%；男性居民尤不容乐观，男性饮酒率超过 1/2（57.7%），危险饮酒率和有害饮酒率分别为 7.4% 和 11.1%。

何为适量饮酒？酒有高度、低度之分，所以要以纯酒精量为指标。美国膳食指南推荐标准为男性每日不超过 24g，女性不超过 12g；澳大利亚推荐每日男性不超过 40g，女性不超过 20g。WHO 提出男性安全饮酒的限度是每日不超过 40g，女性不超过 20g。中国营养协会根据中国人的饮酒习惯和体质特点提出成年男性每日不超过 25g，成年女性不超过 15g，超过推荐量即为过量甚或有害饮酒。WHO 认为"危险饮酒"指男性平均每天摄入酒精量大于 40g，并且小于或等于 60g；女性平均每天摄入量大于 20g，且小于 40g；"有害饮酒"指男性平均每天摄入酒精超过 60g，女性超过 40g。

4. 心理平衡：不平衡会生病，不平衡就是病

健康的一半是心理健康，疾病的一半是心理疾病。心理平衡是健康的重要基石。

1970年，霍金几乎完全瘫痪，医师告诉他只有3年生存期，但他却奇迹般地生存了50多年，先进的医学帮助是重要原因，他强大的大脑、超人的意识更为重要。他说：我的整个成人时代都在与疾病做斗争，我不会过多地考虑我的疾病。他不可能不考虑他的疾病，他是考虑透了，他是科学界的伟人，也是精神控制、精神管理、心理平衡的伟人，从他的日常行为、书籍、演讲来看，他的豁达几乎无人可及。

人的精神可分为四大类：感觉、知识、情绪和欲望。心理是指精神活动的过程和结果，包括感觉、知识、情绪和欲望发生、发展的过程和结果。通过各种感官感觉人的内、外部世界的事和物；通过综合各种感觉形成知识，知识包括自然知识和人的各种世界观、人生观及价值观；感觉作用于相对固化的知识时产生各种情绪，情绪包括快乐、愤怒、悲伤、恐惧、厌恶和中性六种；而欲望是生命对未来的期望，包括对未来的感觉、知识、情绪的内在心理期望，欲望有先天的，也有后天的。心理学将心理分为三方面，即认识过程（含感觉、感觉的综合）、情感过程和意志过程，简称知、情、意（持续的欲即意志）。每个人都有自己独特的知、情、欲，从而形成独特的人格、个性。

《难经》说："重阳者狂，重阴者癫。"心理的阴阳失去平衡之时，就是心理疾病产生之时。心理只能用心理来平衡，用心理的阴来平衡心理的阳，用心理的阳来平衡心理的阴。快乐和痛苦、愤怒和高兴、悲伤和喜悦、恐惧和无畏、厌恶和喜欢都是矛盾地存在，是一对对心理的阴阳，犹如硬币的正反两面。无快乐就无痛苦、无厌恶就无喜欢。痛苦与快乐如影随形，如果一个到来，另外一个必定也会到来。

阴阳之间消长转化，互根互制，是对立统一的关系。阳中有阴，阴中有阳；阳极则阴生，阴极则阳长；阳极即阴，阴极即阳。德国生物学家海克尔于1866年提出"生态平衡"理论：生态系统中能量流、物质循环相对稳定即生态平衡，生态系统具有自我调节和维持平衡状态的能力，是一种动态平衡。心理也是一种生态，心理平衡是一种生态平衡。

在儒家文化中，修身、齐家、治国、平天下为文人志士之所向往，怎么做？《论语》说："学而时习之，不亦说乎？有朋自远方来，不亦乐乎？人不知而不愠，不亦君子乎？"在我眼中，"人不知而不愠"是孔子最光辉的思想，可解读为别人不了解、不理解甚至误解你时，别不高兴，别怒火中烧。按与自己的关联程度，人与他人的关系可分为三类：关联小的或者无关联的，亲近的和自己。第一类人或许根本就不是你的利益共同体，他们怎么误解你，你都比较容易做到不愠。但要做到第二类人的"不知而不愠"就很难，比如，儿子就是不理解你的好意，叛逆地不听你的教诲。第三类更难，那是自己啊，分别指向行为中的自己和内心期望的自己。不管怎么发誓，但自己还是去干

了，自己的行为与期望总是相背而行，能不愠吗？"人不知而不愠"是心理平衡的最高境界，我们要"学而时习之"，有志者事竟成。

孔子还说："知者不惑，仁者不忧，勇者不惧。"其中的三个"不"字不完全是"无""不会"，很多时候是"不会去选择"的意思。一部《易经》淋漓尽致地诉说了万事万物的阴阳运动规律，一副太极图浓缩了阴阳运动哲理。心理平衡包括感觉、知识、情绪和欲望四方面的平衡，它们都有各自的相互依存、相互转化的阴阳。

（1）感觉的心理平衡

感觉是身体内、外环境的各种信息，由感受器接受，并由大脑整合形成。感觉是心理的基础，人类所有心理都来自或反映了感官经验，知识、情绪和欲望也如此，它们是感觉的被感觉，是感觉的泛化。

猪八戒吃人参果，因为咽得太快而不知啥滋味，人体的信息感觉器的功能如同渔网，会选择性地把鱼留下，把水漏去，所以认知的主体就是"摸象的盲人"。人不愿意被假的信息蒙骗，不愿意被恶的信息惩戒，不愿意被丑的信息玷污，也不愿意被没用的、不好玩的信息占据空间，所以会用"注意"的方法去关注真的、善的、美的、可怕的、有用的、好玩的信息，所以我们会出现"情人眼里出西施"，会出现视而不见、听而不闻，人的偏见是必然的。

我们不能太相信我们的"感觉"，感觉太容易犯错。视觉是最重要的感觉来源，无论我们平视、仰视和俯视，眼睛的天然属性决定了视觉的偏见和盲区。在一个新环境，很多人会找不到北，会感觉出一个错误的甚至相反的东西南北，这种感觉不管太阳东升西落的指引，还是指南针的指向多么明确，都顽固存在。

《堂吉诃德》的作者塞万提斯说：嫉妒者总是用望远镜观察一切。在望远镜中，小物体变大，矮个子变成巨人，疑点变为事实。在中国，嫉妒者俗称"红眼病"，常表现为一种不服、不悦、自惭、怨恨甚至带有破坏性的心理，它是一种复杂的负感情。嫉妒者的问题在于对自己和他人的感知出现了错乱，有了正确的自知和他知，就会少了嫉妒。

幸福和不幸、压力和轻松都是一种感觉，要实现感觉的心理平衡，我们可以选择不感觉或轻感觉，正如范仲淹《岳阳楼记》的"不以物喜，不以己悲"，也如《三国演义》中说的"为将之道，勿以胜为喜，勿以败为忧"。而当我们身不由己地感觉到不幸或压力之时，就要主动注意、感觉内外环境的幸福、轻松信息，即寻找安慰；当我们被幸福感、愉快感包围时警觉会迟钝，需要去主动寻找、感觉环境中的压力元素，要有忧患意识。有一点特别重要，我们要远离心灵污染源、远离负能量信息源，它是心理平衡的源头。

（2）知识的心理平衡

知识，按获取时间分先天性知识、后天性知识。先天性知识生来就有，不学自会，比如呼吸、吃奶、排便、眨眼等，它被医学称为非条件反射、先天性反射；后天性知识由感觉汇总、升华、固化而形成，它来源于直接经验和间接经验。

洛克在《人类理解论》中引用了一个例子：我们不应该告诉小孩，晚上会有小妖精和鬼怪出没，否则夜晚会永远和这些可怕的念头结合在一起，再也摆脱不掉这些想法。可怕的心理阴影不及时消除，最终会成为个人的知识，导致心理失衡、心理变态。

个人知识，它或深或浅地烙在脑中，知识的"真"是知识的心理平衡的准确位，大千世界无奇不有，我们必须认识到自己的无知和认知的偏差。个人知识中很重要的一点是对自己的评估，要有自知之明，对自己的长短处、能力作出客观评判，它最终形成一个人的自信心。很多人有个通病，几次成功就会让自信心爆棚，几次失败就会自信心丧失，自信心太过即狂妄，反之就容易妄自菲薄、整天沮丧。狂妄、沮丧的结局都是悲剧，比如皇帝吃丹药以求长生不老，比如很多人面对癌症会崩溃。

绝对的真理不存在，个人知识的心理平衡就是不断试错、去伪存真。

（3）情绪的心理平衡

情由境生，触景生情。情绪是感觉与知识模板的反应。

疾病带来的能力减退，衰老带来的美貌消失，它们都在你不经意中一点一点发生着，我们不可能随时随刻去感觉这些变化，但总会在某个说不清楚的时刻去感觉、去确认，感觉具有高度的选择性和随机性，而知识模板又不断变化，这造成了我们情绪的可控和变幻莫测。

人的基本情绪可列为六类：快乐、愤怒、悲伤、恐惧、厌恶和中性。快乐是正面情绪，愤怒、悲伤、恐惧、厌恶是负面情绪。正面情绪能促进健康，使人精力充沛、精神愉快、增进人际关系、保持良好状态；而负面情绪使人颓废，影响身心健康。另外，情绪往往矛盾地存在，有喜必有忧，乐极生悲。

中性情绪是核心情绪，包括平静、安静、淡定、镇定和无聊，包括不喜、不怒、不忧、不思、不悲、不恐、不惊等。《礼记·中庸》说："喜怒哀乐之未发谓之中，发而皆中节谓之和。"《大学》说"欲修其身者，先正其心"，即正心是修身的前提；还说"身有所忿懥，则不得其正；有所恐惧，则不得其正；有所好乐，则不得其正；有所忧患，则不得其正"，即愤怒、恐惧、好乐、忧患的时候，心就不正。我们的先人很早就关注着、肯定着中性情绪。情绪控制、情绪管理极为重要，其方法就是回归中性情绪，具体包含两方面：一是不刻意去感觉大的正面、负面情绪的原因；二是不断淡化知识模板中的名利烙印，做到喜而不乐、哀而不忧，不为俗事凡尘而烦恼。天若有情天亦老，人非草木孰能无情，我们常人只能是波浪式地围绕中性情绪进行波动，从而实现整体情绪的心理平衡。

快乐、愤怒、悲伤、恐惧、厌恶等情绪太过，会产生躁狂、抑郁。躁狂症、抑郁症是当今社会的流行病，多数人两者兼有，一会儿抑郁一会儿躁狂，病名就叫躁狂抑郁症。躁狂症、抑郁症的用药往往都以镇静为主，严重者还会使用电休克疗法，目的是让躁狂、抑郁情绪回归至中立位。

人生如棋。韩国李昌镐是围棋界的传奇，是年纪最小的世界冠军获得者，获得世界冠军的次数最多。李昌镐有个绰号叫"石佛"，它源自一次激烈的比赛，一位日本记者花了几个小时拍了两卷胶卷，冲洗出来一看，他都是一个表情——静如磐石。任尔东南西北风，吾自岿然不动，不管局面落后、领先，他都面无表情，不怒不喜，不忧不愁，其极其冷静的心理常令对手感到无隙可乘，丧失斗志。李昌镐是情绪管理专家，他时刻让自己处于情绪的中立位，同时他也是欲望的管理专家，他作为"胜负师"用《不得贪胜》为书名讲述了胜负的哲学、舍弃的智慧。

显然，情绪宣泄作为一种心理行为，它能释放焦虑和不满、能平衡心理和精神，但垃圾要倒在垃圾箱才合适，别总冲着家人、同事而去。控制情绪是一种可以训练的能力，为表述这种能力，丹尼尔·戈尔曼在《情绪智商》一书中引入了情商（EQ）的概念，即情绪智商，后来他觉得用情智（EI）更为准确，即情绪智力。不论怎么表述，目的只有一个，我们要将快乐、愤怒、悲伤、恐惧、厌恶这五条"宠物小狗"套上一条狗绳，别让它们离开我们的中性情绪太远。

（4）欲望的心理平衡

欲望是生命对未来的期望，它根植于我们的生命之中，绝望意味着生命的结束。人的第一欲望是生，即活得更久，当然个体的长生不死不可能，所以延伸出第二欲望遗传，即传宗接代，让自己生命的核心部分——基因继续生存，让生命通过生育、繁衍以另外一种方式延伸。这两个欲望是所有生物的本能，是一种生理性、生物性动机。

为实现第一、二欲望，产生了人的第三欲望：活得更好。活得更好包括更好的衣食住行、娱乐、尊重等，诚然活得更好能让人活得更久，它成为人类进步的原动力，但何为活得更好最让人困惑，它关联人的价值观。有智者说求真、求善、求美是人类的理想，可是"何为真善美"不会有标准答案，它的答案永远在路上。要追求最大的真善美，就必须接受由此带来的最大的假恶丑，不想要假恶丑，就别想要真善美。最大幸福的背后一定是最大痛苦的堆积，最大幸福的另一端需要最大痛苦去平衡，最大不可能的背后是无数的微可能的堆积。

王阳明说："破山中贼易，破心中贼难。"这里的贼就是欲望。叔本华说：我们很少想到自己所拥有的，却时刻想起自己所没有的。很多人在眼花缭乱、欲海无边的第三欲望面前迷失方向，名利甚至成了"活得更好"的代名词，它已经成为我们痛苦的源泉。

很多人、很多时候为名利而逐名利，正如司马迁在《史记》中所说"天下熙熙，皆为利来；天下攘攘，皆为利往"。

欲望的产生、实现都让人兴奋甚至躁狂，所以我们总会浮想联翩、心猿意马，而欲望得不到满足，或者在实现过程遇到挫折，我们会抑郁。

要实现欲望的心理平衡，我们必须维持基本的第一、第二欲望，控制、减少不切实际的第三欲望。明代文学家袁中道在《珂雪斋集》中说："人者，情欲之聚也，任其情欲，则悖礼蔑义，靡所不为。"太多的欲望总会让我们有"人生不如意事十之八九""心比天高命比纸薄"的感慨，正如宋代程颢说"寡欲心自清"，也如明末清初黄宗羲说"少欲觉身轻"，孟子也曾提出通过不动心、寡欲、收心，最后达到养浩然正气的控制欲望的路径。我们应该用"如无必要，勿增实体"的奥卡姆剃刀剃去多余的欲望，朴素是真。无欲本身就是一种欲望，是最难实现的欲望，这是一种欲望悖论，我们只能在总体上去把握，或者像那句时髦话那样"活在当下"。

总之，心理平衡包括感觉、知识、情绪和欲望四方面的心理平衡，它们各自都有各自的阴阳。我们要达到心理平衡，就必须关注、认识到阴阳双方的相互依存、消长转化，心理的阴阳平衡不是静止的、绝对的，而是一种动态的、相对的"中""和"状态。

当今社会，自然环境、社会环境变迁速度加快，每个人的生活压力、工作压力都在迷茫中不断放大，面对未来的不确定性，我们有些可控，有些不可控。尽管说人的感觉、知识、情绪和欲望瞬息万变，我们必须认识到它们的可控性和主观能动性，用比喻来说，它们就像四组大开关，每组里面又有诸多的小开关，你开什么、关什么？你有足够的话语权，人生智慧只在舍得。谨记，心理平衡的能力可以通过训练、练习而提高，它比身体的锻炼更重要。

如果用"积极""好"来在本原上评价、肯定精神的主观能动性，那么就得在本原上承认它的片面性、主观性及错误性，这就是思考的力量。《黄帝内经》中说"阴平阳秘，精神乃治；阴阳离决，精气乃绝"，实际就是"以平为期"的阴阳平衡观。心理平衡的实质是让四大精神要素回归中立位、平衡位，这也是心理治疗的精髓。

5. 社会适应：心理平衡的展开

人是群体动物，是群体中的个体存在，我们每个人或多或少都会有孤独感、寂寞感，严重的医学上可诊断为孤独症、自闭症。这类患者会出现感觉异常、社交障碍。为此，WHO将"社会适应"列入第五大健康基石，其实它是心理平衡的展开。

生命必须做到生物体与环境相适合，否则会被淘汰，这就是适应。生物只有适应环境才能生存和繁衍，因此英国哲学家赫伯特·斯宾塞提出了"适者生存"的理论。1859年，达尔文在《物种起源》中把在生存斗争中适者生存、不适者淘汰的过程叫自然选择，后来形成了进化论学说。

在生存竞争当中，许多生物依靠保护色来躲避敌人、保存自己，比如生活在绿草中的蚱蜢、生活在树皮上毛虫；也有动物依靠"拟态"手段来隐藏自己，如似枯叶的枯叶蝶，似竹节的竹节虫。这是生物进化过程中衍生的自然适应能力。

能生存下来的物种，都有适应环境的生存能力，包括获取食物、繁殖、适应气候变化和避免天敌的能力。为了生存，昆虫的一生需要经过卵、幼虫、茧虫、成虫的蜕变。候鸟可以根据气候变化而迁徙千万里，每年春秋两季往返于繁殖地和避寒地。鱼类可以根据季节以及繁殖和寻食的需要进行季节洄游、生殖洄游、稚鱼洄游、觅食洄游，比如大海中的大马哈鱼逆流而上，在淡水中产卵，幼鱼顺流而下至大海成长。

地球上的大部分动物都是变温动物，即冷血动物，比如蛇、青蛙，它们的体温随着环境温度的升降而升降，会在阳光下取暖来提高体温，还会钻进洞穴进行冬眠，以维持身体的最低代谢。日升夜沉就是海里小生物的生活习惯，白天海面水暖，它们就会上浮，夜晚海面水冷，它们就退回海底。

人是恒温动物，不需要冬眠夏蛰，人的活动时间、空间更大，由此也决定了人类获取食物、繁殖、适应气候变化和避免天敌的能力总体上更强。进一步地，由于人类的合作、分工等社会能力远超于其他恒温动物，他们约定了一系列规则，从而保证了更好的合作、分工，所以走到了食物链的顶端。

适者生存，人的适应包括自然环境的适应、社会环境的适应，今天人类的自然生活条件已经大为改进，所以更有必要强调社会适应。合作、分工、约定是人类社会存在的三个基本事实，人的社会适应就应该包括合作、分工、约定三方面的适应。

（1）合作的社会适应

从人类史来看，生产力低下的原始社会占了绝大部分时间。人类的个体力量太单薄，只有抱团合作才有可能取胜于其他动物，为谋取生活资料，必须共同劳动，共同占有生产资料和劳动果实。人类社会发展到劳动果实有剩余时，产生了奴隶社会、封建社会、资本主义社会，尽管有了私人财产，但人类群居群聚、抱团合作的事实并没有丝毫的改变，其中国家、军队、税收是重要方式，实质都是"我为人人，人人为我"，斯宾塞在《社会学原理》中称这样的社会为社会有机体。

从人出生到死亡的过程来看，它是一个从低能到高能，最后失能的过程。人在开始的低能时，如果得不到帮助，他就不可能长大成人；在离世前的失能时，如果得不到帮助，他就不可能在他高能时去帮助别人。这是最原始的家族式的互助、合作，延伸出尊老爱幼的原始伦理。繁衍后代是男女合作的结果，决定了天然的男女爱情。即便是高能的人，他也有休息、病痛的时间，也需要帮助。

既然无法独立存在，我们就必须采取合作的态度来适应、融入这个社会。其他动物也抱团合作，人类与它们最大的区别是"爱"的主动意识，我们要做到人类合作社会的适应，首先就要有爱，爱即给予，极端自私自利的人很难适应社会。罗曼·罗兰说：自私的幸福变成了人生唯一的目标之后，人生就变得没有目标。

（2）分工的社会适应

人类群居的采集、狩猎年代，家族是主要的社会团体，那时就有分工，男性狩猎，女性采集和抚育小孩。社会越发达，分工就越细，男女有分工，小孩、成人、老人有分工，家庭有分工，单位之内有分工，单位之间有分工，此外，还有农业、工业、商业、教育、医学等分工。当今社会工种数不胜数，这些工种是社会系统的基本结构，每个角色都是整个社会机器的一颗颗螺丝钉。从主从地位来看，每个人既是主角又是配角，在不同的环境中担任不同角色。

社会分工的目的是为了更好地抱团，利益分配是它的黏合剂，我们都是收益者，因为利益分配不可能做到绝对公平，所以它又是社会分分合合的催化剂。但在物资富裕的年代，很少人会认为社会给予自己的多了，即使获得很多的人，他也会认为是自己努力的结果，自己的付出远远大于获得。

我们都是这个分工社会的一员，很多时候我们无法改变我们的角色地位，比如父子角色、医患角色、上下角色。即便改变，也只是从一个角色变为另一个角色，比如你不想成为此单位的一员，但还是要成为彼单位的一员。既然跳不出这个社会圈子，你就得去适应。如何适应？首先要发挥好角色的作用，你的作用不匹配角色时，就会被角色作用所淘汰。不论我们是主动还是被动进入角色，总会有得有失，这是社会的安排，和你计较不计较无关，太计较只会自寻烦恼，事实上个人作用对于整个社会已经微乎其微，没有谁，地球还照样转。人或许都妄想"人人为我"，但没谁能得到。

我们都是社会分工的收益者，只有感恩社会，我们才能做到分工社会的适应。

（3）约定的社会适应

约定是人类合作、分工的基础，它让人类处于一种有序、高效的状态。人类的约定分情、理、法三个层面，其产生和执行的主动意识是其他动物无法比拟的。社会通过情、理、法协调着人际关系，每个人又通过情、理、法维系着社会秩序。《中庸》说"君子素其位而行，不愿乎其外"，可以理解为君子行为的情、理、法的自觉到位，这是自律的最高境界。中庸，中指不偏，庸指不变、守常，要真正做到，需要终身的践行。孔圣人能做到"三十而立，四十而不惑，五十而知天命，六十而耳顺"，直到七十岁才达到"从心所欲，不逾矩"。

情，指人之常情，可以说是人性、人的本能，也可以是习惯风俗、人情世故。理，指天理天道、伦理道德、公序良俗，是社会共同的行为规范，它大量存在于习俗、传统、规则、公共利益、正义感之中。法，往往指国法，是一种具有强制力的行为规范，是一种底线约定，公正、公平是其准则。

　　情是人的本源表现，"人非草木，孰能无情"；理是情中向善的部分；法是基本的理、基本的善。情的特点是千变万化、有恶有善，理的特点是向善，法的特点是强制性、惩罚性。情更多地表现在个体，呈柔性，而理、法主要以群体为对象，呈硬性，表现出情有可原、法理难容。东方人骨子里认可"人本善"，所以他们常"讲理"；而西方人骨子里认可"人本恶"，所以他们更"讲法"。

　　口里有痰，会烦躁、会不舒服，必须吐出来，吐痰是人的基本排泄功能，是一种基本需要，吐痰合情，但如果在大庭广众之下大吐一口，就会影响大众情绪，还可能引起疾病传播，这就不是一种善，就不合理，如果直接往别人脸上吐，那是对人的伤害，这样的吐痰就不合法了。肚子饿了要吃东西，这合情，自己没有向别人讨要，这也合理，但不管别人同不同意，抢别人的食物吃，这就成了不合法。

　　情、理、法这三种约定从内涵来说是相通的，所以说"天理无非人情""王法本乎人情"，当然也存在明显的差别。从约定的范畴来说，情大于理，理大于法；从约束力来说，情小于理，理小于法。有时情、理、法还相悖，法律与感情完全对立，比如平时说的法律无情、不徇私情的执法如山。

　　什么样的社会就有什么样的规矩，这两者可以上升到生产力与生产关系的辩证，它们相辅相成，最终是生产力决定生产关系，生产关系是生产力的集中体现。现在的社会之所以成为现状，自有它的规矩在，包括大、小社会的情、理、法约定，这些约定不论你认为适当不适当，也不论你相不相信，它都在那里。我们要适应这个约定的社会，就要懂规矩、守规矩，要有"信"。当今世界充满了浮躁，跨国、跨界的谩骂成为流行病，其中很重要的原因就是共识没有达成，对别的社会、别的国家、别的行业、别的圈子规矩的不理解。

　　具体到个人，我们怎么适应这个约定的社会？就是要做到于情、于理、于法的合适，否则就会人情不容、天理不容、国法不容。于情方面，我们要做一个有情有义的人，即要有"仁义"思想。于理方面，我们做事要讲理，无理寸步难行。情、理、法的约定总在利己和利他中找到公约数，利己、自私是人的本性，它不教自明，而理的本质是善，这要求我们除了善待自己，还要善待别人，所以我们讲理之时要注意行善，做到礼尚往来，做到有理有利有节。于法方面，讲法应该是我们做人做事的底线思维，它犹如烧红的铁炉，你触碰了，它就会烧你，法的威力在于它的惩戒性，我们不能做以身试法的傻事。

　　爱因斯坦说：我们时代的特征便是工具的完善与目标的混乱。要有共同的目标，就要有情、理、法的共识达成，我们可以抗争这个社会不合适的情理法，社会也在这种抗争中前进。不争也是一种策略，不对抗就去适应，我们最终还是要融入这个社会，上善若水；我们不想、或想少点孤独，我们就要适应这个社会，这是个合作、分工、约定的社会，适者生存，愤愤不平只能是自讨苦吃。和合文化是中华民族生生不息的核心，我们当自觉行之。

"指月之指"是著名的佛家公案，我们有太多的手指指向健康的明月，所以我们会东一耙子西一扫帚，不知不觉地以指代月、见指忘月。但不要忘记，WHO 推荐的指南也只有四指——合理饮食、适度运动、戒烟限酒、心理平衡，如果把社会适应也算一指，五指成一手，它们就构成指向健康之月的手，即"指月之手"，但也请记住月是月、手是手。

（三）幸福

在普世价值观中，很多人认可健康是第一位的，如果一个人失去了健康，那么他拥有的、即将拥有的统统为零。健康是 1，财富、地位、荣誉等是后面的 0，没了健康，后面有多少 0 都是 0。这种价值观的最大好处是引起大家对身体、对健康的重视，它的缺点是将健康表述为 1 和 0 两种极端状态，会让部分失去健康的人过于悲观，事实上身体状态应该是 1 和 0 之间的零点几的状态，健康的作用地位影响总价值。

更多的人把幸福排在第一位，中国自古至今有个风俗，家家户户都贴"福"字。尽管许许多多人有吃、有穿、有住、有健康，可是举眼望去，有几人会觉得自己幸福？

1. 幸福是什么：远看山有色，近听水无声

福是什么？中文"福"字以形表意，从示从畐，在甲骨文为"畐"，表示两手捧酒坛供奉在祭台上。示，上"二"指天地，下"小"指日月星，为世间万物之表现。《说文解字》说："示，天垂象，见吉凶，所以示人也。"祖先告诉我们，我们祈求的行为是福，祈求的目的是福，其结果会如何？不确定，或许是"幸"。幸，即侥幸、幸好，将幸、福放在一起，意味着幸福的不确定。求福的行为、目的何者为重，我们每个人都需要用一生去解读。

《说文解字》说："福，祐也。""祐"同"佑"，即赐福、保佑，可以理解为"有助即福"。从字形来看，和佑相反的是佐，中国最早的百科词典《广雅》说"佐，助也"，也说"佑，助也"，造字者并没有让佐、佑的表意相反，而是一致。与福相反的是祸，从示从呙，表意为神欲陷人于漩涡。《说文解字》说："祸，害也，神不福也。"

福、禄、寿是中国民间信仰的三位神仙，道教视之为三位吉神，分别象征着幸福、俸禄、长寿。而我们平时所说的五福临门，是《尚书·洪范》中的寿、富、康宁、攸好德、考终命"五福"，五福解读了幸福的内涵。①寿，即长寿。②富，即富足。③康宁，即身健心宁。④攸好德，即心存仁义。"好德"的意思可以从孔子那里找到参考，孔子在《论语》中两次说过"吾未闻好德如好色者也"，意思是我未听过喜欢道德像喜欢美色一样的人。孔子针对当时礼崩乐坏、人心不古有感而发，人们对物质的追求超过了对道德的追求。⑤考终命，即尽享天年，善终而亡。孔传解读为"各成其长短之命以自终，不横夭"。"飨用五福，威用六极"是《洪范九畴》之一畴，它源自被孔子称为"殷末三仁"之一的箕子。箕子通过寿、富、康宁、好德、善终"五福"劝导人们向善，通过夭折、多病、忧愁、贫穷、丑恶、懦弱"六极"警诫人们的恶。

中国传统中对福的解释还有很多。如《老子》说"祸兮福所倚，福兮祸所伏"；《礼记》说"福者，百顺之名也"，百事顺利是福；《韩非子·解老》则认为"全寿富贵之谓福"，即寿、富、贵三者全有则是"福"。

西方贤哲对幸福亦有很多表述。苏格拉底、康德、黑格尔等完善主义者认为，幸福就是精神上或者说道德上的完善，人身上最高贵的部分是人的精神，把精神满足了，那才是真正的幸福。古希腊哲学家、万物由原子构成的提出者德谟克利特，他认为人的幸福与不幸居于灵魂之中，人的自然本性就是求乐避苦，能求得快乐就是善，反之即是恶，这种快乐不是暂时的、低级的感官享乐，而是有节制的、精神的宁静和愉悦。伊壁鸠鲁将其发展为快乐主义理论体系，认为快乐包括肉体与心灵的快乐，趋乐避苦、追求快乐是善、是道德的基础和内容，是人类一切行为的动因，也是人生的目的。哈佛大学幸福课讲师本·沙哈尔则认为，幸福是快乐与意义的结合。

什么是福？我们也有自己的答案。有的回答"如意是福"，从福星、禄星、寿星的民间画像可以看到，它们很多都拿着搔痒之具"如意"。如意的历史很悠久，又叫"痒痒挠""不求人"，用以搔挠手抓不到的脊背之痒，可痒是越挠越痒，搔痒解痒是越求越不得。有的回答"不求人是福"，不求人意味着自己该有的东西有了，面临的问题自己能搞定。还有的回答"多子是福"，"平安是福"等等。

当我们将福清晰表述时，它就变成了一幅画，就会变成一种缥缈的境界，如唐代王维《画》诗中说"远看山有色，近听水无声"，画上的山色很清楚，但画上的流水却无声。

幸福到底是什么？总的来说，是人的幸福的感觉、知识、情绪、欲望的综合。

福是一种感觉，一种当下的、现时的感觉，即幸福感。它一方面来自既有的感觉，是对过去的信息研判，另一方面是对未来的预测和期盼。每个人都被自身内部的和外部的信息所包围，这些信息随时随刻还在变化，其中有些信息被我们的知识模板定义为幸福信息，幸福信息的被感知就产生幸福感。有些幸福信息被深深地烙在大脑中，它们可以随时被抽取出来而产生幸福感。在独处之时，回忆是获得幸福感的重要工具，比如，我们会回忆和家人相处的其乐融融，会回忆童年的无忧无虑，会回忆初恋情人的甜甜蜜蜜，也会回忆冲破种种艰难险阻之后获得的种种成功。

幸福是一种综合感觉、是一种人为定义的综合概述、知识。比如我们常说"某某人很幸福""某某人很不幸"，但是"子非鱼，安知鱼之乐？"我们常人难以达到惠子的境界，更达不到庄子的："子非吾，安知吾不知鱼之乐？"感觉与境界有关又无关，每个人有每个人的好坏观、价值观、幸福观，它会受到群体和时代的影响。"比较"对人的综合感觉影响最大，很多人看见别人不幸时，侥幸的福感就会突然产生。我们常常会设定方方面面的比较"标杆"，诚然，"标杆"对个人、群体的进步有促进作用，但也会让我们陷入"人比人，气死人"的劫难之中，所以孔子会说"君子周而不比，小人比而不周"。

幸福是一种情绪。幸福更多时候是触景生情，当幸福信息被感知，作用于大脑中的幸福知识模板，幸福之情就悠然产生。幸福总是来得太突然，也像糖水的甜味很容易钝化那样，幸福感的消失也很快。

幸福更是一种欲望。欧文说：人类的一切努力的目的在于获得幸福。卢梭说：追求幸福乃是人类活动的唯一动力。民生幸福是发展的根本目的。

2. 怎样才能实现幸福：您"想要"就能

有哲学家认为幸福是根本不可能的。叔本华说：人是受欲望支配的，你缺什么往往就对什么有欲望，而匮乏意味着痛苦，所以，欲望没有满足的时候你是痛苦的，但是欲望满足以后是无聊。他还说：人生就像钟摆一样，在痛苦和无聊之间摇摆，幸福是不可能的。

在金钱社会，有钱不是万能的，没钱却是万万不能的。"有钱能使鬼推磨"是对金钱崇拜产生的狂妄思想，事实上，钱多的人并不比钱少的人幸福。钱有时候能买到一些幸福感，但不能买到整体的幸福、最终的幸福，人们将幸福不随收入增长而增加的现象称为"幸福收入悖论"。

我们绝大多数人不认可幸福是不可能的，也知道幸福是不能用钱买到的，那么怎样才能实现幸福呢？有很简单的答案。《淮南子》说："福由己发，福在积善；祸由己生，祸在积恶。"曾子说："人而好善，福虽未至，祸其远矣；人而不好善，祸虽未至，福其远矣。"幸福就像你身后的影子，你追不到，但是只要你往前走，它就会一直跟着你。

怎样才能幸福太重要了，我们还是展开进一步探讨。

（1）知福要福，才至福

如果卢梭说的"追求幸福乃是人类活动的唯一动力"是对的，我们要幸福，那么就首先要知道什么是福。比方说，幸福如果像天上的毛毛雨，你都不知道它是福，即便砸在你的头上，你也不会获得。

狄慈根说：只有整个人类的幸福才是你的幸福。托尔斯泰说：幸福在于为别人而生活。他还说：做好事的乐趣乃是人生唯一可靠的幸福。他们对幸福的解读可以借鉴。

幸福是一种感觉，要幸福，我们必须主动获取这种幸福感。这需要我们去捕捉、去感知幸福信息，不去感知就不会有幸福，就像猪八戒吃人参果那样，再美味你也不会知道是啥滋味。所有的感觉都有感觉阈值，感觉适应之后会产生感觉麻木，感觉阈值会不断提高，就会身在福中不知福。其中健康者、年轻人是典型，只有失去之后，他们才会知道健康、青春的幸福。不想被麻木，就需要我们去感知幸福信息，不被感知、不被品味的幸福如同穿肠而过的酒肉，它只提供能量。

幸福是一种综合感觉，要幸福，我们必须把持这种幸福感。大脑的知识总汇中有幸福的综合感觉及其细节，也有不幸的，还有大量的中性部分。综合感觉还包含时间的长久性，真正的幸福肯定不是短时的快乐，久久是福。我们会回忆、回放综合感觉中的幸福部分，但很多人却将痛苦信息的各种细节深深地刻在大脑中，将别人的、社会的不好刻在记忆深处，最终形成仇恨，并随时放大地反映出来，这样的人能幸福吗？

幸福是一种情绪，要幸福，我们必须把控这种幸福情绪。人的情绪是个野马团队，不管控的话，说不清楚什么时候就会有一匹野马冒出来。"你好"成为日常问候语，它提醒我们要去感知、评判别人的综合感觉，不去感知就不会有"好"感、幸福感。平时要说"您好"，它比"你好"更有"心"。

幸福是一种欲望及实现的过程。我们骨子中总是期望不现实的多多益善，要幸福须寡欲，少奢望，还须控制欲望的实现过程。怎样通过控制欲望的实现达到幸福呢？很多智者给了他们的答案。歌德说：能把自己生命的终点和起点连接起来的人是最幸福的人。爱因斯坦说：只要你有一件合理的事去做，你的生活就会显得特别幸福。西塞罗说：严肃的人的幸福，并不在于风流、游乐与欢笑这种轻佻的伴侣，而在于坚忍与刚毅。

苏格拉底说：人生最幸福的是莫过于为理想而奋斗。他又说：幸福来自自制。这两种说法看似矛盾，实际相通。我们需要欲望来驱动我们的人生，但也要认识到欲望的永无止境。苏格拉底只索取满足生存的必需品，他做到了为活而吃，而不是常人的为吃而活。他告诉我们，放弃虚荣，放弃面子，不做欲望的奴隶，把欲望、需求降到最少，那样才更容易得到幸福。

（2）知苦避苦，才至福

卡森说他不知道如何才能得到幸福，但可以告诉大家如何过上痛苦的生活，确保痛苦生活的处方包括：①为了改变心情或者感觉而使用化学物质。②妒忌。③怨恨。

如何过上痛苦的生活？芒格也开了四味药。第一味药：要反复无常，不要虔诚地做你正在做的事。第二味药：尽可能从你们自身的经验获得知识，尽量别从其他人成功或失败的经验中广泛地吸取教训。第三味药：当你们在人生的战场上遭遇第一、第二或者第三次严重的失败时，就请意志消沉，从此一蹶不振。第四味药：尽可能地减少客观性，这样会帮助你减少让步以及所要承受的负担。

我们可以从这七味药中抽取、提炼它们的精华：掩饰、妒忌、怨恨、浮躁、不学、消沉、永不让步。我们想痛苦就常用它们，要幸福就避开它们。

（3）要知自己的想要的福、不想要的苦和祸，才至自己的福

怎样才是幸福？有很多答案，但很难有共识。因为它的根本是一种个人感觉，即使是一脉相承的父子、同床共枕的夫妻也很难一致。幸福的很多解读是对群体的，我们个人的幸福离不开群体的幸福，但要真正实现自己的幸福，知道什么是自己的福是前提，鞋子是否合脚只有自己才知道。

对幸福的理解最大的、最多见的错误是"幸福是通过与人比较得来的"，幸灾乐祸的大有人在，所以我们常常处于"人比人，气死人"的误区。

苦瓜苦不苦？苦！但有人喜欢，有人不喜欢。喜欢的人，他喜欢那种苦尽甘来的滋味，苦也是甜；不喜欢的人，会认为为什么要受那苦。读书好不好？好！但有人喜欢，有人不喜欢。喜欢的人说里面有黄金屋，能学到知识，能聆听各种声音，认为有书读就幸福。不喜欢的人会认为要那么多知识干吗，关键知识就像座右铭那样，一两句就够了，学以致用，重要的是去做，另外知识的获取有很多途径，与人交谈、向人请教、电视、手机、电脑、网络等，为什么一定要读书呢？萝卜青菜各有所爱，不喝酒、不抽烟、不喝茶的人永远不会理解它的快感，不吃肥肉、不吃榴梿的人也不会理解它的美味。找到自己的爱好，坚持自己的爱好，就能乐在其中，亦苦亦甜。人的一辈子说短也短，说长也长，除了谋生，总要找点自己的、不损害别人的乐子去打发。

（4）根据自己的实际情况，践行自己的幸福理念，才至福

我们总在梦想着、追求着，目标是：好的事和物是人无我有、人有我优，不好的事和物是人有我无、人多我少。目标实现之后就得意扬扬，梦想难以实现就羡慕、进而嫉妒别人，由此而来的就是痛苦，所以，我们更多的时候是身在福中不知福。我们总活在一种困境之中，得者说舍是福，舍者说得是福，老者说年轻是福，小孩说大人真好，居高位者说居低位是福，居低位者说居高位是福，患者说无病是福，穷人说有钱是福，孤儿寡女者说儿孙满堂是福，钱钟书先生的《围城》将这种现象描述为围城现象，外面的人想进来，里面的人想出去。记住，别人永远是别人！

"福由己发，祸由己生"出自《淮南子·谬称训》。我们活着离不开工作、生活，如何在工作、生活中避祸就福？孔子用一个"礼"字就说清楚了。他说"非礼勿视，非礼勿听，非礼勿言，非礼勿动"，一句话就是要守规则。儒家"五常"也讲得很好，即与人交往时要爱人、助人、敬人、识人、信人。

《尚书·洪范》提出要"敬用五事"，从貌、言、视、听、思这五方面修炼自己，即"貌曰恭，言曰从，视曰明，听曰聪，思曰睿。恭作肃，从作义，明作晰，聪作谋，睿作圣。"①貌，指外貌，即人的行为举止、衣着打扮。"貌曰恭""恭作肃"指恭敬、严肃，尊重人而不轻佻。②言。我们该怎么说话？"言曰从""从作义"，就是语言要顺

从，还要有帮助、有意义，否则就是自言自语。除了会说，我们还要少说。语言需要反复斟酌、推敲才能准确，所以我们常常词不达意，有时还祸从口出，因此《易经》说"吉人之辞寡，躁人之辞多"。③视，与貌相对应，孔子有云"见贤思齐焉，见不贤而内自省也"。④听，与言相对应。人天生一口二眼二耳，就决定了人要少说多看多听，兼听则明，偏听则暗，没听明白对方说什么就说话，这是"聋子的对话"。因为想说的人太多，所以简单地做好一个听众往往能事半功倍。⑤思，"思曰睿""睿作圣"，五事中思最重要，《论语》说"不思则罔"，对于思与幸福的关系，卡内基有很好的解读，他说：幸福并不在于你是什么、拥有什么，只取决于你想的是什么。

我们可以通过知足常乐得到幸福。正如伊壁鸠鲁说：凡不能满足于少量物资的人，再多的物质也不会使他们满足。我们也可以从《抱朴子·自叙》中的"得之不喜，失之安悲"得到启发。不论聪明、愚蠢，只要选择幸福就可以幸福。

1984 年春晚歌曲《幸福在哪里》唱出了时代心声。幸福在辛勤的工作中，在艰苦的劳动里，在你晶莹的汗水里，在精心的耕作中，在知识的宝库里，在你闪光的智慧里。这首歌激发了一代又一代人努力工作、努力学习，努力本身既是一种乐在其中的幸福，也是一种苦尽甘来的幸福，我们每个人都可以去参与和享受这种幸福。

痛苦的日子我们总感觉度日如年，幸福的时光我们总感觉光阴如箭。从这种大众感觉来看，如果不想有"来去匆匆"的人生感，痛苦、幸福的细嚼慢咽或许是人生的最好解读，疾病、健康亦如此。

我们每个人都可以有自己的幸福，完全可以根据自己的实际情况，形成自己的幸福理念并践行它，从而达到幸福。我们完全可以控制自己的幸福感，也可以通过训练提高自己的幸福指数。要幸福，关键是想要，真想要就有。

后 记
——我的书写给自己和有缘人

从 2008 年开始写这本关于疾病、健康、幸福及对策的书，一写就是十多年，今天终于写完，可谓十年一剑，多少个白天黑夜、多少的酸甜苦辣只有自己知道。

据说，喜欢书的人都想写书，说多错多，遭到抨击在所难免，所以它是件吃力不讨好的事，于是大家想写而不写。可是不写也很难，生活中有这么多的经验教训，而我们是那么的健忘，所以还是写了，只是写的方式大多只有自己知道，多数人是边写边扔，只有个别有心人保留。

我充分享受了信息年代获取知识的便利。90 年代，个人电脑对于一般人还很稀奇时，我除了可以买一大堆书，还有自己的台式电脑、笔记本电脑、扫描仪和高额的上网费用，这点真的要感谢我的太太，她省吃节用，在她眼中，那些女性的漂亮衣服和化妆品都是奢侈品。

我也利用电脑网络分享、传播了知识。我将收集的骨科资料制作了"中华骨外科网"（90 年代允许冠以"中华"，之后改为"骨外科网"），将 100 个骨科常见疾病的文献分门别类，并分别做了荟萃说明，还开设了"寻医问药论坛"，它成为当时流量最大的骨外科专业网站。2010 年 2 月，《中华人民共和国著作权法》修订，面对转发论文的侵权嫌疑，我很无奈地将它关掉了。我做网站的最大受益是学会了收集资料、做文件夹、分门别类。

达尔文完成《物种起源》后困惑于发不发表，现在我理解了他这种困惑。这本书的主题及子题个个都是永恒的话题，尽管我年过半百、从医 30 余年，也混上了一个主任医师、教授，对疾病有自己的看法，尽管我也努力寻找那些权威的观点、坚硬的数据、动人的典故作论据，但我深知，关于疾病与健康的探索却无法结束。十多年来，书的基本框架没变，其中的一个个有趣的问题让我绞尽脑汁、广泛阅读，并在实践中不断去寻找答案。十多年来，书中的每一章节都像滚雪球一样不断滚大，又像炼钢一样在精炼，每一章节都是数以百计的专业论文和大量书籍的支撑。说得简单，我怕说不清楚，说得复杂，我又怕变成啰唆的老太太，我总游离在简单和复杂之间，书也在增来缩去中晃来晃去。十多年来，写书的事我只告诉了我的亲人，十多年写完，是承诺的兑现，当然我还会探索、修改下去。十多年来，书写给谁看？这个问题一直困扰着我，只觉得最受益的是自己和得到过我帮助的患者，写给自己看是肯定的，接下来我还要靠它来打发余生。书写完了，发不发表？我还长时间拿捏不定，它真是一个问题。

发吧，发给有缘人吧！或许能给有缘人一些启发。如果我说的东西冒犯了您，如果给您带来了负面的阅读感受，我也真诚地向读者道歉。

我非常感谢我的患者，他们教会了我很多书本中学不到的东西，是我最好的老师、朋友；我非常感谢我的父母，他们教会了我豁达，教会了我睡觉，让我有一碰到枕头一分钟能睡着的本事；我非常感谢我的兄弟姐妹，他们是我最忠实的读者和患者，他们给了我很多建议，任何时间他们也会将身体的问题交给我；我感谢我的妻子，她让我衣食无忧，她总是我思想的第一个碰撞者；我感谢我的儿子，他是我的动力，他总会给我一种最真实的后人的、来者的思考；我感谢这个年代，我不用挨饿受寒，也不孤独，能很轻松地找到古今中外的智者对话。特别感谢中国中医药出版社单宝枝主任、郭瑨编辑对本书的勘正和斧削。

最后，我要用雨果的《我们都是瞎子》作为结束语。

我们都是瞎子。

吝啬的人是瞎子，他只看到金子，看不到财富。

挥霍的人是瞎子，他只看到开端，看不到结局。

卖弄的女子是瞎子，她看不到她的皱纹。

有学问的人是瞎子，他看不见自己的无知。

诚实的人是瞎子，他看不见坏蛋。

坏蛋是瞎子，他看不见上帝。

上帝也是瞎子，他在创造世界的时候，没有看到魔鬼也混了进来。

我也是瞎子，我只知道说啊说啊，没有看到你们都是聋子。

顺便加上一句："我也是瞎子，我只知道说啊说啊，没有看到自己在胡说。"我胡说的目的只有一个，即提醒大家要智慧看待疾病、健康、幸福。如果做不到，就请记住天人本一、万事万物皆阴阳，记住我们都是很庆幸的过客，都可以很淡定甚至愉快地与病共存，与狼共舞，与痛苦同在。

我救不了很多人，命主要靠自救，是为后记。

黄瑞良

2021 年 1 月